临床护理指南丛书

名誉总主编　成翼娟　李继平
总　主　编　胡秀英　宁　宁

口腔科护理手册

第 2 版

主　编　赵佛容　李秀娥　邓立梅

U0209517

科学出版社

北　京

内 容 简 介

　　本书是《临床护理指南丛书》系列之一，共分为18章，全书内容涵盖了口腔临床常见多发病的临床护理，并根据口腔门诊专科护理特点，详尽地介绍了口腔专科护理操作技术及临床应用。口腔各类疾病主要从概述、病因、病理、诊断要点、治疗、主要护理问题、护理目标、术前及术后护理措施、并发症的处理、前沿进展、特别关注、知识拓展等方面进行了介绍。本书内容丰富，浅显易懂，读者在阅读专业临床知识之时，又能从知识拓展中了解相关知识与信息，适宜于各级口腔专业护理人员阅读。

图书在版编目（CIP）数据

　口腔科护理手册 / 赵佛容，李秀娥，邓立梅主编. —2版. —北京: 科学出版社，2015.6
　（临床护理指南丛书 / 胡秀英，宁宁总主编）
　ISBN 978-7-03-044877-4

　Ⅰ. 口⋯　Ⅱ. ①赵⋯ ②李⋯ ③邓⋯　Ⅲ. 口腔科学 – 护理学 – 手册　Ⅳ. R473.78-62

　中国版本图书馆CIP数据核字（2015）第126845号

责任编辑：董　林　戚东桂　杨小玲 / 责任校对：胡小洁
责任印制：徐晓晨 / 封面设计：黄华斌

科 学 出 版 社 出版
北京东黄城根北街16号
邮政编码：100717
http://www.sciencep.com

北京凌奇印刷有限责任公司印刷
科学出版社发行　各地新华书店经销

*

2011年 1 月第　一　版　开本：787×960 1/32
2015年 6 月第　二　版　印张：11 3/4
2020年10月第三次印刷　字数：246 000
定价：48.00元
（如有印装质量问题，我社负责调换）

《临床护理指南丛书》编委会

名誉总主编 成翼娟 李继平

总主编 胡秀英 宁 宁

编 委（按姓氏汉语拼音排序）

陈 红（四川大学华西医院）

陈 林（四川大学华西医院）

陈正香（南京大学医学院附属鼓楼医院）

陈云涛（北京大学口腔医院）

陈茂君（四川大学华西医院）

邓立梅（四川大学华西口腔医院）

董 艳（首都医科大学附属北京同仁医院）

董颖越（北京协和医院）

刁永书（四川大学华西医院）

杜春萍（四川大学华西医院）

方进博（四川大学华西医院）

冯 灵（四川大学华西医院）

付红英（贵州省人民医院）

符 琰（四川大学华西医院）

甘 露（北京大学口腔医院）

辜德英（四川大学华西医院）

龚 姝（四川大学华西医院）

何为民（四川大学华西医院）

何其英（四川大学华西医院）

胡秀英（四川大学华西医院）

黄　浩（四川大学华西医院）

黄　燕（四川大学华西第二医院）

黄雪花（四川大学华西医院）

黄桂玲（武汉大学中南医院）

贾晓君（北京大学人民医院）

蒋　艳（四川大学华西医院）

蒋玉梅（西安交通大学第一附属医院）

姜文彬（青岛大学附属医院）

江　露（第三军医大学西南医院）

冷亚美（四川大学华西医院）

雷春梅（西安交通大学第一附属医院）

李　卡（四川大学华西医院）

李　芸（四川大学华西医院）

李　敏（中国医科大学附属第一医院）

李　燕（泸州医学院附属医院）

李春蕊（中日友好医院）

李俊英（四川大学华西医院）

李秀娥（北京大学口腔医院）

李小麟（四川大学华西医院）

李尊柱（北京协和医院）

廖　燕（四川大学华西医院）

廖天芬（四川省人民医院）

黎贵湘（四川大学华西医院）

梁　燕（四川大学华西医院）

林　英（上海交通大学附属第一人民医院）

刘　玲（四川大学华西医院）

刘　俐（四川大学华西医院）

刘　霆（四川大学华西医院）

刘晓艳（四川大学华西医院）

刘智平（重庆医科大学附属第一医院）

罗春梅（第三军医大学新桥医院）

卢　敏（中国人民解放军成都军区总医院）

卢嘉渝（中国人民解放军成都军区总医院）

吕嘉乐（香港东区尤德夫人那打素医院）

马　婕（第四军医大学口腔医院）

马　莉（四川大学华西医院）

马青华（四川省人民医院）

宁　宁（四川大学华西医院）

倪　钊（美国杜克大学护理学院）

彭莉萍（深圳市南山区人民医院）

钱卫红（广州军区武汉总医院）

秦　年（四川大学华西医院）

任建华（四川大学华西第二医院）

申文武（四川大学华西医院）

孙丽华（贵阳医学院附属医院）

宋　敏（中国人民解放军成都军区总医院）

宋晓楠（北京协和医院）

史晓娟（第四军医大学西京医院）

唐承薇（四川大学华西医院）

田永明（四川大学华西医院）

童莺歌（杭州师范大学护理学院）

万群芳（四川大学华西医院）

王　英（四川大学华西医院）

王丽香（中国人民解放军成都军区总医院）

王春丽（北京大学口腔医院）

王黎梅（浙江省嘉兴市第一医院）

王海玲（首都医科大学宣武医院）

王晓云（山西省人民医院）

王颖莉（四川大学华西医院）

文　秀（澳门镜湖护理学院）

文艳秋（四川大学华西医院）

吴小玲（四川大学华西医院）

向明芳（四川省肿瘤医院）

鲜均明（四川大学华西医院）

谢徐萍（四川大学华西医院）

谢双怡（北京大学第一医院）

徐玉斓（浙江大学医学院附属邵逸夫医院）

许瑞华（四川大学华西医院）

武仁华（四川大学华西医院）

严　红（北京大学口腔医院）

杨　旭（北京协和医院）

杨　蓉（四川大学华西医院）

杨玲凤（中南大学湘雅医院）

杨小莉（四川大学华西医院）

袁　丽（四川大学华西医院）

游　潮（四川大学华西医院）

游桂英（四川大学华西医院）

余　蓉（四川大学华西医院）

余春华（四川大学华西医院）

张　琳（北京大学口腔医院）

张铭光（四川大学华西医院）

张明霞（北京大学人民医院）

赵佛容（四川大学华西口腔医院）

曾继红（四川大学华西医院）

曾子健（香港微创泌尿中心）

甄立雄（澳门仁伯爵综合医院）

周昔红（中南大学湘雅二医院）

周莹霞（上海交通大学医学院附属瑞金医院）

邹树芳（泸州医学院附属医院）

朱　红（四川大学华西医院）

总编写秘书　陈佳丽　吕　娟

《口腔科护理手册》（第2版）
编写人员

主　编　　赵佛容　李秀娥　邓立梅
副主编　　徐庆鸿　高玉琴　刘　蕊
编　者　　（按姓氏汉语拼音排序）

毕小琴	陈云涛	邓立梅	杜书芳
甘　露	高玉琴	龚彩霞	李秀娥
刘　建	刘　蕊	刘漫丽	鲁　喆
吕菊红	马　婕	王春丽	徐庆鸿
严　红	张　琳	赵佛容	

《临床护理指南丛书》前言

《临床护理指南丛书》（第1版）作为口袋书，小巧、实用，便于护理人员随身携带并查阅。本套丛书是在查阅大量国内外文献的基础上，结合作者丰富的临床护理经验编撰而成，贴近临床并适用于临床。自出版以来，本套丛书受到国内各大医院的临床护理工作者及护理院校师生的欢迎与追捧，获得了广大读者的肯定。为适应医学科学技术与临床护理工作的不断发展与变化，提升丛书质量，使丛书能够更好地为专科护理人员服务，满足不断增长的临床护理工作者的需求，我们对《临床护理指南丛书》中业界评价较高、读者反响较好的分册进行了再版。

《临床护理指南丛书》（第2版）共包含24个分册，内容涵盖了临床护理的各个专科，包括内科、外科、妇科、口腔等各临床护理领域。随着疼痛作为第五大生命体征的确立，全国各层次医院疼痛关爱病房的建立，疼痛护理已成为临床护理工作中不可分割的一部分，基于此，第2版新增《疼痛科护理手册》，以指导临床护理，促使疼痛护理更加规范、加速疼痛专科护理人才向专业化转型及学科发展。各分册在遵从丛书编写基本要求的基础上，遵循"专病专护"原则，结合各专科特色并融入快速康复理念，不断关注学科前沿进展，站在护理的角度辅以图文并茂的方式全面系统地展开了全书的编撰工作。

在编写形式上，本套丛书结构层次清晰，文字简洁、精练，紧密结合临床护理工作实际，以病人为中心，以具体疾病护理为纲，要点式地重点介绍护理措施，特别注意描述护理关键环节、难点及其对策和护理细节。在结构体系上彻底改变了护理学专业多数教辅资料按照护理程序编写的共同模式，根据医护人员的临床思维，在综合以往各专科护理常规与理论的基础上，发展符合现代临床需要的科学模式。本丛书的一大亮点还在于，遵循"科学、实用，通俗、易懂"的基本原则，兼顾不同地区、不同层次临床医护人员对各专科常见疾病、多发疾病临床护理的认识，同时结合案例、图片等多种编撰和展现形式，进一步提高本套丛书的可读性与临床实用性。整套丛书内容简要而不失详尽，浅显易懂又全面丰富，既包含临床知识技能，又纳入许多相关知识或科普故事，让全书不致过于严肃死板，读者在丰富临床理论之余，还能了解更多其他知识，使得临床各专科护理的学习变得更为生动有趣，提高读者学习阅读的积极性。

本丛书作为临床专科护理指南，对从事临床一线护理工作的护理同仁具有较大的参考价值，同时还可作为各级医院各专科新手岗前培训、规范化培训、继续教育及临床实习辅导丛书，从而从各个层次的专科人才培养着手，提高各专科临床护理水平，促进护理质量的进一步提高。

参加编写《临床护理指南丛书》（第2版）的作者除四川大学华西医院护理专家外，还有来自全国多家医学院校及医疗机构的临床护理专家，她们多在临床一线工作，在繁忙的临床和管理工作之余完成了本套丛书的编写工作，在此向她们表示衷心的感谢。

全体编者均以高度认真负责的态度参加了本丛书编撰工作，但由于编写时间仓促且涉及众多专科领域，各专科编写人员思维方式、知识层次、经验积累存在差异，因此书中难免存在不足之处，敬请广大读者给予批评指正！

编 者

2015 年 6 月

前　言

自 1907 年加拿大多伦多牙学院林则博士第一次将现代口腔医学带到华西以后，中国口腔医学已有一百多年的发展历史。21 世纪，随着中国医学的发展，中国口腔医学事业也得到了迅猛的发展，如口腔材料日新月异的更新、各种精密仪器设备和高科技技术融合、手术方式的不断提高和改进等，使得口腔医学进入了一个飞速发展时代。

对于口腔医学这个专业性要求极强，操作精细度要求极高的专业，口腔护理学却是近年来才真正受到重视和发展起来的一门年轻学科，如何让口腔护理学紧跟口腔医学飞速发展的步伐，促进口腔医学事业的更好发展，为患者提供更好的医疗和护理，减除患者的疾苦，这对口腔护理人员提出了更高的要求。口腔护理人员不仅需要有良好的职业道德，而且需要过硬的专业知识及娴熟的专业技能，才能更好地适应口腔临床护理工作，保证口腔医疗、护理质量和安全。

目前，国内操作性强且言简意赅的口腔护理书籍较少，为了适应广大读者和从事口腔临床工作的护理人员的要求。结合广大读者对《口腔科护理手册》第1 版所提出的一些宝贵意见和建议，同时根据口腔护理近几年来专业发展情况，我们又组织了一批口腔临床优秀护理骨干教师，在第 1 版基础上进行了修订、再版。再版后的《口腔科护理手册》，在结构上更简明，在内容上更精炼，并有相关专业知识的拓展和新业务技术的补充，提高了本书的实用性与可读性。希望本书能够对口腔临床护理工作起到指导作用。由于编者水平有限，本书难免有不足之处，恳请读者批评指正。

赵佛容

2015 年 6 月

目　　录

第一章　口腔的应用解剖

第一节　颌面的应用解剖特点

一、颌面的组成

口腔颌面部上起额部发际，下至舌骨水平，两侧达下颌支后缘的区域。颌面部由颅骨、颞下颌关节、肌肉、涎腺、血管、神经和淋巴等构成。具有咀嚼、消化、呼吸、吞咽、语言及表情等功能。

（一）颅骨

颅骨分为面颅骨和脑颅骨两部分，其中面颅骨共 15 块，构成面部框架，包括成对的鼻骨、泪骨、颧骨、上颌骨、腭骨、上鼻甲及单块的下颌骨、梨骨和舌骨。脑颅骨共 8 块，包括成对的颞骨、顶骨及单块的额骨、蝶骨、筛骨、枕骨，共同形成颅腔，以容纳和保护脑。

（二）颞下颌关节

颞下颌关节是颌面部唯一能活动的关节，虽然其体积较小，却是人体最复杂的关节之一。由下颌髁状突、颞骨关节面、关节盘、关节囊和关节诸韧带组成。

（三）肌肉

颌面部肌肉分为咀嚼肌、表情肌和口底肌，其中咀嚼肌受三叉神经支配，表情肌受面神经支配。

（四）涎腺

涎腺又名唾液腺，由三对大唾液腺和许多位于唇、颊、舌、腭等处的小唾液腺组成。人体 3 对大唾液腺包括腮腺、下颌下腺、舌下腺，其中腮腺是最大的一对，位于两侧耳垂前下方和颌后窝内。下颌下腺位于两侧下颌下三角内。舌下腺是最小的一对，位于舌下区。

（五）血管

颌面部的血供非常丰富。此解剖特点具有两种临床意义，一是手术或外伤会引起较多的出血，二是颌面部肌肉具有很好的抗感染能力，伤口愈合快。

（六）神经

口腔头颈部的神经包括 12 对脑神经、颈丛及颈交感干的节后纤维。其中与口腔医学密切相关的有三叉神经、面神经、舌咽神经、迷走神经等。

（七）淋巴

面颈部的淋巴结和淋巴管十分丰富，一同构成区域性淋巴回流通路，成为面颈部的重要防御系统之一。根据面颈部淋巴结所在的部位和分布情况，大致将其分为环形和纵行两组。

二、颌面的应用解剖特点

口腔颌面部毗邻颅脑，位置外露，血供丰富，神经密布，感官集中，解剖结构复杂，疾患易波及相邻部位。

第二节　口腔的应用解剖特点

口腔是消化道的起端，有唇、颊、腭、口底等组织器官所组成。具有摄食、吸吮、咀嚼、味觉、消化、吞咽、语言以及辅助呼吸等生理功能。以上下牙列、牙龈及牙槽黏膜为界将口腔分为前外侧的口腔前庭和后内侧的固有口腔。

一、口腔前庭

1. 唇　为口腔前壁，其表面主要的解剖标志有口裂、唇联合、口角、唇红、唇红缘、唇弓、唇峰、唇珠、人中、人中嵴、人中点。

2. 颊　位于面部两侧，形成口腔前庭的外侧壁。由皮肤、皮下组织、颊筋膜、颊肌、黏膜组成。

二、固有口腔

1. 舌　由横纹肌组成，血供丰富。舌的上面称为舌背，下面为舌腹，两侧为舌缘。"∧"形界沟将舌分为前2/3 的舌体（舌的口部）和后 1/3 的舌根（舌的咽部），舌体遍布乳头，司味觉。舌腹正中有一黏膜皱襞与口底相连，称为舌系带。舌缘是舌癌的好发部位。

2. 腭　又称口盖，分隔口腔和鼻腔，参与语言和吞咽等活动。腭前 2/3 为硬腭，后 1/3 为软腭。硬腭后缘前方约 0.5cm 处，肉眼观察此处黏膜略显凹陷，深面即腭大孔，其相应位置的黏膜凹陷为腭前神经麻醉的表面标志；软腭中央有悬雍垂。

3. 口底　舌下肉阜两侧各有舌下腺及颌下腺导管的开口。

三、牙齿与牙周组织

（一）牙的分类

牙的分类通常有两种方法：一种是根据牙在口腔内存在的时间的久暂分类，另一种是根据牙形态特点和功能特性分类。

1. 根据牙在口腔内存在的时间的久暂分类

（1）乳牙：婴儿生后约 6 个月开始萌出，至 2 岁半左右全部萌齐，共 20 颗。自 6 ～ 7 岁至 12 ～ 13 岁，乳牙逐渐脱落被恒牙所替代。

（2）恒牙：是继乳牙脱落后的第二副牙列，脱落后再无牙替代，共28～32颗。恒牙从6岁左右开始萌出和替换，直到12～13岁萌齐，在此期间乳牙逐渐被恒牙所替换。

2. 根据牙形态特点和功能特性分类 根据此功能特性，恒牙可分为切牙、尖牙、前磨牙和磨牙四类；乳牙可分为乳切牙、乳尖牙、乳磨牙三类。切牙和尖牙位于口角之前，故称前牙，前磨牙和磨牙位于口角之后，故称后牙（图1-1）。

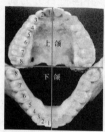
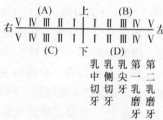
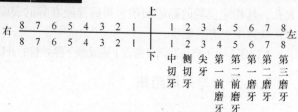

图1-1 牙形态特点、功能特性分类

（二）牙的组成

1. 从外观上看 牙体有牙冠、牙根及牙颈3个部分组成（图1-2）。

（1）牙冠：牙体外层由牙釉质覆盖的部分，主要发挥咀嚼功能。牙冠可分为临床牙冠和解剖牙冠。临床牙冠是指显露在口腔的部分，解剖牙冠指牙颈以上的部分。

（2）牙根：牙体外层由牙骨质覆盖的部分，是牙体的支持部分。牙根的尖端称为根尖。根尖处有供牙髓血管、神经通过的小孔，称为根尖孔。

（3）牙颈：牙冠与牙根交界处，又名颈缘或颈线。

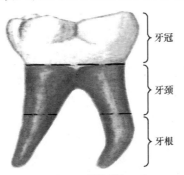

图 1-2　牙体形态

2. 从牙体的纵剖面上看　牙体由牙釉质、牙骨质、牙本质及牙髓四个部分组成（图 1-3）。

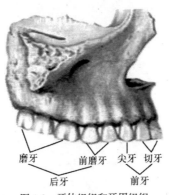

图 1-3　牙体组织和牙周组织

（1）牙釉质：构成牙冠表层的半透明白色硬组织，为牙体组织中高度钙化的最坚硬的组织，缺失后不会再生。

（2）牙骨质：构成牙根表层色泽较黄的硬组织。

（3）牙本质：构成牙体的主要物质，位于牙釉质与牙骨质的内层。牙本质内有牙髓神经末梢，当牙本质暴露时，能感受外界刺激，产生敏感反应。

（三）牙位记录方法

目前临床上常用的牙位记录方法有部位记录法、通用编号系统和国际牙科联合会系统。

1. 部位记录法 部位记录法是临床最常用的牙齿记录方法，临床上以"十"符号将全口牙分为四个区，水平线用以区分上下颌，垂直线代表中线，用以区分左右。"⌐"代表右上区（A区），"⌐"代表左上区（B区），"⌐"代表右下区（C区），"⌐"代表左下区（D区）。乳牙的临床牙位用罗马数字"Ⅰ～Ⅴ"或大写的英文字母"A～E"记录。恒牙的临床牙录用阿拉伯数字"1～8"记录（图1-4）。

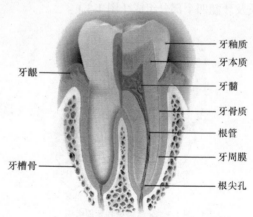

图1-4 部位记录法

2. 通用编号系统 通用编号系统记录牙位，每一颗牙均有独立的编号。恒牙采用阿拉伯数字从 1～32 记录；上颌牙依次由右向左编号，右上颌第三磨牙起定为 #1，右上颌第二磨牙定为 #2，依次类推。下颌牙由左向右编号，左下颌第三磨牙为 #17，左下颌右下颌第三磨牙定为 #32；乳牙记录在数字前加 d。

1 2 3 4 5 6 7 8	9 10 11 12 13 14 15 16
32 31 30 29 28 27 26 25	24 23 22 21 20 19 18 17

3. 国际牙科联合会系统 国际牙科联合会系统采用两位数来记录牙位，十位数字代表区位，个位数字代表牙位。其中恒牙的区位自右上至右下依次为 1、2、3、4；乳牙的区位自右上至右下依次为 5、6、7、8。从中切牙到第三磨牙依次记录为 1、2、3、4、5、6、7、8。

18 17 16 15 14 13 12 11	21 22 23 24 25 26 27 28
48 47 46 45 44 43 42 41	31 32 33 34 35 36 37 38

（四）牙周组织

牙周组织包括牙周膜、牙槽骨和牙龈。

1. 牙龈 包围和覆盖在牙颈部与牙槽骨表面，成浅粉色，坚韧无活动性。牙龈的边缘为龈缘。龈缘与牙颈之间的环状小沟为龈沟，正常深度小于 2mm。如龈沟过深，表示有牙周病变。

2. 牙槽骨 包围在牙根周围的骨性突起，是支持牙齿的重要组织。牙槽骨容纳牙根的凹陷为牙槽窝。

3. 牙周膜 介于牙根与牙槽骨之间的纤维结缔组织。牙周膜内有神经、血管和淋巴，具有营养牙体组织的作用。

四、牙的功能

牙是直接行使咀嚼功能的器官，且在言语、辅助发音及保持面部形态协调美观等方面具有重要作用。

五、牙弓与殆

上、下颌牙齿的牙根生长在牙槽窝内，其牙冠连续排列成近似抛物线的弓形，称为牙弓或牙列。下颌静止时，上、下颌牙的接触称为殆。上颌牙盖过下颌牙的水平距离，称为覆盖。上颌牙盖过下颌牙的垂直距离，称为覆殆。

（甘　露　李秀娥）

第二章　口腔保健预防

第一节　龋病的三级预防

龋病是多因素慢性细菌感染性疾病。采取综合性防治措施可以预防龋病的发生。

1. 三级预防

（1）一级预防：促进口腔健康，开展口腔健康教育，制订营养计划，定期检查。控制及消除龋病的危险因素。

（2）二级预防：早期诊断和早期治疗，包括定期口腔检查，对初期龋的早期充填等治疗。

（3）三级预防：防止龋病并发症，对由于龋病而引起的牙髓病、根尖周病进行牙髓或根管治疗，以保存患牙，防止自然牙列的缺失和功能障碍以及更深层次的感染、破坏，保持牙列的完整性。对牙体组织缺损和牙齿缺失及时修复保持口腔健康和身体健康。

2. 预防的方法

（1）控制菌斑：菌斑的存在是龋病发生的条件。可以通过机械、化学、生物学或免疫学的方法控制菌斑。

（2）改善饮食习惯，减少甜食摄入。

第二节　氟化物与牙齿健康

应用氟化物预防龋病是 20 世纪预防口腔医学对人类最伟大的贡献之一。氟作为人体必需的微量元素，可以通过降低釉质溶解度，促进釉质再矿化，对微生物产生作用等，达到预防龋病的目标。氟化物可经全身或局部应用。全身应用可通过饮用水、食盐、牛奶等加氟，或者氟类片剂、滴剂；局部应用可使用含氟牙膏、漱口水、使用氟化泡沫、含氟凝胶等。

第三节　牙周疾病的三级预防

1. 一级预防　口腔健康教育，定期检查，清除菌斑等有害刺激，纠正不良习惯，减少牙周疾病的局部刺激因素。

2. 二级预防　专业手段进行牙周病诊治，消除病变，定期复诊加强患者配合意识及预防牙周病知识。

3. 三级预防　属治疗范畴，用各种药物和牙周手术的方法最大限度地治愈牙周组织病损，防止功能障碍，重建功能。并通过随访和口腔健康维护，达到巩固疗效、防止复发的目的。

第四节　特殊人群的口腔保健

特殊人群包括儿童、孕妇、老年人以及残疾人。这些人群龋病或牙周病的发生率高，口腔清洁的能力又比较低。给予他们加强口腔卫生健康指导和帮助，建立良好的口腔卫生习惯，减少甜食摄入；提供适宜的口腔卫生用品，提供方便的就诊条件，加强对这些人群的口腔检查。

（陈云涛　李秀娥）

第三章 口腔专科护理概述

第一节 口腔门诊患者的常规护理

一、一般护理

项目	操作指引	注意事项
诊前准备	（1）维护诊室整洁、明亮、舒适、温湿度适宜 （2）检查口腔综合治疗椅功能，确保备用状态 （3）操作者仪表端庄稳重，符合职业要求，精神饱满，态度亲切自然 （4）核对患者，自我介绍并介绍主诊医生，引导患者坐于牙椅 （5）了解患者身体状况、心理社会状态、既往史、过敏史、口腔保健常识、饮食情况	治疗环境符合要求；牙椅功能正常；工作人员准备充分，了解病情
术前护理	（1）六步洗手法洗手，戴口罩、帽子和一次性手套 （2）准备一次性防护物品、吸引器管、遮污膜、口腔检查基本器械、牙科手机 （3）调节椅位、光源，了解口腔局部状况 （4）术前告知 　1）向患者说明治疗步骤、时间、预后、并发症、费用、注意事项； 　2）指导患者在治疗过程中勿用口呼吸，以免误吞冲洗液、碎屑及细小器械；治疗中勿讲话，勿转动头部及躯干，以免引起口腔软组织受损。如有不适可举左手示意	物品准备充分，患者知情同意，依从性好，保障治疗顺利实施

续表

项目	操作指引	注意事项
术中护理	（1）严格遵循无菌操作原则，减少感染的发生 （2）密切观察病情变化 （3）保持手术区视野清晰，协助暴露术野，正确稳妥传递物品，防止误吞误吸，使用强吸减少诊室空气污染 （4）协助医师记录检查结果，登记留取标本并送检	遵循无菌原则，操作过程安全，医护配合默契
术后护理	（1）牙椅复位，患者漱口，整理容貌；牙周、根尖手术及局部麻醉术后的患者，观察伤口出血情况及全身情况 （2）器械使用后及时擦去肉眼可见的残留物品。残留牙体修复材料可用相对干燥的75%酒精棉球擦拭血液、分泌物、组织等可用干棉球或湿棉球擦拭 （3）整理患者，必要时协助患者下诊椅。撤除一次性防护物品，撤三用枪、牙科手机（空踩冲洗30s），冲洗吸管及痰盂。回收可复用器械，分类放置，密闭保湿暂存 （4）根据治疗项目作针对性健康指导，指导患者遵医嘱服用药物；口腔健康宣教；预约复诊	器械处置符合要求，患者了解治疗后注意事项及口腔保健知识

二、橡皮障隔离护理技术

项目	操作指引	注意事项
物品准备	口腔检查器械一套，橡皮障布一片，橡皮障定位打孔模板，橡皮障支架一个，橡皮障固定夹一个，打孔器一把，橡皮障夹钳一把，橡皮障固定楔线，牙线，剪刀，其他辅助用物（开口器、成品吸水纸垫或纱布、封闭用物）	备物齐全

续表

项目	操作指引	注意事项
护理配合	（1）选择合适的橡皮障布和橡皮障夹 （2）确定定位孔和隔离牙的位置：将橡皮障覆盖于橡皮障定位打孔模板上，先在其右上角（患者的左上颌）打定位孔。并在需要隔离的牙的牙位处做标记。转动打孔器圆盘，选择合适的孔径打孔 （3）放置橡皮障 　1）翼法：将橡皮障固定夹两侧的夹翼部分穿过孔径，置于橡皮障布的下方，再用橡皮障夹钳撑开橡皮障固定夹，用中央定位装置定位后递予医生，使其以四点接触的方式卡抱在牙颈部的倒凹处 　2）橡皮布优先法：双手撑开橡皮障布，将打好的圆孔对准需隔离的患牙，徒手逐个穿过，用牙线、橡皮障固定楔线逐个固定 　3）弓法：将橡皮障夹弓部穿过孔径，使弓部朝向远中，再用橡皮障夹钳撑开固定夹，用中央定位装置定位后递给医生，将橡皮障固定夹以四点接触的方式卡抱在牙颈部的倒凹处。牵拉橡皮障，用水门汀充填器或其他器械将橡皮障布的边缘压至橡皮障固定夹翼下，将全部橡皮障固定夹暴露于口腔中 （4）用剪刀将成品吸水纸垫或纱布的中央剪一个横行切口，放于面部与橡皮障布之间 （5）牵拉橡皮障布，使其附在橡皮障架上并且有足够的张力 （6）治疗完成后，取出置于牙邻间隙的牙线或固定楔线，递橡皮障钳取下夹子，将橡皮障和橡皮障支架一并取下	打孔时用力果断，孔的边缘整齐，不能有毛边或裂口 橡皮障必须完全盖住患者的口腔但不能遮住患者的鼻孔和眼睛。操作过程中注意及时吸唾，保持患部视野清晰，避免患者出现误吸

三、材料调拌技术

项目	操作指引	注意事项
诊前准备	（1）维护治疗环境的安静，整洁，温湿度适宜 （2）了解患者情况	了解病情
用物准备	调拌板、调拌刀、充填器、治疗巾，相应的调拌材料、75%酒精棉球	备齐用物
调拌材料	（1）检查材料的有效期、颜色、品质，根据需要按粉液比例取出并放置在调拌板上，两者距离 3～4cm （2）一手固定调拌板，另一手握持调拌刀，将粉末逐次加入液体中，以同一方向匀速旋转推开，材料收拢再次旋转推开至调成所需性状 （3）收拢材料，用合适的器械取适量传递给医生	取粉前应将粉剂瓶摇松。液剂宜充分排气后垂直滴出。粉液比例恰当，注意调拌方法、时间、质量。操作过程遵循无菌原则
整理用物	（1）用酒精棉球及时消毒材料外包装后归位 （2）用敷料或酒精棉球及时去除器械上黏附的材料及调拌板、调拌刀上剩余材料 （3）回收可复用器械、分类放置，密闭保湿暂存	器械处置符合要求

四、局部麻醉术的护理

项目	操作指引	注意事项
术前准备	（1）评估患者进食情况、过敏史，高血压、心脏病等既往病史，空腹患者应嘱其先进食 （2）检查抢救设备、用物、药物是否齐全，呈备用状态 （3）调整椅位和灯光	了解病情，避免发生药物过敏反应
护理配合	（1）遵医嘱做药物过敏试验 （2）遵医嘱备局部麻醉药，检查药物的名称、用法、有效期等，与医生核对无误后抽吸或安装于注射器内备用。递1%碘伏棉签消毒局部黏膜，递局部麻醉药，调整光源，协助暴露术野	操作前中后注意三查七对，确保患者安全。传递过程中避免发生针刺伤

续表

项目	操作指引	注意事项
护理配合	（3）密切观察患者生命体征变化，及时发现不良反应，立即报告医师，并协助抢救患者	
整理用物	丢弃未用完的局麻药，利器放入利器盒	处理用物时应做好防护，防止出现锐器伤

五、窝洞预备护理技术

项目	操作指引	注意事项
用物准备	口腔检查器械一套、高低速牙科手机、车针、挖器、三用枪、吸唾管等	备物齐全
护理配合	（1）根据龋洞的位置、大小、洞型分类，选择适用车针 （2）用吸唾器吸出口腔内唾液，用消毒棉卷隔离患牙；如采用橡皮障隔离，操作方法见前 （3）根据龋洞类型，适时更换车针，递送挖器去除残存的龋坏牙本质，递探针检查是否去净龋坏牙本质 （4）递生理盐水于医生彻底清洗窝洞并消毒处理	注意及时吸唾，保持患部视野清晰。避免误吸，确保患者安全

六、垫底护理技术

项目	操作指引	注意事项
用物准备	口腔检查器械一套、高低速牙科手机、车针、挖器、垫底材料、调拌器械、2号雕刻刀	备齐用物
护理配合	（1）在窝洞预备护理的基础上，清洁口腔，及时吸除冲洗液，递镊子夹棉卷隔湿，吹干窝洞 （2）评估窝洞的大小，取适量材料，遵医嘱适时调拌垫底材料	注意及时吸唾，避免误吸，确保患者安全

续表

项目	操作指引	注意事项
护理配合	（3）递水门汀充填器、垫底材料 （4）在垫底后材料未干时，及时递挖器或 2号雕刻刀修整外形，待固化后递牙 科手机协助修整垫底部位，完善充填 洞形	

第二节　口腔检查与护理

1. 问诊　了解患者的既往病史、过敏史并询问疾病发生发展的过程及目前的状态，是否接受过治疗；了解本次患病的主要症状和患病时间，以及全身状况。

2. 望诊　根据病史，了解患者的精神状态，并对口腔颌面部、口腔黏膜、牙及牙周状况进行重点检查。

3. 探诊　利用探针检查并确定病变的部位、范围和组织反应情况，包括牙、牙周和窦道情况等。

4. 叩诊　一般采用镊子末端，有时也用口镜柄叩击牙冠部，主要目的是检查牙根尖部有无炎症。

5. 触诊　用手指触扪可疑病变部位，了解病变的硬度、范围、形状、活动度等。

6. 咬诊　主要用于检查牙隐裂。操作方法是将小棉球或小棉签放在疑有隐裂的部位，嘱患者轻轻咬住，若牙有隐裂则产生疼痛。牙本质过敏者咬殆食物时可诱发牙齿酸痛感，急性根尖周炎在咬诊时可出现疼痛。

第三节　口腔四手操作技术

一、概述

口腔四手操作技术是指在口腔治疗的全过程中，医生、护士采取舒适的座位，患者采取放松的仰卧位，医护双手同时在口腔治疗中完成各种操作，平稳而迅速传递所有的器械及材料，从而提高工作效率及医疗质量。这种操作技术目前已得到世界卫生组织（WHO）的认可，并向全世界推广。

二、原理

"pd"理论（即固有感觉诱导理论），其核心观点是"以人为中心，以零为概念，以感觉为基础"。通过人的本体感觉诱导，使人体各个部位处于最自然、最舒适的状态下进行精细操作，既保护医生、护士、患者免受不良姿势造成的损害，又便于提高工作效率，使治疗达到最大的功效。

三、开展四手操作的意义

（1）缩短治疗时间。
（2）提高工作效率。
（3）增加患者的舒适度。
（4）减少医护职业病。

四、开展四手操作的基本条件

（一）环境要求

治疗单位需要有一定空间，面积约 9m²，明亮、整洁、安全、舒适、温湿度适宜。

（二）设备配备

1. 综合治疗椅 牙科综合治疗椅是口腔诊治工作的基本设备，随着口腔医学的发展，新型牙科综合治疗椅的设计更符合人机工程学原理和四手操作技术的要求。

人体最稳定的和自然的体位是平卧位，综合治疗椅的长与宽应由人体的身高与宽度所决定，因其涉及人体体重的支点部位，所以要加一定厚度的软垫。椅座面、背后面的机械曲度与人体生理性弯曲尽可能一致，使患者的背部、坐骨及四肢都有比较安全的支托，身体各部分的肌肉和关节均处于自然松弛状态。综合治疗椅上的头托可向上、下、前、后方向移动，整个综合治疗椅椅面的硬软应适度，头靠、背靠和椅面的调节要求灵活。

2. 座椅　座椅是保持操作者正常操作姿势与体位的重要保证。基本要求是椅子能上下调节，有适当厚度的泡沫软垫，坐垫柔软适当，可使操作者臀部完全得到支持，小腿和足有一定的空间，有利于操作者更换体位。座椅包括医生座椅和护士座椅。

（1）医生座椅高度以使医生大腿与地面平行、下肢自然下垂为宜。

（2）护士座椅较医生座椅稍高，带有可放脚的底盘，椅背有一可旋转的扶手，护士可利用护士椅的弯形靠背承托上躯以达到平衡。

3. 四手操作台　是为了配合四手操作而设计的多层四轮活动平台车，一般可设计成 3～4 层推拉式抽屉，便于存放及收纳四手操作时常用的器械和用物，避免操作护士因反复来回长距离补充物而中断治疗配合，有利于提高工作效率。

（三）四手操作护士综合素质的要求

（1）熟悉本专业知识及口腔常见病和多发病的病因、诊断、治疗及预防方法。

（2）熟练掌握口腔专科护理技术，熟悉各种临床疾病诊疗过程的每一步骤，主动配合医生、参与治疗。

（3）熟练掌握口腔门诊诊疗过程感染控制技术，避免发生交叉感染。

五、四手操作中医、护、患的体位及动作

（一）医生的体位

医生采取平衡舒适的坐位，大腿与地面平行，身体长轴平直，背部挺直，上臂垂直，肘部尽量靠近躯体，肩膀放松，头部微向前倾，视线向下，两瞳孔的连线呈水平位，双手位于心脏水平。医生的眼与患者口腔距离为 36～46cm。眼睛与患者口腔的连线与纵轴垂直线呈 20°～30°。

（二）护士的体位

护士面对医生，座位比医生高 10～15cm，双脚放在座椅底盘脚踏上，座椅扶手位于肋下区，维持舒适的平衡工作位置。髋部与患者肩部平齐，大腿与地面平行。左腿靠近综合治疗椅并与其边缘平行，座椅前缘应位于患者口腔的水平线上，并尽可能靠近患者，以便与医生传递及交换器械和材料，减少其在精神、体力上的疲劳。

（三）患者的体位

患者采用舒适的仰卧位，综合治疗椅的靠背呈水平位或抬高 7°～15°，脊柱完全放松，头部位置舒适。当医生的头部和眼睛向前倾斜时，患者的口腔应在医生眼睛的正下方，患者的上颌𬌗平面平行于医生的身体，下颌𬌗平面与医生的面部相对，头部与心脏平位，下肢完全放松，头部必须靠于头托端部。

（四）医、护、患的位置关系

进行四手操作时，医生、护士各有其自互不干扰的工

作区域，以保证通畅的工作线路和密切的配合。正确的就座位置能够保证医生接近手术区；医生和护士舒适，并有良好的视野；患者安全和相对舒适。为了更好地说明医生、护士及设备与患者之间的位置关系，我们将医生、护士、患者的位置假想成一个钟面，以患者的脸为中心，患者的头顶部在 12 点钟的位置，表面被分成 4 个时钟区（图 3-1）。

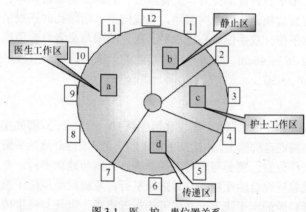

图 3-1 医、护、患位置关系

1. 医生工作区 位于时钟 7 ～ 12 点。上颌操作多选 10 ～ 12 点，右侧下颌操作多选 7 ～ 9 点，左侧下颌 10 ～ 11 点。此区不能放置物品，如柜子、软管等。

2. 静止区 位于时钟 12 ～ 2 点。此区可放置相对固定的设备，如护士治疗车等。

3. 护士工作区 位于时钟 2 ～ 4 点，通常多选时钟 3 点。此区不能放置物品，这样护士即可接近传递区，又可通往安放治疗车的静止区。

4. 传递区 位于时钟 4 ～ 7 点。此区为传递器械和材料的区域（图 3-1）。

（五）身体动作分级

第一级 只涉及手指的动作；

第二级 涉及手指及手腕的动作；

第三级 涉及手指、手腕及手肘的动作；

第四级 涉及手指、手腕、手肘及手臂的动作；

第五级 涉及上身的转动动作。

动作分级的意义：如果医生、护士在提供治疗的过程中只涉及第一级及第二级别的动作，更容易集中精神工作，长时间工作也不会感觉疲惫，治疗效率也明显提高，更重要的是可大幅减少身体肌肉受创的机会。在治疗的过程中应尽量减少或避免第四、第五级别的动作。

六、四手操作技术口腔器械的传递与交换

（一）器械的传递

1. 方法

（1）握笔式直接传递法（临床上最常用）：护士以左手的拇指、食指、中指握持器械的非工作末端传递器械，医生的拇指和示指以握笔方式接过器械。医生从患者口中拿出器械时，护士左手保持在传递区，准备接过用完器械的非工作端。

（2）掌－拇握式传递法。

（3）掌式握持传递法。

2. 传递过程注意事项

（1）禁止在患者头面部传递器械，以确保患者安全。

（2）传递器械时要注意器械握持的部位和方法，准确无误，保证无污染，无碰撞。

（3）器械的传递尽可能靠近患者的口腔。

（4）传递时注意勿被锐利部位，如刀锋、针尖等刺伤。

（二）器械的交换

1. 方法

（1）平行器械交换法（临床上最常用）：即护士以左手拇指、示指及中指递送消毒好的器械，握持非工作端。在传递区传递时，确保器械与医生手中待交换的器械平行，用左手无名指和小指接过使用后的器械，将其勾回手掌中。使用过的器械放回原处。

（2）双手器械交换法：即护士左右手同时使用，传递不同器械至医生手掌。

（3）旋转器械交换法。

2. 交换过程注意事项

（1）护士应提前了解病情和治疗程序，准确、及时交换医生所需器械。

（2）当医生治疗结束后，器械离开患者口腔2cm左右时，护士应及时准备交换下一步治疗所需器械。

（3）器械的交换应平行进行，握持部位及方法正确，尤其对锐利器械要格外注意，防止划伤患者面部。

七、吸引器的使用

吸引器是现代口腔治疗中必备的工具之一，它可吸净口腔内的水雾、碎屑及唾液，保持术野清晰，可辅助牵拉、推开口内软组织，减少高速牙科手机、超声波等产生的细菌气溶胶。

1. 分类 临床常用的吸引器有弱吸引器和强力吸引器。

2. 握持方法 常用的有握笔式、掌拇握式和反掌拇握式。护士应根据对抗阻力的大小选择合适的握持方式。

3. 注意事项

（1）掌握口腔内不同部位治疗时吸引器放置的位置

和操作要领。一般情况下，吸引器应放入治疗部位附近区域，以确保口腔内操作空间。如行左侧上颌磨牙区治疗时，吸引器前端位于左侧磨牙颊侧与黏膜间上颌结节附近，吸引器弯曲部应与口角接触。

（2）注意规范性操作，勿紧贴黏膜，避免损伤黏膜和封闭管口。

（3）牵拉软组织时动作轻柔。

（4）吸引器避免放入患者口内敏感区如软腭、咽部等，以免引起患者恶心。

（李秀娥　甘　露）

第四章　牙体牙髓病患者的护理

牙体牙髓病患者的护理是在牙体牙髓病学及护理学的基础上，根据牙体牙髓病患者的生理、心理、社会及文化的需要，以人的健康为中心，以护理程序为框架，采用专业的"四手操作"技术，与口腔医师默契配合，为患者提供优质的医疗服务。

第一节　牙体牙髓常用药物、材料、器械与仪器

一、牙体牙髓常用药物与材料

根据不同的用途分为：防龋材料，盖髓材料，牙髓失活剂，根管冲洗剂、根管消毒药物，根管充填，牙体硬组织处理剂，牙体充填材料。各种药物的性能、用途见下表：

（一）防龋材料

名称	性能	用途	注意事项
树脂基封闭剂	封闭窝沟、点隙和裂缝等，阻断细菌和食物残渣的进入和滞留	预防龋齿；封闭治疗可疑龋与初期龋	光固化封闭剂需在光固化灯照射后才能固化；化学固化封闭剂两组分调合方法须严格依照说明书，以免影响封闭效果
流动树脂封闭剂	同树脂基封闭剂，耐磨性更好	同树脂基封闭剂	

续表

名称	性能	用途	注意事项
含氟涂料	局部应用于牙表面，氟化物经再矿化反应转成氟磷灰石，防龋	防龋	副作用为有苦味；牙齿变色可持续24h
含氟凝胶	局部用含氟材料	防龋	只能在专业人员指导下使用，注意防护，防止误吞对机体造成伤害

（二）盖髓材料

名称	性能	用途	注意事项
氢氧化钙	双组份糊剂，也有光固化单组份糊剂，强碱性，抗菌，消炎，促进牙本质中钙沉积作用	直接或间接盖髓	双组份糊剂现调现用，严格无菌操作
三氧化矿物凝聚体MTA	良好的封闭性能，能刺激牙本质桥形成；能在潮湿环境下凝固，减少微渗漏	直接或间接盖髓	硬化时间4～6h，工作时间5min，以潮湿纱布覆盖可延长工作时间
氧化锌丁香酚水门汀ZOE	与口腔软硬组织相容性好，对牙髓刺激小，对炎性牙髓具有镇痛和安抚作用，对暴露牙本质也有安抚作用，并可促进继发性牙本质生成	间接盖髓	游离的丁香油酚直接接触牙髓组织对牙髓有刺激性，可导致牙髓慢性炎症；丁香酚是自由基阻聚剂，用ZOE盖髓后，窝洞若选用树脂材料充填时要注意两种材料接触面的处理

（三）牙髓失活剂

名称	性能	用途	注意事项
金属砷	使牙髓充血、栓塞而失活，作用缓慢安全	牙髓失活	乳牙封药时间为 2～4 日；成人封药为 5～8 日
多聚甲醛	具有原生质毒性，神经毒性，使牙髓干性坏死，保持无菌；封药时间为 2 周	牙髓失活	可用于乳牙；先止血再放药；勿将失活剂压进髓腔，以免造成剧痛；避免接触牙龈或牙槽骨

（四）根管冲洗剂及消毒药物

名称	性能	用途	注意事项
次氯酸钠	强氧化剂，广谱杀菌；强烈溶解组织及根管壁胶原组织；中和或灭活细菌产生的毒素；破坏或清除细菌生物膜	常用浓度为 5.25% 和 2.5%，用于冲洗感染根管，杀灭定植的微生物	有刺激性气味，高浓度时细胞毒性强，对衣物纤维和皮肤黏膜有腐蚀性；使用时须做好隔离防护，避免将其推出根尖孔造成组织损伤；去除根管壁玷污层时需配合使用具有脱矿作用的金属螯合剂 EDTA 或有机酸；稳定性差，应使用新鲜配制的溶液
乙二胺四乙酸 EDTA	抑菌作用强而持久，无毒无刺激，组织相容性好，去除牙本质玷污层，增强根管充填的密合性；软化根管内的牙本质壁，使之部分脱矿	15%～17% 的 EDTA 二钠盐溶液做根管冲洗，特别是狭窄、钙化根管	与次氯酸钠交替使用
氯铵-T	常用浓度为 2% 溶液；广谱杀菌消毒剂，对细菌、病毒、真菌及芽孢均有杀灭作用	感染根管冲洗、溃疡等	稳定性差，应使用新鲜配制的溶液；密闭，8～15℃保存

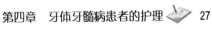

续表

名称	性能	用途	注意事项
氯铵-T	杀菌效果缓慢持久，性质温和，无毒，无腐蚀性，对黏膜无刺激，副作用少		
过氧化氢	温和广谱杀菌；强氧化性，清洁、防腐、除臭，有轻微止血作用；有腐蚀性	常用浓度3%溶液进行根管冲洗。1%～3%溶液作含漱剂；30%溶液用于氧化疗法和牙面漂白	冲洗时须保持通路溢出气泡；冲洗狭窄根管时压力不宜过大；使用30%过氧化氢时需按10∶1的比例加入5%碳酸氢钠中和酸性。注意对患者的防护，避免冲洗剂接触眼睛和黏膜；阴凉避光处储存
氢氧化钙	强碱性，杀菌作用强；生物相容性好，刺激骨组织形成	消毒感染根管	封药时做好冠方封闭，防止药剂泄漏到口腔环境中
酚类化合物	杀菌、止痛，有腐蚀性	消毒感染根管	避免连续多次使用

（五）根管充填材料

名称	性能	用途	注意事项
牙胶尖	具有一定的压缩性、良好的生物学性能、X线阻射及易从根管内取出的特点	恒牙根管充填	禁用于乳牙根管充填；易氧化变脆，使用前应检查是否保持韧性；只能用5%次氯酸钠溶液浸泡消毒，避免用丙酮或乙醇浸泡

续表

名称	性能	用途	注意事项
碘仿糊剂	防腐、祛臭、杀菌、强碱性，使牙本质及骨质再生，促进根尖周病灶的修复与根尖孔的闭合；具有 X 线阻射功能；不固化，易导入和取出	脓液渗出性感染根管治疗；暂时性根管充填；与牙胶尖结合用于乳牙根管永久性充填及年轻恒牙根尖诱导成形术	不能严密封闭根管，可引起牙体组织颜色改变；避光密闭保存；碘过敏或有过敏史者忌用
氧化锌-丁香酚根管封闭剂	杀菌，收敛，X 线阻射，对根管壁有较好的贴合效果	结合牙胶尖用于各类根管充填	根管封闭性不理想；游离丁香酚可引起组织炎症反应
氢氧化钙糊剂	杀菌，收敛，生物稳定性好，在根尖形成牙骨质封闭根尖孔	乳牙及根尖尚未发育完全的年轻恒牙根管充填	注入压力过大易引起疼痛；碘过敏或有过敏史者忌用
树脂类封闭剂	可缓慢固化，根尖封闭性好，有较好的抗菌性和粘接性	根管永久性充填封闭	
三氧化矿物凝聚体	固化后呈强碱性；良好的生物相容性；边缘封闭性好；诱导根尖周组织的愈合反应；抗菌	活髓切断、根尖诱导成形，髓室底穿孔或根管侧壁穿孔；根管倒充填	不适用于保留滞留的乳牙；多与牙胶尖联合应用；硬化时间 3～4h，工作时间 5min，以潮湿纱布覆盖可延长工作时间

续表

名称	性能	用途	注意事项
牙髓塑化剂（FR酚醛树脂塑化剂）	聚合前流动性大，渗透性好，抑菌和杀菌，对组织有刺激性；聚合后抑菌能力减弱，对根尖周组织刺激较小；在封闭环境中无体积改变	恒磨牙根管塑化治疗	操作时警惕塑化剂流溢，如不慎污染黏膜，即刻涂上甘油以防止烧伤；配制时置于易散热的浅容器中，减慢凝固；少量配制，现配现用

（六）牙体硬组织处理剂

名称	性能	用途	注意事项
釉质酸蚀剂	清洁、活化釉质表层，利于黏结剂的湿润、铺展和渗入；使釉质表面组织蜂窝化，扩大粘接面积	酸蚀牙釉质，促进树脂与牙的粘接，提高稳定性；用于树脂贴面修复、釉质缺损修复、正畸附件粘接时牙釉质的处理	初萌恒牙及乳牙釉质表面可通过打磨或延长酸蚀时间（60～120s）；氟斑牙釉质需延长酸蚀时间（2～3min）
釉质黏结剂	增强树脂与釉质的粘接强度；防止微渗漏	作为复合树脂与酸蚀釉质的中间层，增强粘接强度	使用时量不宜过多
牙本质黏结剂	清洁、活化牙本质表层，利于黏结剂的湿润、铺展和渗入；且扩大粘接面积；增强树脂与牙本质的粘接强度；防止微渗漏	复合树脂充填修复时的牙齿粘接及间接修复体粘接时牙本质表面的粘接	

（七）牙体充填材料

名称	性能	用途	注意事项
银汞合金	可塑性强，硬度和抗压强度较高，耐磨性强，具有金属脆性，抗拉强度高，固化后收缩	多用于后牙牙体缺损修复与永久性充填	充填时避免唾液、血液等污染，以免造成银汞合金的二次膨胀，充填时逐次、逐层加压直至充满；注意对汞的防护：采用胶囊装产品，避免直接手工调合或在通风橱内调合；妥善保管汞及剩余的银汞合金，防止汞蒸气扩散；采用汞合金分离器处理废水
光固化复合树脂	纯树脂固化后硬度较低，随着填料含量增加硬度随之增加；后牙树脂固化后具有较高的抗压强度高、硬度；固化后质地致密；颜色稳定性好	牙体缺损及美容修复	防止酚及氧化锌类药物污染；分层充填，每层厚度不超过2.0mm；定期检查光固化灯强度；光照时尽量靠近复合树脂；光照时间保证总光强度达到16000mW/cm^2，即400mW/cm^{2}光强的固化灯应照射40s，高光强固化灯的照射时间可相应缩短；光源不易达到的部位应多角度投照或使用导光设备；深色和不透明复合树脂的照射时间应适当延长

续表

名称	性能	用途	注意事项
复合体	释氟防龋；力学性能介于复合树脂与玻璃离子水门汀之间；表面耐磨性、颜色稳定性不如复合树脂；对牙齿的粘接性较低	牙体缺损修复	充填深洞时注意保护牙髓，不可用氧化锌丁香油水门汀直接在复合体下垫底
树脂改性的玻璃离子水门汀	释氟防龋；抗折性能、透明性、美观性和溶解性较好；固化性能好，粘接效果不如玻璃离子	乳牙后牙充填、根面龋和龋患高危人群	不适于粘固全瓷冠
磷酸锌水门汀	凝固后可承受一定的咀嚼应力；口腔内环境可加速其分解；固化后有一定的体积收缩；清洁牙齿与修复体；与牙齿机械嵌合作用粘接	金属修复体、烤瓷冠修复体的粘接固位，正畸带环的粘接；龋洞衬层材料或高强度垫底材料；暂时或长期的充填修复材料和根管充填材料	对牙髓有刺激性，深龋洞做衬层应用时应使用氧化锌丁香酚水门汀做双层衬层
氧化锌丁香油粘固剂（丁氧膏）	具有水溶解性，阻止温度传导，对牙髓有安抚、镇痛和防腐作用	安抚治疗，间接盖髓，暂时性充填；深龋垫底；糊剂可做乳牙根管充填	可导致牙髓慢性炎症，禁用于直接盖髓术；凝固反应必须在有水的情况下才能顺利进行，临床操作时不必将组织面完全干燥

名称	性能	用途	注意事项
聚羧酸锌水门汀	除机械嵌合力外，还能与牙中的Ca离子发生络合反应增加黏结力；粘接强度大于磷酸锌水门汀；压缩强度低于磷酸锌水门汀；溶解性较低；收缩性较大；释氟防龋	粘固修复体；深龋和银汞合金充填时直接衬层或垫底材料；乳牙龋充填治疗	液体挤出后立即调合；及时清除残留于器械、修复体边缘和牙体上的水门汀
玻璃离子水门汀	固化后呈半透明，与牙齿颜色匹配；溶解率低；对牙体组织与金属合金有良好的粘接性；释氟防龋；脆性大，抗折性能差	金属和陶瓷修复体及正畸带环的粘接，防龋的窝沟封闭材料及窝洞衬层、垫底和牙体缺损充填	对牙髓有刺激，不可直接盖髓；操作过程中应隔湿（如橡皮障）

二、牙体牙髓科常用器械与仪器

牙体牙髓诊疗常用器械与仪器：口镜、探针、镊子、去腐器械、修复器械、根管治疗器械、调拌器械、高速车针、低速车针、橡皮障系统、仪器。

1. 口腔检查基本器械（图 4-1）　口镜、探针、镊子、三用枪。

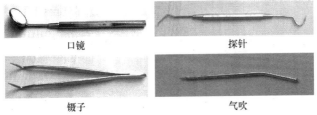

口镜

探针

镊子

气吹

图 4-1 口腔检查基本器械

2. 口腔手机（图 4-2） 气涡轮手机、低速手机马达、直机头、弯机头。

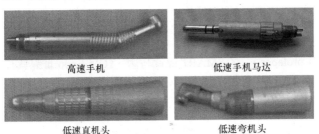

高速手机

低速手机马达

低速直机头

低速弯机头

图 4-2 口腔手机

3. 根管治疗器械

（1）开髓器械（图 4-3）：气涡轮手机、弯机头、高速开髓钻、高速裂钻、高速球钻、高速倒锥钻、慢速球钻、慢速裂钻。

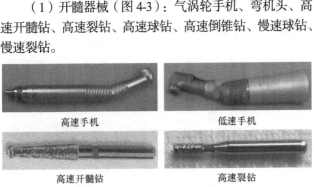

高速手机

低速手机

高速开髓钻

高速裂钻

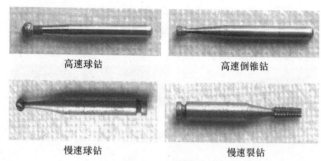

高速球钻

高速倒锥钻

慢速球钻

慢速裂钻

图 4-3　开髓器械

（2）根管预备器械（图 4-4）：光滑髓针、拔髓针、带柄髓针；K 型扩大器、K 型根管锉、H 型根管锉、G 型扩孔钻、手用镍钛根管锉（protaper）、机用镍钛根管锉（protaper）、X-SMART 镍钛马达、TCM Endo Ⅲ 镍钛马达、超声根管治疗仪、Raypex 5 根尖定位仪、Justy Ⅱ 根尖定位仪、根管治疗测量尺、Endo bloc。

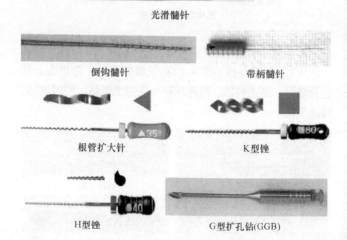

光滑髓针

倒钩髓针

带柄髓针

根管扩大针

K 型锉

H 型锉

G 型扩孔钻(GGB)

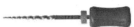

手用镍钛根管锉(protaper)

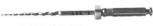

机用镍钛根管锉(protaper)

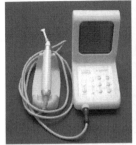

X-SMART镍钛马达

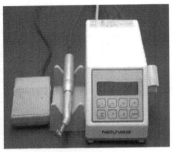

TCM Endo Ⅲ镍钛马达

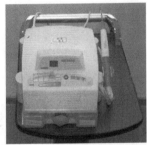

超声根管治疗仪

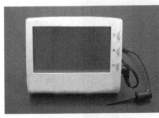

Raypex 5根尖定位仪

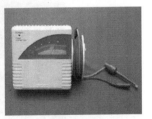

Justy Ⅱ根尖定位仪

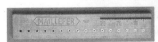

根管测量直尺

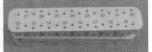

根管测量座尺

图 4-4　根管预备器械

（3）根管充填器械（图 4-5）：螺旋充填器、指持侧方加压器、手持侧方加压器、垂直充填器械、电携热器 Touch'n Heat、Obtura Ⅱ热牙胶注射系统、Beefill 2in1 系统。

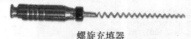

螺旋充填器

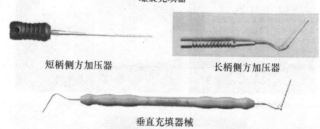

短柄侧方加压器　　　　　　　　长柄侧方加压器

垂直充填器械

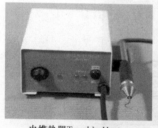
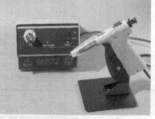

电携热器Touch'n Heat　　　　　Obtura Ⅱ热牙胶注射系统

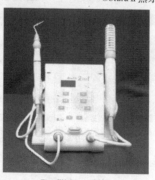

Beefill 2in1系统

图 4-5　根管充填器械

（4）手术显微镜（图 4-6）。

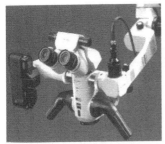
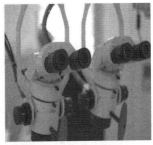

图 4-6 手术显微镜

4. 橡皮障隔湿系统（图 4-7） 橡皮障夹、橡皮布、橡皮障支架、打孔器、橡皮障夹钳。

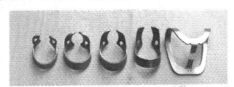

橡皮障夹

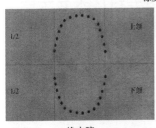

橡皮障

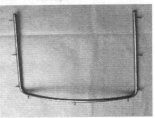

橡皮障支架

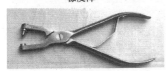

打孔器

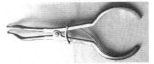

橡皮障钳

图 4-7 橡皮障隔湿系统见

5. 牙体修复器械（图4-8） 调拌刀、挖匙、水门汀充填器、雕刻刀、银汞合金充填器、光滑器、银汞合金输送器、成形片夹及成形片

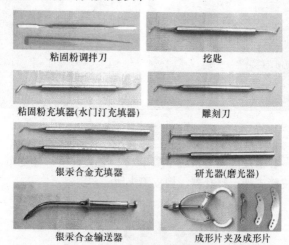

粘固粉调拌刀

挖匙

粘固粉充填器(水门汀充填器)

雕刻刀

银汞合金充填器

研光器(磨光器)

银汞合金输送器

成形片夹及成形片

图4-8 橡皮障隔湿系统

第二节 牙体牙髓科专科检查及不同材料的调拌要求

一、牙体牙髓病专科检查的护理

项目	目的	方法	注意事项
冷热试验	检查牙髓对冷热刺激的反应。一般低于10℃的冷刺激和高于60℃的热刺激可引起牙髓反应	1）检查前指导，使患者能配合检查并正确描述检查反应 2）冷诊法可直接使用冷水、无水乙醇或水冰柱 3）热诊法一般使用热牙胶测试	1）冰条勿握在手中，防溶解 2）使用酒精灯时嘱患者手不可随意活动 3）过度刺激嘱患者举左手示意停止试验

续表

项目	目的	方法	注意事项
牙髓活力电测验	检查牙髓神经末端对电刺激的反应	1）检查前指导，使患者能配合检查 2）备牙髓活力电测仪、导电探头、湿小棉球或牙膏 3）协助医师检查与记录结果	1）选用高效消毒剂或根据产品使用说明进行消毒 2）导电唇钩需作压力蒸汽灭菌

二、材料调拌技术

见第三章，不同材料调拌要求如下表。

名称	用途	质量评价	注意事项
磷酸锌水门汀粘固粉	金属修复体、烤瓷冠修复体的粘接固位，正畸带环的粘接；龋洞衬层材料或高强度垫底材料；暂时或长期的充填修复材料和根管充填材料	1）通常粉液调合比为（2.5～3.0）：1； 2）粘固用水门汀的稠度和薄膜厚度应小，垫底或充填用的稠度较大，正畸带环粘固的稠度介于二者之间	见第三章
氧化锌丁香油水门汀粘固粉	安抚治疗，间接盖髓，暂时性充填；深龋垫底；糊剂可做乳牙根管充填	粉液比例按产品使用说明书	
玻璃离子水门汀粘固粉	金属和陶瓷修复体及正畸带环的粘接，防龋的窝沟封闭材料及窝洞衬层、垫底和牙体缺损充填	1）按产品使用说明书比例在30～40s内迅速调合； 2）与稠液调合时粉液比1.1：1～1.35：1，与水或稀液调合时粉液比为3.3：1～3.4：1； 3）用于充填的粉液比3：1；粘接的粉液比约为1.3：1	

续表

名称	用途	质量评价	注意事项
根管糊剂	根管充填	粉液比例按产品使用说明书，调成稀糊状	见第三章
氢氧化钙糊剂	乳牙及根尖尚未发育完全的年轻恒牙根管充填	粉液比例按产品使用说明书	

第三节 龋 病

一、概述

　　龋病（dental caries or tooth decay）是在以细菌为主的多种因素影响下，牙体硬组织发生慢性进行性破坏的一种疾病。

二、病因

　　目前被口腔学术界普遍接受的龋病病因学说是四联因素理论。四联因素理论将龋病的发生归结为微生物、食物、宿主和时间共同作用的结果（图4-9）。

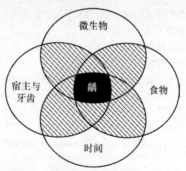

图4-9　龋病发病的四联因素理论图

　　1. 微生物　　口腔中的主要致龋菌是变形链球菌，其次为某些乳杆菌属和放线菌属。牙菌斑是牙面菌斑的总称，可视为细菌的微生态环境。

2. 食物　蔗糖和碳水化合物为细菌提供生存营养，其终末产物又可造成牙的破坏。

3. 宿主　主要包括牙和唾液。

4. 时间　从细菌代谢碳水化合物产酸到釉质脱矿等过程均需要一定时间。

三、病理

龋病是牙对牙菌斑及其代谢产物的反应。这种反应过程形态学上表现为初期超微结构水平的脱矿和再矿化以及晚期的龋洞形成。

四、诊断要点

（一）临床表现

临床上最常使用的诊断标准系按病变程度分为（图4-10）。

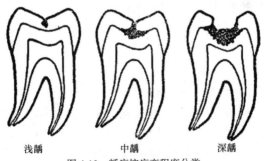

浅龋　　　　　中龋　　　　　深龋

图 4-10　龋病按病变程度分类

1. 浅龋　浅龋位于牙冠部时，一般均为釉质龋。浅龋位于釉质内，患者一般无主观症状，遭受外界的物理和化学刺激如冷、热、酸、甜刺激时亦无明显反应。浅龋诊断应与釉质钙化不全、釉质发育不全和氟牙症相鉴别。

2. 中龋 釉质龋进展到牙本质，速度较快，容易形成龋洞，患者对酸甜饮食敏感，过冷过热饮食也能产生酸痛感觉，冷刺激尤为显著，但去除刺激后症状立即消失，由于个体差异，有的患者可完全没有主观症状。颈部牙本质龋的症状较为明显。

3. 深龋 龋病进展到牙本质深层，临床上可见很深的龋洞，患者有明显的主观症状，遇冷、热和化学刺激时，产生的疼痛较中龋时更加剧烈。

（二）辅助检查

常用的辅助检查有温度测试、X线检查和光学检查。

五、治疗

治疗原则为终止病变发展，尽量减少对牙髓的刺激，保护牙髓，恢复牙的形态、功能及美观，维护邻近硬组织的正常解剖关系。早期釉质龋采用非手术治疗；深龋接近牙髓组织时，采取保护牙髓的治疗。

六、护理

（一）主要护理问题

（1）疼痛：与牙龋坏有关。

（2）治疗过程中有误吞/误吸的危险：与治疗有关。

（3）知识缺乏：龋病相关知识缺乏。

（二）护理目标

（1）疼痛得到减轻或消除。

（2）焦虑/恐惧缓解或消除。

（3）无细小器械、碎屑、冲洗液误入气管或食管，未发生口腔黏膜损伤。

（4）患者了解口腔保健常识，掌握配合治疗的方法。

（5）无交叉感染。

（三）护理措施

1. 非手术治疗护理

项目	护理内容	注意事项
用物准备	口腔检查基本器械、小棉球、氟化物、高速手机、合适车针、洁牙手机	备物齐全
护理配合	1）暴露病变部位：递手机，协助扩大术野，及时吸唾，保持术野清晰干燥	避免药物接触口腔软组织及不锈钢器械
	2）清洁患牙：必要时递洁牙手机清除牙结石及菌斑，用三用枪冲洗干净	
	3）隔湿：递镊子夹棉卷隔湿，吹干患牙表面	
	4）涂布：医师用蘸有药物的小棉球在患牙上进行涂布。协助牵拉患者口角、挡舌和吸唾	
健康指导	每半年或一年定期进行口腔检查	

2. 修复性治疗护理

（1）窝洞预备护理：见第三章。

（2）垫底术的护理：见第三章。

（3）银汞合金修复护理

项目	护理内容	注意事项
用物准备	充填器械、成形片、成形夹、木楔、调合磨光器械、相应垫底材料、银汞合金胶囊	备物齐全

续表

项目	护理内容	注意事项
护理配合	1）隔湿：递送镊子夹棉卷隔湿，吹干窝洞，使用橡皮障器及时吸干冲洗液体 2）银汞合金：调制视洞型大小，选择适量的银汞合金胶囊进行调拌 3）充填：Ⅱ类洞放置成形片、成形夹及楔子，用半充填手法将银汞合金分次准确填进洞底靠成型片处至逐渐充满窝洞 4）调𬌗磨光：递雕刻刀或磨光器做表面磨光 5）清除碎屑：递送镊子夹一小湿棉球做修整清除碎屑，再递送一探针彻底清除窝沟、隙、缝的汞合金碎屑，嘱患者漱口清洁口腔	1）注意调拌时间和调拌材料的质量 2）剩余的银汞合金应置在盛有15cm深过饱和盐水的容器中
健康指导	1）嘱患者24h内进软食并用健侧咀嚼，避免用患牙咀嚼硬物 2）如出现较明显不适，如咬合高点等情况，应及时复诊	

（4）复合树脂修复术护理

项目	护理内容	注意事项
物品准备	雕刻刀、充填器、抛光器、光固化灯（包透光防污膜），遮污薄膜，小毛刷，酒精棉球、成形片、聚酯薄膜片、调𬌗抛光器械、修复材料（酸蚀剂，黏结剂，复合树脂）	备齐用物
护理配合	1）协助暴露术野，及时吸唾，保持术野清晰干燥 2）比色：在自然光线下，使用 Vita 比色板、复合树脂材料生产商提供的比色板或电子比色仪进行比色 3）护髓和垫底：遵医嘱递护髓剂和垫底材料予医师，以保护牙髓	1）保持工作区域干燥，及时吸唾 2）黏结剂、树脂无交叉污染

项目	护理内容	注意事项
护理配合	4）酸蚀：夹棉卷隔湿，及时吸唾，三用枪吹干患牙后，递送酸蚀剂处理牙面，冲洗后，重新隔湿	
	5）粘接：用小毛刷蘸适量的牙釉质或牙本质黏结剂递送给医师涂布窝洞，轻吹使其均匀涂布，递光固化灯固化	
	6）复合树脂充填：用充填器一次取足量材料。深洞要分层充填、固化。固化时间参看产品说明	
	7）修整外形：调整咬𬌗充填完毕递咬合纸，更换调𬌗车针	
	8）打磨抛光：慢机装上抛光砂片，依次先粗后细打磨	
健康指导	1）治疗后即可进食，但应避免用患牙咀嚼硬物	
	2）告诉患者如出现较明显不适，应及时复诊	

（5）玻璃离子水门汀修复术护理

项目	护理内容	注意事项
用物准备	器械（同复合树脂修复术）、塑料调拌刀、一次性调拌纸、玻璃离子水门汀粉、液、防水剂凡士林	备齐用物；为保证调拌完成后材料的性状，必须选用塑料调拌刀和调拌纸进行调拌
护理配合	1）牙面处理：清洁牙面，吹干	1）保持治疗区域干燥、视野清晰
	2）调拌材料：视洞形大小调拌适量玻璃离子	
	3）充填：递予医师将窝洞填满	2）及时提供治疗用物
	4）调𬌗：在材料未临床固化前递雕刻刀雕刻外形及调𬌗	
	5）涂隔水剂：用一次性小毛刷，蘸防水剂涂布于修复体表面	3）雕刻刀和调拌刀用完后应及时用75%酒精纱布擦拭干净
	6）修整外形及抛光：递咬合纸与医师检查咬合高点，调整咬合，抛光	
健康指导	告知患者如出现较明显不适，应及时复诊	

（6）深龋护理

项目	护理内容	注意事项
用物准备	口腔检查基本器械、窝洞预备器械、牙髓活力测验器械（热牙胶条、酒精灯，或冰条，牙髓电活力测验器）、暂封物品（水门汀充填器，雕刻刀，玻板，调拌刀，垫底，暂封或牙体修复材料）、局部麻醉药物、1%碘酊棉签	备齐用物
护理配合	1）牙髓活力检查、窝洞预备、护髓垫底护理见第三章 2）安抚：隔湿，用水门汀充填器取适量氧化锌丁香油糊剂递给医师，递雕刻刀、湿小棉球调殆修整，清洁患牙周围	保持治疗区域视野清晰
健康指导	1）嘱患者治疗后避免用患牙咬硬物，避免进食过冷或过热的刺激性食物 2）如有疼痛等不适及时复诊	

第四节　牙体硬组织非龋性疾病

牙体硬组织非龋性疾病包括着色牙、牙发育异常、牙损伤和牙本质过敏症。非龋性疾病患者的护理是在牙体牙髓患者常规护理的基础上进行有针对性的相关专科护理。

一、楔状缺损

楔状缺损（wedge-shaped defect）是指牙唇、颊侧颈部硬组织发生缓慢消耗所致的缺损，常呈楔形而得名（图 4-11）。

图 4-11　楔状缺损

（一）病因

（1）刷牙方法不正确。

（2）牙颈部釉牙骨质界处结构比较薄弱容易被磨损。

（3）龈沟液偏酸性易导致牙质缺损。

（4）牙体组织的疲劳，长期的咀嚼力易导致应力集中区出现破坏。

（二）治疗要点

调除患牙𬌗干扰，纠正偏侧咀嚼习惯，均衡全𬌗力负担；牙本质过敏者作脱敏治疗；颈部缺损应尽早粘接修复以改善该处的应力集中状况，牙体缺损较大，可用玻璃离子水门汀或光固化复合树脂修复；发生牙髓或根尖周病时，行根管治疗；牙横折时，根据病情条件，根管治疗后桩核冠修复或拔除残根。

（三）护理

1. 主要护理问题

（1）牙齿不适感：与牙体组织缺损有关。

（2）知识缺乏：缺乏正确刷牙的知识。

2. 护理目标

（1）患者掌握正确的刷牙方法。

（2）患者的疼痛减轻或消除。

3. 护理措施

（1）根据所采用的治疗方法行相应的护理。

（2）健康指导：指导患者正确的刷牙方法，避免用力横刷并选用软毛牙刷及磨料较细的牙膏。牙本质过敏者避免进食过热、过冷或酸、甜的食物。

二、牙隐裂

牙隐裂（cracked tooth）是指牙冠表面的非生理性细

小裂纹，常不易被发现。牙隐裂是引起牙痛的原因之一。临床上比较多见，而裂纹又容易被忽略。牙隐裂发生在上颌磨牙（尤其是上颌第一磨牙）最多，其次是下颌磨牙和上颌前磨牙。

（一）病因

（1）牙结构薄弱处（如窝、沟、裂）是牙隐裂的易感因素。

（2）牙尖斜度愈大，牙隐裂机会愈多。

（3）创伤性𬌗力。

（4）长期冷热温度循环作用（0～50℃），釉质表面可出现裂纹。

（二）治疗要点

1. 调𬌗　排除𬌗干扰，降低牙尖斜度以减少劈裂力量。

2. 均衡全口𬌗力负担　治疗或拔除其他患牙，修复缺失牙。

3. 隐裂牙的处理　浅裂纹可备洞充填修复，较深裂纹或有牙髓病变的，行根管治疗，同时应做钢丝结扎或全冠保护，完成根管治疗后作全冠修复。

（三）护理

1. 主要护理问题

（1）疼痛：与牙齿隐裂致牙髓炎症有关。

（2）舒适的改变：与咀嚼不适感有关。

2. 护理目标

（1）患者的疼痛减轻或消除。

（2）治疗后患者咀嚼不适消失。

3. 护理措施

（1）根据所采用的治疗方法行相应的护理。

（2）指导患者避免进食过硬、过热、过冷和酸、甜的食物。需行根管治疗者，未完成冠修复前勿用患侧牙咀嚼。

三、牙本质过敏症

牙本质过敏症（dentine hypersensitivity）又称过敏性牙本质（hypersensitive dentine），是指牙受到外界刺激，如温度、化学物质以及机械作用等所引起的酸痛症状。特点是发作迅速，疼痛尖锐，时间短暂。牙本质过敏症不是一种独立疾病，而是各种牙体疾病共有的症状。

（一）病因

使牙本质暴露的各种牙体疾病均可引发牙本质过敏症。

（二）发病机制

目前被广为接受的是流体动力学说。该理论认为作用于牙本质的外部刺激引起了牙本质小管内容物向内或向外流动，这种异常的流动刺激了牙本质小管内或邻近牙髓组织中的神经纤维末梢，从而产生疼痛。

（三）治疗要点

1. 脱敏治疗　原理是根据流体动力学说，封闭牙本质小管，减少或避免牙本质小管内的液体流动。常用的脱敏药物及方法有：氟化物、氯化锶、氟化氨银、树脂类脱敏剂、激光等。

2. 修复治疗　多次脱敏无效者，可考虑充填术或人工冠修复，必要时要考虑根管治疗。

（四）护理

1. 主要护理问题

（1）疼痛：与牙本质敏感有关。

（2）知识缺乏：缺乏正确刷牙的相关知识。

2. 护理目标

牙本质过敏症患者的护理目标如下。

（1）患者疼痛减轻或消除。

（2）患者掌握正确的刷牙方法。

3. 护理措施

项目	涂擦法	激光脱敏法	麝香草酚熨热法
用物准备	脱敏剂，如75%氟化钠甘油、75%氟化锶甘油或25%氟化锶液、0.76%单氟磷酸钠、氟保护漆、氟化泡沫、双组份药剂（极固宁）、树脂类脱敏剂，小棉棒或数个小棉球	常用的激光仪器有：小功率脉冲型Nd-YAG激光仪	50%麝香草酚乙醇溶液，小棉片，充填器
护理配合	1）隔湿：递棉卷行患牙隔湿、吹干 2）牙面进行消毒处理 3）涂布药物：严格根据产品说书使用，及时吸唾	1）清洁、隔湿、干燥牙面 2）用墨水标记过敏区 3）照射过敏区每次0.5秒，10～20次为1个疗程	1）将浸有药液的小棉片置于敏感区，并用烧热的充填器工作端熨烫小棉片 2）每个敏感点用同样方法处理3～4次，直至探诊不敏感为止
健康指导	1）正确的刷牙方法 2）选用防酸牙膏 3）饮料和食物的温度适宜 4）避免进食酸、甜和过硬的食物	同涂擦法	同涂擦法
注意事项	1）使用时注意保护黏膜 2）按照产品使用说明		熨烫药棉时可产生烟雾，应嘱患者憋气或呼气，同时用强吸引器吸出烟雾

第五节　牙髓病和根尖周病

一、概述

牙髓是疏松结缔组织，富含神经和血管，位于牙髓腔内，是牙体组织中唯一的软组织，仅通过狭窄的根尖孔与牙周组织相连。这些解剖特点，决定了牙髓组织一旦受到损伤即难以恢复，并易产生疼痛，须经专业治疗才能康复；根尖周组织是指牙体根尖部周围的组织，主要包括牙骨质、牙周膜和牙槽骨，其生理特点与牙髓有很大区别，因此，其病变表现及预后也具有一定的特殊性。牙髓病和根尖周病患者的护理是在口腔内科患者常规护理的基础上进行的专科护理。

二、病因

引起牙髓和根尖周病的因素很多，主要包括细菌感染、物理和化学因素的刺激以及免疫反应等，其中细菌感染是最主要的因素。主要致病菌为厌氧菌。主要感染途径有牙本质小管或牙髓暴露、牙周途径和血源性感染。而根尖周的感染一般继发于牙髓感染。

三、病理

根据临床表现和治疗预后分为：
（1）可复性牙髓炎。
（2）不可复性牙髓炎：急性牙髓炎（包括慢性牙髓炎急性发作）；慢性牙髓炎；残髓炎；逆行性牙髓炎。
（3）牙髓坏死。
（4）牙髓钙化　髓石；弥漫性钙化。

（5）牙内吸收。

四、诊断要点

（一）可复性牙髓炎

（1）患牙常有深龋、楔状缺损或可查及较深的牙周袋，或有咬合创伤等。

（2）患牙对温度测试及牙髓电活力测试呈一过性敏感，尤对冷测反应较强烈。当刺激去除后，症状随即缓解。

（3）叩诊为阴性。

（二）不可复性牙髓炎

1. 急性牙髓炎　可见以下特点：

（1）患牙常可查及深龋或其他牙体硬组织疾患。

（2）探诊常可引起剧烈疼痛（典型疼痛症状：自发性阵发痛、冷热痛、夜间痛，放散痛不能定位）。有时可探及小穿髓孔，并可见少许脓血自穿髓孔溢出。

（3）温度测验时，患牙表现为激发痛，刺激去除后疼痛仍持续一段时间。

（4）若是早期的牙髓炎症，患牙对叩诊无明显不适；若是晚期，患牙可出现轻度叩痛。

2. 慢性牙髓炎

（1）患牙可查及深龋、充填物或其他近髓的牙体硬组织疾患。

（2）去除腐质后可见穿髓孔，探诊感觉较为迟钝或深探剧痛，并有少量暗红色血液渗出。

（3）若为增生型（息肉型）牙髓炎，可见龋洞内有红色肉芽组织即牙髓息肉，探之无痛，但极易出血。

（4）患牙多有不适感或轻度叩痛。

（5）温度测验反应多为迟缓性反应或迟钝。

（三）牙髓坏死

患者一般无自觉症状，检查时可见。

（1）牙冠变色，呈暗黄色或灰色，无光泽。

（2）牙髓活力试验无反应。

（3）X线片上根尖周影像无异常表现。

（四）牙内吸收

（1）一般无自觉症状。

（2）主要依靠X线检查，摄片后可显示根管内有局限性、不规则的膨大透光区域，严重者可见内吸收后髓腔壁穿孔（图4-12）。

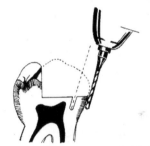

图4-12 附加固位钉口牙体修复

（五）急性根尖周炎

1. 根尖脓肿 患牙叩痛（++）～（+++），松动Ⅱ～Ⅲ度。根尖部牙龈潮红，但无明显肿胀，扪诊感微痛。可伴有同侧颌下或颏下淋巴结肿大及压痛。

2. 骨膜下脓肿 患者呈痛苦面容，精神疲倦，可有体温升高。患牙叩痛（+++），松动Ⅲ度，牙龈红肿，移行沟变平，压痛明显，扪诊深部有波动感，可有同侧淋巴结肿大和压痛。严重者可发展为颌面部蜂窝组织炎。

3. 黏膜下脓肿　患牙叩痛（＋）～（＋＋），松动 I 度。黏膜下脓肿为明显的球形隆起，波动感明显，脓肿较表浅且容易溃破。

（六）慢性根尖周炎

患牙可查及深龋、大面积充填物或其他牙体疾患。牙冠变色、无光泽，牙髓活力测验无反应。患牙叩诊轻微不适。有瘘型根尖周炎者可查及瘘管开口。X线检查显示患牙根尖区骨质可发生变化。根尖囊肿表现为根尖部圆形、边界清晰的透射阴影；而慢性根尖周脓肿的边界不清，形状也不规则。

五、治疗要点

治疗原则：保存具有正常生理功能的牙髓或保留患牙。

六、护理

（一）主要护理问题

1. 疼痛　与牙髓炎症有关。

2. 舒适的改变　与牙髓炎症有关。

3. 焦虑　与牙髓炎致牙齿疼痛及不了解治疗过程有关。

4. 有感染的危险　与牙髓炎症有关。

5. 误吞、口腔黏膜受损　与治疗有关。

6. 缺乏相关知识　缺乏牙齿保健相关知识。

（二）护理目标

（1）牙痛缓解或消除。

（2）体温恢复正常。

（3）无颞颌关节功能混乱发生。

（4）无牙折裂。

（5）患者掌握根管治疗后牙齿保健常识。

（三）护理措施

1. 盖髓术患者的护理

项目	护理内容	注意事项
用物准备	口腔检查基本器械、暂封器械、调拌器械、局部麻醉药物、氢氧化钙盖髓剂、氧化锌丁香油糊剂	备齐用物
护理配合	1）局部麻醉护理 2）去腐及备洞：窝洞预备护理 3）调拌盖髓剂：严格按照产品说明进行调拌 4）盖髓 严格执行无菌操作，递探针或充填器供医师取盖髓剂置于患牙处，递氧化锌丁香油糊剂暂封窝洞，递小湿棉球给医师修整多余的暂封材料	注意无菌操作
健康指导	1）避免用患侧咀嚼，防止暂封物脱落 2）盖髓后一般观察2周后复诊，如观察期间无不适，则可视情况进行牙体充填修复；观察期间若出现自发痛，即复诊进行牙髓治疗 3）盖髓治疗后者出现自发痛、夜间痛等症状，应随时复诊，改用其他治疗方法	

2. 牙髓切断术患者的护理

项目	护理内容	注意事项
用物准备	窝洞预备器械、小手术包（挖匙、充填器、雕刻刀、调拌刀、玻璃板、强吸管、棉卷、手术小孔巾）、暂封、盖髓材料同盖髓术	备齐用物
护理配合	）局部麻醉护理 2）窝洞预备护理 3）揭髓室顶：遵医嘱更换合适车针，及时吸唾，保持术野清晰	保持治疗区域视野清晰

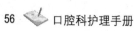

项目	护理内容	注意事项
护理配合	4）切除冠髓：递生理盐水冲洗窝洞、吹干，递锐利挖器切除冠髓，用小棉球止血 5）盖髓：调拌盖髓剂，递充填器及适量盖髓剂覆盖于牙髓断面 6）永久充填或暂封：遵医嘱盖髓后即行永久充填	
健康指导	1）避免用患侧咀嚼，防止暂封物脱落 2）患者若出现自发痛、夜间痛等症状，应随时复诊 3）定期回院复查，检查牙根发育和牙髓活力情况	

3. 牙髓失活术的护理

项目	护理内容	注意事项
用物准备	窝洞预备器械、暂封器械、材料、失活剂（多聚甲醛）、丁香油小棉球、氧化锌丁香油糊剂	备齐用物
护理配合	1）开髓：根据龋损的大小选择合适的车针，装上高速手机递给医师，协助暴露术野，及时吸唾 2）封失活剂：递棉卷进行隔湿，用探针取适量失活剂递给医师放于牙髓断面，遵医嘱递一丁香油小棉球、递充填器、氧化锌丁香油粘固剂暂封、修整暂封糊剂	保持治疗区域视野清晰
健康指导	1）嘱按时复诊，使用多聚甲醛一般2周复诊。如有不适或封药脱落，随时复诊 2）封药后2h内不能进食，封药期间避免患侧咀嚼，防止暂封物脱落	

4. 牙髓塑化治疗的护理

项目	护理内容	注意事项
用物准备	器械（基本器械、揭髓顶车针、根管预备器械、拔髓针，15～20号扩大针或根管锉、光滑髓针柄及光滑髓针、垫底器械、充填器械）、材料（塑化剂、垫底材料、充填材料）、根管冲洗液（3%过氧化氢和生理盐水）	备齐用物
护理配合	1）去除暂封物：快速手机安装合适车针递给医师，协助暴露术区，及时吸唾 2）根管预备：递拔髓针拔髓，递15～20号扩大针（或根管锉），递冲洗液给医师进行根管冲洗 3）配置塑化剂：根据产品使用说明书按比例调配塑化剂，置于易散热的浅容器中备用 4）隔湿：协助医师用棉卷隔湿及保护口腔黏膜 5）导入塑化液：递光滑髓针和塑化剂，用光滑髓针或扩大针反复导入3～4次。每次导入后递一小干棉球抹去根管口多余塑化剂。最后一次不用擦干根管口的塑化剂，使其尽量充满整个根管 6）封闭根管口：取适量氧化锌丁香油糊剂暂封，用蘸满塑化剂的小棉球按压暂封糊剂	保持治疗区域视野清晰
健康指导	1）术前指导患者使用𬌗支撑器 2）塑化治疗后未行永久充填前应避免患侧咀嚼，以防暂封物脱落 3）5～7天后按时复诊，行永久充填 4）患牙避免咬硬物，以防牙体硬组织崩裂	

5. 根管治疗术患者的护理

项目	护理内容	注意事项
用物准备	开髓器械（手机、车针、拔髓针）、根管切削器械（扩大针或根管锉）、根管冲洗液（3%过氧化氢或2.5% ~ 5.25%次氯酸钠或乙二胺四乙酸液或2%氯胺T及EDTA）根管长度测定器械（根尖定位仪、根管长度测量尺）、根管充填器械（光滑髓针及手柄、根充侧压器、牙胶尖切断用物如携热器）、根管充填材料（根管充填糊剂、牙胶尖）、暂封材料及器械	备齐用物
护理配合	（1）根管预备 1）准备根尖定位仪，打开电源，连接唇钩，挂于患牙侧，协助进行根管长度的测量并记录，逐号标记，顺序排放在治疗盘中 2）每更换一次不同型号的根管器械，配合配合用3%过氧化氢（或2%氯胺T或2.5%或5.25%次氯酸钠）与EDTA交替冲洗根管一次，并及时吸唾 3）根管预备完成后，用上述根管冲洗液冲洗，及时吸唾 （2）根管封药或一次性根管充填 递纸尖干燥根管，根管充填。或递小药球，暂封糊剂 （3）根管充填 1）调拌根管封闭剂：按产品说明调拌合适根管封闭剂 2）牙胶尖准备：选择相应型号的主牙胶尖，测量长度并做好标记；同时准备数根副牙胶尖 3）充填配合：用锁镊夹取主牙胶尖蘸取少量根管封闭剂，使之裹满尖端5 ~ 6mm，递予医生。及时传递侧压器，递送携热器，切断多余的牙胶尖。递暂封材料暂封 4）指导患者到放射科拍片	1）选择适宜的拔髓针 2）使用酒精灯注意安全 3）使用携热器烫断牙胶尖时会产生烟雾，需及时吸除以避免患者呛咳 4）治疗过程中预防交叉感染

续表

项目	护理内容	注意事项
健康指导	1）向患者说明根管治疗过程中可有不同程度的根尖反应，轻度不适会在2～3天消失；如出现明显肿胀及疼痛，应及时回院复诊 2）治疗期间避免用患牙咀嚼，治疗结束后及时行冠修复	

注：牙髓治疗时应使用橡皮障进行口腔隔离，防止新的感染进入髓腔，便于使用高浓度次氯酸钠进行根管消毒时对患者的保护，对术者也起到保护作用并便于术者操作。橡皮障隔离技术见第三章。

6. 机用镍钛根管预备护理

项目	护理内容	注意事项
用物准备	参照根管治疗术的用物准备、特殊仪器和材料的准备（以 Hero 642 和 Thermerfil 为例：机动马达、减速手机、镍钛根管锉一套）	备齐用物
护理配合	1）协助医师将量好工作长度的镍钛根管锉装上减速手机。工作顺序：普通根管为0630# → 0430# → 0230#。中等弯曲根管为：0625# → 0425# → 0225# → 0430# → 0230#。严重弯曲根管为: 0620# → 0420# → 0220# → 0425# → 0225# → 0230# 2）每更换一次不同型号的根管器械，配合用 3% 过氧化氢（或 2% 氯胺 T 或 2.5% 或 5.25% 次氯酸钠）与 EDTA 交替冲洗根管，并及时吸唾 3）根管预备完成后，递 3% 过氧化氢，彻底冲洗根管	记录镍钛根管锉使用次数，提供淘汰依据
健康指导	同根管治疗术患者的护理	

7. 热牙胶充填术患者的护理

项目	护理内容	注意事项
用物准备	热牙胶回填仪、大锥度牙胶尖、根管封闭材料、携热器、吸潮纸尖、锁镊、垂直加压器、调拌刀、调拌板、水门汀充填器、根管长度测量尺、暂封材料及器械、75% 酒精棉球	备齐用物
护理配合	(1) 牙胶尖准备：按照医生要求准备合适锥度的牙胶尖，修剪尖端标记工作长度，用锁镊夹主牙胶尖递予医生 (2) 选择不同型号的 2～3 支垂直加压器，分别适用于根管口、根中部和距根尖 4～5mm 出的根管宽度 (3) 将携热器工作尖至工作长度 –5mm，用止动片标记后递予医生 (4) 根管充填 1) 参照使用说明按比例调拌根管封闭剂 2) 用锁镊夹取主牙胶尖蘸取少量根管封闭剂，使之裹满尖端 5～6mm，递予医将其插入根管 3) 热压主牙胶尖：①打开携热器，当温度升至 160℃时，传递携热器手柄予医师齐根管口切断主牙胶尖；传递大号垂直加压器予医师压实切断的主牙胶尖；②传递携热器予医师将根管内的主牙胶尖迅速（3～4 秒）加热压至距根尖 4～5mm，停止加热，继续加压，再加热 1 秒，快速去掉上段牙胶；传递小号垂直加压器递予医师压实根尖部的主牙胶尖；③清理携热器工作尖上的牙胶，酒精棉球擦净 4) 回填牙胶：①将回填仪升温至 200～220℃，牙胶注射头标准工作长度 –5mm，传递予医师插入根管回填至根管口，传递中号垂直加压器压紧牙胶；②再次交换回填仪，方法同①，最后交换大号垂直加压器予医师在根管口压紧牙胶 5) 髓室处理：用锁镊加取酒精棉球递予医师擦净髓室腔的糊剂 6) 冠部封闭：根据患牙缺损大小用水门汀充填器取适量暂时封闭材料递予医师进行冠部暂封	保持治疗区域视野清晰

续表

项目	护理内容	注意事项
健康指导	1）告知治疗后如有明显疼痛、肿胀等，应及时就诊 2）根管充填后约一周复诊进行牙体修复，以保障根充效果 3）根管治疗后嘱患者避免用患牙咬硬物，建议行冠修复	

8. 根管显微镜治疗的护理

项目	护理内容	注意事项
用物准备	同根管治疗患者的用物准备、特殊用物准备（显微镜、超声治疗仪、带柄根管锉、超声机手柄及工作尖、强吸管、纸尖、显微镜专用口镜和探针以及橡皮障、简易开口器等）、根管显微镜（镜体、摄像机）	备齐用物
护理配合	1）安置橡皮障：协助医师安置橡皮障，隔离患牙和唾液，保持术野清晰 2）放置简易开口器：在患牙对侧磨牙上放置简易开口器，固定开口度 3）保持术野清晰：及时吸唾，使用三用枪吹干术区，保持术区干燥 4）传递显微器械：使用超声手柄时，须将超声工作尖固定好并调整到恰当的功率范围，传递并协助医师将工作端放至操作视野，便于操作 5）协助医师拍摄或录制图片 6）术后根管显微镜的保养：使用完毕将各悬臂调回自然状态，关闭光源、机身开关和电源。保护显微口镜的镜面，避免刮伤。显微器械分类进行消毒灭菌	递器械时工作端放入髓腔或根管口进入医师操作视野，并调整到恰当的功率范围
健康指导	嘱患者术后避免用患牙咬硬物	

9. 根尖手术的护理

项目	护理内容	注意事项
用物准备	局部麻醉药、刀柄、手术刀片、骨膜剥离器、拉钩、显微手术器械（显微口镜、显微镊子、显微持针器等），MTA 材料、MTA 成形块、MTA 输送器、显微倒充填器、挖匙、骨凿、超声预备工作尖、显微三用枪头、手术专用机头及车针、生理盐水、0.2% 氯己定溶液及 75% 酒精棉球	备齐用物
术前准备	（1）资料的准备：X 线片、曲面断层片或锥体束 CT （2）患者准备：术前洁牙，询问过敏史、既往病史、血液检查结果；女性患者月经期间不宜手术；术前避免空腹 （3）环境准备：环境符合院感要求 （4）医护人员准备：标准防护	
护理配合	（1）术前护理 1）调整手术体位，充分暴露手术视野 2）局部麻醉护理 3）术区消毒：0.2% 氯已定 20 毫升嘱患者含漱 1 分钟，协助医师用 0.9% 酒精棉球消毒手术区，包括口唇周围半径 5cm 的范围 4）手术在根管显微镜下进行时，须注意显微镜的防护，用一次性显微镜保护套套住显微镜，在目镜、物镜处开口即可 （2）术中护理 1）打开无菌手术包 2）铺无菌手术孔巾，暴露术区 3）切开：递手术刀，协助止血，牵拉唇、颊侧黏膜，充分暴露术野 4）翻瓣：传递骨膜剥离器，协助翻瓣，暴露被破坏的根尖区牙槽骨板 5）去骨（开窗）：递骨凿或慢速手机接上球钻，去除部分骨块（开窗），暴露根尖病灶 6）肉芽、囊肿摘除：传递挖匙和（或）刮匙，完整刮除肉芽肿或囊肿 7）根尖切除：传递安装裂钻的手机或骨凿，切除根尖 3mm，传递安装打磨车针的手机修整牙根断面	配合默契；及时观察病情，避免交叉感染

续表

项目	护理内容	注意事项
护理配合	8）根尖倒充填：传递超声手柄协助医师在根尖部备一倒充填洞型，遵医嘱调拌 MTA 材料，传递倒充填器予医师封闭根尖 9）冲洗：术中及时传递生理盐水充分冲洗术区；及时吸水、吸唾 10）缝合：传递持针器、缝针、缝线，进行创口缝合。缝合后用生理盐水湿纱布对术区轻压 10～15 分钟，进行止血 11）病情观察：手术过程中，随时观察患者的生命体征及其他情况	
健康指导	（1）告知患者术后间歇用冰袋冷敷，轻压术区 24～48h；避免牵拉口唇，1 周内不可用患侧咬硬物，使患牙得到休息。饭后用生理盐水或氯已定溶液漱口，保持口腔清洁，预防感染 （2）术后 5～7 天复诊、拆除缝线；显微根尖手术术后 2～3 天可拆线 （3）嘱进营养丰富的软质饮食或流食，适当休息，增加机体抵抗力，促进创口愈合 （4）定期复查，术后 6 个月、1 年分别复诊拍摄 X 线平片	

【特别关注】

（1）银汞合金调制操作对环境的污染。

（2）光固化治疗蓝光对眼睛的影响。

（3）治疗过程中患者的安全防护。

【前沿进展】

微 创 修 复

随着医学科学技术的发展，牙体的修复从传统的窝洞预备型充填修复（即将龋坏组织去净，并按要求备成一定形状的洞形，以容纳和支持修复材料，从而修复缺损牙体组织），发展到激光去腐或非窝洞预备型去腐，同时依靠先进的粘结材料，和与自身牙体组织颜色相近的复合树脂类材料修复牙体，这类技术受到广大患者与医务人员的欢迎。

【知识拓展】

古代人拿什么补牙？

随着口腔医学科学的发展，各种充填材料相继问世并在临床得以应用。人们不禁好奇：在科学技术尚不发达的古代，古代人拿什么补牙？公元1世纪，罗马的Celsus曾用棉绒、铅和其他物质充填大的龋洞，这可能是最早的龋洞充填材料。

在中国唐代，有用银膏补牙的记载。银膏的主要成分是银、汞、锡，与现代的汞和金很相似。公元1050～1122年，人们用研碎的乳香、明矾蜂蜜充填龋洞。大约在1480年，意大利人发明了用金箔充填龋洞。19世纪中期，氧化锌丁香酚水门汀和磷酸锌水门汀相继出现并沿用至今。

（张　琳　严　红　李秀娥）

第五章 牙周科患者的护理

第一节 牙周病科常用药物、器械与仪器

一、牙周科常用药物

（一）含漱剂

名称	性能	用途	注意事项
氯已定溶液（洗必泰）	具有高效、广谱的杀菌作用，对G⁺及G⁻细菌和真菌都有很强的抗菌作用，有明显抑制菌斑形成的作用	临床常用浓度为 0.12% ～ 0.2%，用于牙周维护期治疗、牙周手术后以及因某些原因暂时不能行使口腔卫生措施者	长期使用可使牙面及舌背着色，部分患者可出现一过性味觉改变
甲硝唑	是咪唑类药物，对厌氧菌具有杀菌作用	对脓肿和深牙周袋治疗效果较好。牙周袋内上药及口腔含漱。缓释剂型（甲硝唑药棒,商品名为"牙康"）牙周袋内上药	不能长期使用，避免产生继发感染

（二）牙周局部用药

名称	性能	用途	注意事项
过氧化氢	是一种氧化剂，具有清创、止血、灭菌、除臭等作用。对厌氧菌有良好的抑制作用	临床常用浓度为3%，用于治疗急性坏死性溃疡性龈炎和急性牙周感染。洁治术、刮治术及根面平整术后辅助冲洗	1）避光保存 2）避免用手直接接触溶液，易引起灼伤 3）对黏膜有一定的刺激，不宜长期使用
牙周碘氧治疗剂	消炎、抑菌和收敛作用较强	冲洗严重感染的牙周袋	宜新鲜配制。腐蚀性强，避免接触健康软组织
1%碘伏	为广谱杀菌剂，是一种低毒、安全、刺激小的消毒剂	脓肿引流后涂布于牙周袋内。牙周袋内上药	避光保存
1%碘酊	杀菌、消毒，刺激性小	洁、刮治术前牙周消毒	碘过敏者禁用，勿与红汞同时使用
碘甘油	具有一定的抑菌、消炎、收敛的作用	用于牙周炎、牙龈炎、冠周炎及口腔黏膜感染。牙周袋内涂布上药	避光保存
甲硝唑棒（牙康）	局部用缓释抗菌药剂型，对厌氧菌有特异性	临床常用浓度为25%（甲硝唑药棒）缓释剂型（甲硝唑药棒，商品名为"牙康"）牙周袋内上药	不能长期使用，避免产生继发感染
牙周塞治剂	杀菌、止血、安抚、镇痛、防腐	局部止血，保护创面	密闭保存，避免受潮变质

续表

名称	性能	用途	注意事项
菌斑显示液	牙菌斑经过染色后容易被观察和定量	做菌斑检查,确定菌斑指数	短时间内不易被去除,故染色前先与被检查者说明
盐酸米诺环素	可抑制胶原酶活性的作用,辅助治疗牙周炎	临床常用浓度为2%用于辅助刮治和根面平整治疗牙周炎,牙周袋内深部上药	使用后需冷藏保存
西吡氯烷(西吡氯铵)	具有杀菌作用,其抗菌作用不如氯己定但副作用也比氯己定弱	临床常用浓度为0.05%~0.1%,用途同氯己定用于口腔含漱	
复方碘液(浓台液)	为刺激较小的药物,具有抑菌、消炎、收敛的作用,其收敛和杀菌作用比碘甘油强	用于牙龈炎、牙间乳头炎和牙周袋的消炎	避光保存
沙啶溶液(利凡诺)	为抗菌剂,对组织无毒、无刺激	用于口炎、唇炎的治疗。口炎、唇炎时含漱,湿敷	避光保存

二、牙周科常用器械与仪器

（一）牙周探针（图 5-1）

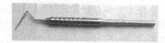

牙周探针

图 5-1　牙周探针

（二）手用洁治器（龈上洁治器）（图 5-2）

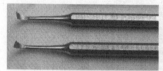

锄形洁治器

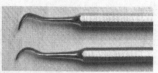

前牙镰形洁治器

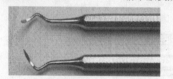

后牙镰形洁治器

图 5-2　手用洁治器

（三）手用刮治器（龈下刮治器）（图 5-3）

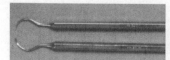

匙形刮治器

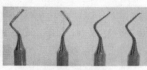

锄形刮治器

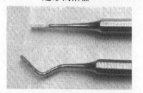

根面锉

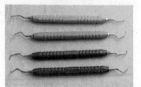

专用刮治器(Gracey)

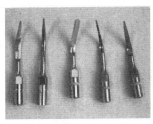

超声龈上工作尖

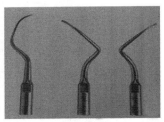

超声龈下工作尖

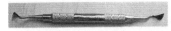

牙龈切除刀(斧形刀)

牙龈切除刀(柳叶刀)

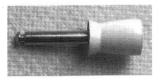

橡皮杯

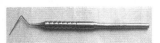

牙周探针

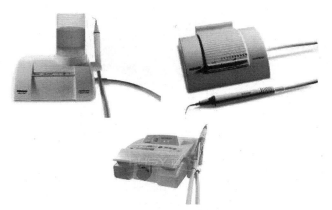

压电陶瓷式超声治疗仪

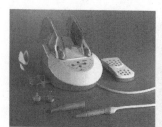
Vector治疗仪

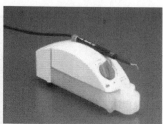
磁致伸缩式

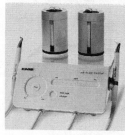
喷砂机

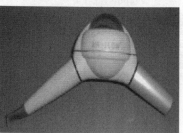
喷砂枪

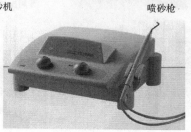
高频电刀

图 5-3　手用刮治器

（四）牙龈切除刀（图 5-4）

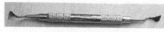
牙龈切除刀(斧形刀)

牙龈切除刀(柳叶刀)

图 5-4　牙龈切除刀

（五）牙周常用仪器及设备（图 5-5）

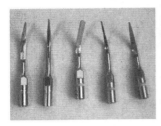

超声龈上工作尖　　　　　　超声龈下工作尖

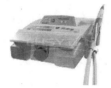

压电陶瓷式超声治疗仪

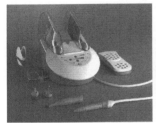

Vector治疗仪

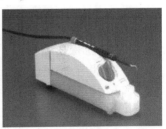

磁致伸缩式

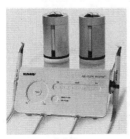

喷砂机

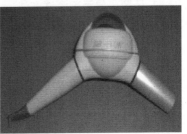

喷砂枪

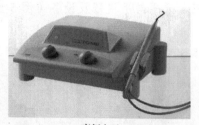

高频电刀

图 5-5　牙周常用仪器及设备

第二节　牙周检查与护理

一、口腔卫生状况的检查

（一）菌斑检查

可采用目测加探查或菌斑显示剂染色，测试菌斑指数并做好记录。

1. 目测加探查法

（1）患者清洁漱口；

（2）用气枪将牙面吹干；

（3）递探针，配合医生用探针尖的侧面划过牙面；

（4）协助医生记录结果。

2. 牙菌斑显示剂测试方法

（1）患者清洁漱口；

（2）递蘸有菌斑显示剂的小棉球轻轻涂布全口牙的颊舌面及邻间隙处；

（3）嘱再次漱口，牙面被染色区域即是附着的菌斑；

（4）协助医生记录结果。

3. 菌斑指数分级标准

0= 牙面无菌斑。

1= 近龈缘处牙面上有散在斑点状菌斑。

2= 近龈缘处牙面上有薄的菌斑连续呈带状，宽度不超过 1mm。

3= 菌斑着色带超过 1mm，但覆盖区小于牙冠的颈 1/3。

4= 菌斑覆盖区在牙冠的 1/3 ～ 2/3 之间。

5= 菌斑覆盖区在牙冠的 2/3 或 2/3 以上。

所有牙面菌斑记分的总和除以受检牙面数，即为该个体的菌斑分值。

（二）软垢检查

可用肉眼直接观察或通过口镜观察，并结合使用探针划过牙面来判断软垢量。此指数只检查 6 个牙面：16、11、26 和 31 的唇颊面，以及 36、46 的舌面，以此 6 个牙面来代表全口的总体口腔卫生情况。

0= 无软垢或着色。

1= 软垢覆盖牙面不超过牙面的颈 1/3，或牙面上存在外源性着色。

2= 软垢覆盖牙面 1/3 ～ 2/3。

3= 软垢覆盖牙面 2/3 以上。

每个牙面软垢记分的总和除以受检牙面，即为该个体的软垢指数分值。

（三）牙石检查

可用肉眼直接观察或通过口镜观察。

0= 无牙石。

1= 龈上牙石覆盖牙面不超过 1/3。

2= 龈上牙石覆盖牙面介于 1/3 ～ 2/3 之间；或在牙颈部有斑点状龈下牙石，或二者兼而有之。

3=龈上牙石超过牙面2/3，或在牙颈部的龈下牙石连续成片，或二者兼备。

二、牙周检查

（一）牙龈状况检查

（1）用探针检查牙龈是否出血来初步判断有无牙龈炎。用牙周探针轻探入龈沟或袋内，取出探针30秒后，观察有无出血。

Mazza 出血指数

0= 牙龈健康，无炎症及出血。

1= 牙龈颜色有炎症性改变，探诊不出血。

2= 探诊后有点状出血。

3= 出血沿牙龈缘扩散。

4= 出血流满并溢出龈沟。

5= 自动出血。

（2）牙周探诊：是诊断牙周病，特别是牙周炎的最重要的检查方法。目的是了解有无牙周袋或附着丧失，并测其深度和附着水平。牙周袋是指龈缘至袋底的距离，健康牙龈的龈沟探诊深度不超过 2 ~ 3mm。附着水平指袋（沟）底至釉牙骨质界的距离，可用普通牙周探针或电子牙周探针进行探测。

（二）评估牙的松动度

Ⅰ度松动：仅有颊舌向动度。

Ⅱ度松动：颊舌向及近远中向均有动度。

Ⅲ度松动：出现垂直松动。

（三）牙周病 X 线检查

拍摄根尖片和曲面断层片协助诊断。

第三节 护理操作技术

一、龈上超声洁牙术及护理

项目	操作指引	注意事项
物品准备	口镜、探针、镊子、三用枪、洁牙机、手柄及龈上工作尖 1 套、慢机弯机头 1 个、抛光杯、抛光膏、3% 过氧化氢液及 0.2% 氯己定冲洗液、0.2% 氯己定含漱液	备齐用物
术中操作	1)向患者解释术中可能引起酸、痛、胀、牙龈出血等不适 2)用 0.2% 氯己定含漱清洁口腔 3)调节洁牙机频率和功率，以握笔式握持洁牙机手柄，使龈上工作尖的前端与牙面平行或＜15°接触牙石的下方来回移动 4)蘸抛光膏于牙面进行抛光，使抛光杯的薄边缘伸入龈缘下 5)用三用枪进行口腔清洁 6)用 3% 过氧化氢液及 0.2% 氯己定冲洗	1)洁牙机频率和功率、工作尖的角度、方向、压力合适 2)抛光的压力均匀 3)牙齿洁白 4)个人防护及控制交叉感染
健康指导	1)洁牙后短期内可能出现冷热敏感不适，如加重随诊，术后 24 小时内有少量渗血属正常，当天勿进食过热食物 2)告知患者菌斑控制的方法和重要性，嘱患者坚持进行自我菌斑控制，长期维持良好的口腔卫生状况，以达到最佳治疗效果 3)大量吸烟者应劝其戒烟 4)如需再次洁治，嘱患者按时复诊；如治疗已完成，嘱患者 4 ~ 6 个月定期复查，预防复发	患者知情

二、牙周塞治剂调拌技术

项目	操作指引	注意事项
用物准备	玻板和调拌刀、适量的塞治剂和丁香油	牙周塞制剂应在室温下保存
调拌材料	1)左手固定玻板，右手握持调拌刀，将粉末分为三等份逐次加入丁香油中（粉液比3:1），充分调拌成面团状，并形成与手术创口相似的条状。调拌时间1～2分钟 2)将牙周塞治剂分段或整条送入创面	根据用途，调整塞制剂调拌的硬度。牙龈出血的患者，塞制剂可稍硬；而对于翻瓣术或植骨术的患者，塞制剂可稍软 操作完毕，即刻用酒精棉球擦净调拌刀、调拌板
整理用物	同调拌技术	

第四节　牙龈常见疾病患者的护理

一、概述

牙龈病是指一组发生于牙龈组织的病变，包括牙龈组织的炎症及全身疾病在牙龈的表现。牙龈病一般不侵犯深层牙周组织。

二、病因

牙龈病是多因素疾病，其病因分为局部因素和全身因素。局部因素中，牙菌斑是最重要的病因，牙石、食物嵌塞、不良修复体等可促进菌斑的积聚，引起或加重龈炎的炎症。全身因素可改变宿主对局部因素的反应。

三、病理

病变局限于牙龈上皮组织和结缔组织内，组织学可见牙龈血管丛的小动脉、毛细血管和小静脉扩张。但结合上皮附着水平仍位于正常的釉牙骨质界。龈沟的加深是由于牙龈的肿胀或增生使龈缘位置向牙冠方向移动，而结合上皮的位置并未向根方迁移，此为假性牙周袋，或称龈袋。

四、诊断要点

（一）临床表现

1. 牙龈炎　慢性龈缘炎多发生于前牙区，尤其下前牙区最为显著。病损局限于游离龈和龈乳头，严重者波及附着龈。

（1）牙龈改变：牙龈变为鲜红或暗红色，严重时可以波及附着龈；龈乳头变为圆钝肥大，点彩消失，表面光滑发亮；质地变得松软脆弱，缺乏弹性。

（2）龈沟深度：龈沟探诊可加深达 3mm 以上，形成假性牙周袋。

（3）探诊出血：牙龈轻触（或探诊）即出血。

（4）龈沟液增多：龈沟液渗出增多，重者牙龈沟溢脓。

（5）自觉症状：常有刷牙或咬硬物时出血，并有口臭，局部牙龈发痒、肿胀等不适。

2. 青春期龈炎　好发于前牙唇侧的牙龈乳头及龈缘，唇侧牙龈乳头肿胀呈球状突起，牙龈暗红或鲜红色，光亮，质地软，探诊易出血，刷牙或咬硬物时有出血、口臭等。

3. 妊娠期龈炎　患者妊娠期全口牙龈缘和龈乳头充血呈鲜红色或发绀、松软而光亮，触探极易出血，吮吸或进食时易出血，一般无疼痛，严重者龈缘可有溃疡和假膜形成。通常患者妊娠前已有龈缘炎，妊娠2～3个月后开始出现明显症状，至8个月时达到高峰。妊娠期龈瘤常发生于单个牙的牙间龈乳头，有蒂或无蒂，生长较快，易误诊为肿瘤。一般出现于妊娠4～6个月。

（二）辅助检查

X线检查显示无牙槽骨吸收。

五、治疗

去除病因，控制菌斑，消除炎症，恢复牙周组织的生理形态和功能，维持长期疗效，防止复发。

六、护理

（一）主要护理问题

（1）牙龈组织受损：与牙龈炎症有关。

（2）舒适的改变：与牙龈红肿、出血等有关。

（3）自我形象紊乱：与口臭、牙龈红肿有关。

（4）知识缺乏：与缺乏牙龈疾病及自我护理的相关知识有关。

（5）焦虑：与担心疾病预后，妊娠期龈炎患者担心影响胎儿健康有关。

（二）护理目标

（1）患者了解牙龈病特点、治疗方法及预后。

（2）能掌握自我控制菌斑的方法。

（3）牙龈炎症逐渐减轻或消失，口臭消除。

（4）青春期龈炎患者纠正用口呼吸的习惯。

（三）护理措施

1. 心理护理

2. 保持诊室清洁　治疗前给予 3% 双氧水或 2% 氯己定液含漱 1 分钟，减少洁治时喷雾的细菌数量，减少诊室的空气污染；尽量打开门窗，使诊室内空气流通；每天用清水加入洗涤剂拖地 2 次，地面污染及时用 5% 含氯消毒液拖地；每天用空气净化机过滤空气。

3. 基础治疗护理　在口腔内科患者的常规护理基础上，结合各种基础治疗的特点，实施护理。

（1）龈上洁治术护理：参见本节相关内容。

（2）牙龈手术护理

项目	护理内容	注意事项
用物准备	牙龈手术包 1 个（口镜、探针、镊子、刀柄、牙龈分离器、斧形刀、龈乳头刀、弯血管钳、方纱、孔巾、强吸管、弯眼科剪、牙周探针）、局部麻醉药、刀片，无菌手套、龈上洁治器、牙周塞治剂 0.2% 氯己定液，生理盐水，注射器等	备齐用物
护理配合	（1）告知患者手术意义、预后及风险 （2）环境准备：手术室清洁、安静、舒适 （3）患者准备：用 0.2% 氯己定液含漱，调整患者卧位，充分暴露手术视野 （4）局部麻醉护理	（1）严格遵循无菌操作，注意个人防护

项目	护理内容	注意事项
护理配合	(5) 术前消毒：用 0.2% 氯己定消毒棉球消毒口唇周围半径 5cm (6) 术中配合 　1) 铺孔巾：注意与手术区域相连形成一个无菌区 　2) 润唇：涂消毒凡士林或石蜡油在患者口角及上下唇，防干燥皲裂及牵拉时间过长受损伤 　3) 暴露术区：协助牵拉口角，及时吸除口内唾液及术区的积血 　4) 标定手术切口的位置：递牙周探针标记手术切口位置 　5) 切口：递 15 号刀片或斧形刀做连续切口，使龈缘成扇贝状外形，递龈乳头刀或 11 号尖刀将牙龈乳头切断，从而切除增生的牙龈 　6) 清理病灶：递龈上洁治器刮除切下的边缘龈组织和邻面牙间龈组织，然后刮净牙面残留的牙石、病理肉芽组织及病变的牙骨质 　7) 修整牙龈：递弯眼科剪修整牙龈边缘，恢复正常生理外形 　8) 递生理盐水冲洗创面，纱布压迫止血，检查创面，外敷牙周塞治剂 　9) 清点器械、敷料，确保无误 　10) 用湿纱布清洁患者唇周血渍，揭去孔巾，撤离手术用物	(2) 术中操作应轻柔，减轻创伤 (3) 塞治剂的调拌及传递方法正确
健康指导	(1) 术后 1～2 天内唾液会有淡红色血丝，属正常，无需处理；术后不要反复吸吮伤口或吐唾液，以免口内负压增加，引起出血；术后当日可进食温凉软食或流质饮食，不宜进食过热、过硬的食物，防止出血；1 周内不刷术区牙	

续表

项目	护理内容	注意事项
健康指导	（2）保持口腔清洁：使用 0.2% 氯己定每日含漱 2 次，至恢复正常刷牙；去除塞治剂后可用软毛牙刷轻轻刷牙，用牙线轻柔地清洁牙邻面；男性患者应戒烟 （3）遵医嘱服用药物 （4）术后 24 小时内术区相应面部间断放置冰袋减轻组织水肿 （5）一周后复诊去除塞治剂	

第五节 牙周常见疾病患者的护理

一、概述

牙周炎是牙龈、牙周膜、牙槽骨和牙骨质这 4 种牙周支持组织的炎症性破坏性疾病。

二、病因

微生物是引发牙周炎的始动因子。当炎症扩延到深部牙周组织，引起牙槽骨吸收和牙周膜纤维的破坏，导致牙周袋的形成。

三、病理

当炎症扩延到深部牙周组织，引起牙槽骨吸收和牙周膜纤维的破坏，导致牙周袋的形成。

1. 牙周袋 是结合上皮向根方增殖，其冠方部分与牙面分离而成，或称真性牙周袋。牙周袋内含有菌斑、软垢、龈沟液、食物碎渣、唾液黏蛋白、脱落上皮和白细胞等，白细胞坏死分解后形成脓液。牙周袋分为骨上袋和骨下袋两个类型（图 5-6）。

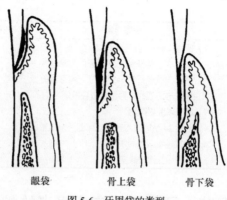

龈袋　　　　骨上袋　　　　骨下袋

图 5-6　牙周袋的类型

2. 牙槽骨吸收　牙周炎时牙槽骨吸收主要是由局部因素引起，全身因素的作用尚不明确。引起牙槽骨吸收的局部因素有慢性炎症和咬合创伤。

四、诊断要点

（一）临床表现

1. 慢性牙周炎　有牙龈炎症、牙周袋形成、牙槽骨吸收和牙齿松动4大典型症状。重度牙周炎还伴有牙龈退缩、牙根暴露、根面暴露、根面龋、牙周脓肿、牙周溢脓、口臭、食物嵌塞以及逆行性牙髓炎等。

2. 侵袭性牙周炎　早期口腔卫生状况一般较好，牙周组织破坏程度与局部刺激物的量不成正比。病变好发于第一恒磨牙和上下切牙，左右对称。一般不侵犯乳牙。早期出现牙齿松动和移位，病程进展很快。20岁左右牙齿松动严重，自动脱落或需拔除。

3. 牙周脓肿　患者就诊时可有急性面容、体温升高、淋巴结肿大等。口腔局部状况：急性牙周脓肿发病突然，在患牙的唇颊侧或舌腭侧牙龈形成椭圆形或半球状的肿胀突起。牙龈发红、水肿，表面光亮。脓肿的早期炎症浸润广泛，组织张力较大，疼痛较剧烈，可有搏动性疼痛；因牙周膜水肿患牙有浮起感、叩痛、松动明显。脓肿的后期脓液局限，扪诊有波动感，疼痛稍减轻。食指轻压牙龈可有脓液自袋内流出，或脓肿自行从表面破溃肿胀消退。脓肿可以发生在单个牙齿，也可同时发生于多个牙齿，或此起彼伏。慢性牙周脓肿一般无明显症状，可见牙龈表面有窦道开口，压时有少许脓液流出。

（二）辅助检查

X线检查、实验室检查。

五、治疗

通过洁治术、刮治术，彻底清除牙石，平整根面，控制菌斑，改善咀嚼功能，止痛，控制感染，脓肿切开引流，牙周手术。

六、护理

（一）主要护理问题

1. 牙周组织受损　与牙周组织炎症有关。

2. 舒适的改变　与牙齿松动、牙根暴露、牙列缺失有关。

3. 自我形象紊乱　与牙龈红肿、牙齿松动、移位、脱落、戴义齿等有关。

4. 营养失调——低于机体需要量　与牙齿松动脱落及拔牙影响进食致机体摄入减少有关。

5. 体温过高　与炎症有关。

（二）护理目标

（1）患者掌握自我控制菌斑方法。

（2）牙周炎症减轻或消失，口臭消除。

（3）患者掌握保持口腔卫生的方法。

（4）营养状况得到改善。

（5）体温恢复正常。

（三）护理措施

1. 龈上洁治术的护理（见慢性龈缘炎）

2. 龈下刮治及根面平整术的护理

项目	护理内容	注意事项
物品准备	口腔基本检查器械、麻醉药品、龈下洁治器械（洁牙机、手柄及龈下工作尖，龈下刮治器 1 套）、0.2% 氯己定含漱液、3% 过氧化氢液及 0.2% 氯己定冲洗液	备齐用物
护理配合	（1）术前指导 （2）清洁、消毒口腔 （3）准备洁牙机，安装手柄及龈下工作尖 （4）保持术野清晰：调节光源，协助牵拉口角，及时吸处唾液及血液 （5）根据患牙的位置选择合适的刮治器并及时传递，用酒精棉球擦拭器械表面血液及肉芽组织 （6）术区冲洗：递 3% 过氧化氢、0.2% 氯己定液交替冲洗，牙周袋上药 （7）密切观观察病情变化	（1）观察患者用药后不良反应 （2）嘱患者术中避免用口呼吸，尽量用鼻子呼吸以免呛咳 （3）在治疗过程中如有不适举左手示意，避免刮治器划伤患者 （4）在传递和擦拭刮治器的过程中，注意预防针刺伤

续表

项目	护理内容	注意事项
健康指导	（1）告知患者治疗后患牙有遇冷热敏感、浮起感等不适，属于正常反应 （2）指导患者正确的刷牙方法，如何使用牙线、牙间隙刷的方法 （3）嘱患者治疗后如有持续出血及时就诊 （4）嘱患者按时复诊 （5）刮治后上药的患者嘱其30分钟内忌饮水漱口	

3. 调𬌗的护理

项目	护理内容	注意事项
用物准备	口腔基本检查器械、调𬌗器械、物品（快速手机、慢速手机、各种车）、针、咬合纸、蜡片、抛光杯、抛光膏等	备齐用物
护理配合	（1）传递咬合纸，嘱患者做各种咬合运动，协助医师找出早接触或𬌗干扰的牙和部位 （2）调磨：根据调𬌗的部位，高速手机安装合适的车针，递给医师调磨 （3）抛光：慢速手机装上抛光杯，蘸抛光膏递给医师，抛光调磨过的牙齿	（1）在治疗过程中，协助牵拉口角，以保证术区视野的清晰 （2）在调𬌗过程中，根据需要，及时传递咬合纸，协助保护颊黏膜，避免口内损伤
健康指导	（1）嘱患者1个月内避免用患牙咬硬物 （2）告知患者调𬌗后可能遇冷热有敏感的现象，多数可在数周内自行缓解 （3）嘱患者保持好口腔卫生，认真刷牙	

4. 松牙固定术护理

强力纤维强化树脂夹板法固定法

项目	护理内容	注意事项
用物准备	(1)常规用物: 检查器(口镜、镊子、探针)、吸引器管、防护膜、防护面罩、护目镜、口杯、三用枪、敷料、凡士林棉签	备齐用物
	(2)橡皮障隔湿用物: 橡皮障布、打孔器、橡皮障夹钳、橡皮障固定夹、橡皮障支架、牙线、橡皮障固定楔线、橡皮障定位打孔模板、开口器、剪刀、水门汀充填器	
	(3)特殊用物: 强力纤维丝、光敏固化灯、热切割刀、牙线、黏结剂、专用刷、流动性树脂、酸蚀剂	
护理配合	(1)阅读病历, 确认要固定的牙位数, 准备相应用物	
	(2)用凡士林棉签润滑口角, 防止口镜牵拉造成患者痛苦	
	(3)将橡皮杯连接在低速弯牙科手机上, 递予医生, 取适量抛光砂放于双碟内备用	
	(4)准备约10cm长度的牙线递予医生, 协助医生用牙线测量所需强力纤维丝的长度, 待医生确定长度后, 传递热切割刀, 一手固定强力纤维一端, 协助医生用热切割刀取相应长度的强力纤维备用	
	(5)协助医生放置橡皮障	
	(6)连接酸蚀剂的针管与针头, 固定关节, 递予医生, 定时30秒。传递三用枪, 协助医生冲洗, 及时吸净患者口中冲洗液	
	(7)滴黏结剂于双碟中用专用刷蘸取后递予医生待涂布全部牙面后, 递光敏固化灯	
	(8)递流动树脂予医生, 待涂布全部牙面后, 用镊子夹取纤维带递予医生, 协助放置在相应牙面上, 用光敏固化灯一次	

续表

项目	护理内容	注意事项
护理配合	照射固定松动牙 （9）再次传递流动树脂，待医生将流动树脂覆盖在强力纤维带表面，协助用光敏固化灯再次照射固定松动牙 （10）将金刚砂车针从粗到细依次连接在高速牙科手机上递予医生，磨光过程中，及时吸净患者口中冷却水	
健康宣教	（1）强化患者口腔卫生，重点指导患者用间隙刷或牙签清洁固定牙的邻面及夹板 （2）嘱患者治疗期间避免用患侧咀嚼 （3）嘱患者每3个月复查1次	（1）纤维带应用镊子夹取，避免用手直接接触造成污染 （2）使用前要确认酸蚀剂的针管与针头固定牢固，避免针管与针头脱开，造成药液外溅，引起患者皮肤黏膜损伤 （3）蘸取黏结剂的专用刷要清洁干燥，以免影响粘接效果

树脂直接粘接固定法

项目	护理内容	注意事项
用物准备	（1）常规用物：检查器（口镜、镊子、探针）、吸引器管、防护膜、护目镜、口杯、三用枪、敷料、高速牙科手机、低速牙科手机、凡士林棉签 （2）橡皮障隔湿用物：橡皮障布、打孔器、橡皮障夹钳、橡皮障固定夹、橡皮障支架、牙线、橡皮障固定楔线、橡皮障定位打孔模板、开口器、剪刀、水门汀填充器	备齐用物

项目	护理内容	注意事项
用物准备	(3) 特殊用物：单体液、催化剂、聚合粉末（L型透明色）、聚合粉末（L型X线阻射）、表面处理剂、调盘、海绵球（大、小）、量勺、毛刷柄（直柄）、毛刷柄（弯柄）、毛刷头	
护理配合	(1) 阅读病历，确认要固定的牙位数，准备用物，用凡士林棉签润滑口角，防止口镜牵拉造成患者痛苦 (2) 协助医生放置橡皮障 (3) 将酸蚀剂1～2滴滴入双碟，用小棉球蘸酸蚀剂递给医生，帮助医生定时30秒 (4) 将催化剂和单体调制成活化液 1) 取聚合粉末：遵医嘱取适量聚合粉末放入调盘的"P"皿中 2) 调制活性液①取单体液：将适量液体滴入调盘的"L"皿中；②取催化剂：将催化剂滴入单体液③用毛刷轻轻调和成活性液 3) 把毛刷尖浸入"L"皿中的活性液，再用毛刷尖蘸取"P"皿中的聚合粉末，递予医生 (5) 准备抛光砂，将橡皮杯连接在慢速弯手机上备用；递橡皮障夹钳予医生，协助卸除橡皮障 (6) 准备咬合纸，将金刚砂车针连接在高速牙科手机上递予医生，及时洗净患者口中冷却水	(1) 松动牙固定材料需在15～25℃下干燥保存 (2) 操作过程中应注意隔湿，因为水或唾液会影响粘接强度 (3) 小棉球粘取酸蚀剂时应为饱和状 (4) 活化剂应严格按照4:1（即4滴单体1滴催化剂）调制，取单体液时应保持单体液瓶垂直，取催化剂时注意保持催化剂注射器垂直，将催化剂滴入单体液，调制后需在5分钟内使用，否则会影响粘接效果 (5) 堆积过程中，强力吸唾置于离患牙2cm处，及时吸走单体的刺激味道，减少患者不适感

续表

项目	护理内容	注意事项
健康指导	（1）强化患者口腔卫生 （2）教会患者用间隙刷或牙签清洁黏结树脂周围的牙间隙 （3）嘱患者治疗期间避免用患侧咀嚼 （4）嘱患者按时复诊	

5. 牙周手术护理　常用的牙周手术方法有翻瓣术、磨牙远中楔形瓣手术、骨成形术、骨切除术、植骨术、膜龈术等。

项目	护理内容	注意事项
用物准备	牙周手术包1个（内置口镜、探针、镊子、骨膜分离器、龈下刮治器、牙周探针、骨凿、骨挫、小弯剪刀、线剪、吸唾管、刀柄、缝合用物1套、纱布等）、局部麻醉药、刀片、无菌手套、牙周塞治剂、0.2%氯己定液、生理盐水、注射器、特殊材料（人工骨、组织再生膜等）	备齐用物
护理配合	（1）告知患者手术意义、预后及风险 （2）环境准备 （3）患者准备 （4）局部麻醉护理 （5）术前消毒 （6）术中配合 1）铺孔巾 2）润唇 3）暴露术区 4）切口：递手术刀给医师进行切口，牵拉口角 5）翻瓣：递骨膜分离器进行龈瓣的翻开，暴露病变区 6）刮治和根面平整：递刮治器刮除暴露根面和病变处的肉芽组织，刮净牙根表面的牙石及牙骨质	（1）严格遵循无菌操作，注意个人防护 （2）严密观察病情 （3）术中配合动作轻柔，减轻创伤

项目	护理内容	注意事项
护理配合	①如进行牙冠延长术，应在上述配合的基础上遵医嘱将球钻（小或大）安装于高速涡轮手机，递予医生，递骨凿予医生，用纱布接取切除的骨组织并擦净器械上的血迹 ②如进行植骨术，应在上述配合的基础上核对骨粉名称、型号、有效期后倒入骨粉容器，将骨粉与自体血或生理盐水搅拌均匀，递予医生 ③如进行膜龈术，应在上述配合的基础上协助切取结缔组织瓣 7）手术部位冲洗：递0.2%氯己定与生理盐水给医师进行交替冲洗，及时清除术中刮除的结石及炎性组织 8）协助龈瓣复位：用湿纱布压迫，使之与根面贴合 9）协助缝合，缝合完毕检查口腔内是否有残留的物品，防止发生意外 10）上牙周塞治剂：协助在创口处敷牙周塞治剂 11）清点器械、敷料，确保无误，用湿纱布清洁患者唇周血渍，揭去孔巾，撤离手术用物	（4）塞治剂的调拌及传递方法正确，符合无菌原则 （5）准备显微器械，术中仔细管理避免损坏
健康指导	（1）患者一周后复诊拆线，植骨术后10～14天拆线，6周复诊观察牙周情况 （2）余同牙龈手术 （3）口腔卫生宣教	

6. 牙周脓肿切开的护理

项目	护理内容	注意事项
用物准备	口腔基本检查器械、麻醉药品、11号刀片、刀柄、弯蚊式钳、生理盐水、甲硝唑棒	备齐用物

续表

项目	护理内容	注意事项
护理配合	1）局部麻醉护理 2）递11号刀片进行脓肿切开，用棉球协助擦干脓血 3）递生理盐水彻底冲洗脓腔 4）遵医嘱准备甲硝唑棒	切勿用过氧化氢溶液冲洗脓腔，以免新生氧的气泡进入组织，引起剧痛
健康指导	1）遵医嘱服用抗生素及含漱口液 2）口腔卫生宣教	

（刘　建　李秀娥）

第六章　口腔黏膜病患者的护理

口腔黏膜病是指发生在口腔黏膜及软组织上的除肿瘤以外的类型各异、种类繁多的疾病总称，包括口腔黏膜感染性疾病、变态反应性疾病、溃疡类疾病、大疱类疾病、斑纹类疾病、唇舌疾病等，是最常见的口腔软组织疾患之一。由于不少口腔黏膜病被视为身心疾病，因此，对人类及身心健康造成较大危害。

第一节　口腔黏膜病科常用药物

口腔黏膜病患者的治疗往往是根据患者的病情变化，进行口腔局部治疗和全身治疗。护理人员应该熟悉各种药物的主要作用、剂量和用法，注意观察药物的疗效和不良反应，及时报告医生。

口腔黏膜病常用药物如下。

一、含漱剂

名称	性能	用途	注意事项
氯己定溶液（洗必泰）	同牙周病药物氯己定溶液	治疗疱疹性口炎、口腔念珠菌病、复发性阿弗他溃疡等	含漱，3～5次/日，5～10ml/次，1min/次；湿敷，2～3次/日
2%～4%碳酸氢钠溶液	碱性溶液，中和酸性物质，抑制念珠菌生长	治疗口腔念珠菌病。与氯己定溶液交替漱洗可预防协同致病菌	含漱，2～3次/日；或局部擦洗
复方硼砂溶液（朵贝尔液）	弱碱性，溶解腐败组织，清洁、消毒、抗菌、防腐	治疗各类口腔黏膜充血、糜烂、溃疡性病损	加水5倍稀释后含漱，3～4次/日

二、膜剂

名称	性能	用途	注意事项
复方四环素膜	消炎、镇痛、抗过敏，减少炎性渗出，促进溃疡愈合	治疗复发性阿弗他溃疡、糜烂型扁平苔藓、球菌性口炎、天疱疮等	贴敷患处，3～4次/日，饭前半小时或临睡前使用效果更佳。口腔念珠菌或真菌感染禁用，儿童、孕妇慎用

三、糊剂

名称	性能	用途	注意事项
地米溃疡糊剂	消炎止痛，改善微循环减轻充血，促进溃疡愈合	治疗各种急性感染性口炎及复发性阿弗他溃疡、糜烂型扁平苔藓等	涂敷患处，3次/日。真菌性口炎禁用
视黄酸糊剂	可刺激上皮细胞增生，溶解角质，	治疗口腔黏膜角化病、白斑、扁平苔藓等	口腔黏膜擦干后再涂敷患处，3次/日。有刺激性，可引起黏膜充血、糜烂等。严重肝、肾功能损害者禁用

四、膏剂

名称	性能	用途	注意事项
阿昔洛韦霜（无环鸟苷霜）	广谱抗病毒药，抑制病毒复制	治疗疱疹性口炎、带状疱疹等病毒感染性疾病	涂敷患处，4～6次/日。偶见轻度刺激，如皮肤发红、瘙痒等
复方曲安舒松（复方康纳乐霜）	消炎、止痒、抗真菌	治疗口腔念珠菌病、光化性唇炎、白塞病等	涂敷患处，2～3次/日

五、片剂

名称	性能	用途	注意事项
甘露聚糖肽（多抗甲素）	提高机体应激力，增强免疫力	治疗复发性阿弗他溃疡、白塞病、口腔扁平苔藓、萎缩性舌炎等	口服，5～10mg（1～2片）/次，3次/日，1个月为1疗程
泼尼松（强的松）	抗炎、抗过敏、降低毛细血管通透性，减少炎性渗出	治疗重症复发性阿弗他溃疡、白塞病、光化性唇炎、口腔扁平苔藓、过敏性口炎等	口服，20～40mg/日，第2周药量减半，疗程一般不超过4周。消化道溃疡、糖尿病、高血压、结核病患者禁用
西地碘片（华素片）	在唾液作用下释放碘分子，对细菌繁殖体、真菌、芽孢、病毒有杀灭作用	治疗口腔白色念珠菌病、口腔溃疡及糜烂型扁平苔藓、球菌性口炎等	含化后吞服，3～4次/日，1片/次，禁用于碘过敏者

六、针剂

名称	性能	用途	注意事项
利巴韦林（病毒唑）	抗病毒药，抑制病毒增殖	治疗疱疹性口炎	肌内注射，100～200mg/次，2次/日，5日为一个疗程
聚肌胞	广谱抗病毒、免疫调节功能	治疗疱疹性口炎	肌内注射，1～2mg/次，2次/周，2～3个月为一个疗程

第二节 口腔黏膜常用护理及操作技术

一、口腔黏膜科门诊一般护理

项目	护理内容	注意事项
用物准备	黏膜专科检查器械（口镜、棉签）、头套、胸巾、水杯、避污薄膜等	器械摆放合理
诊前准备	1）维护治疗环境安静，整洁 2）了解患者姓名、性别、年龄、婚育状况、过敏史、治疗史、用药情况等 3）掌握患者的心理状态、就诊目的、对黏膜疾病的治疗方法及效果了解程度	耐心解释，解除患者的思想顾虑
护理配合	1）根据检查部位及时调整光源 2）及时发现患者反应、指导其积极配合 3）指导患者根据医嘱按时按量用药	密切观察患者。充分熟悉常用药物的特性
整理用物	1）去除胸巾、避污薄膜、头套、冲洗痰盂、弃水杯 2）回收可重复使用的器械、分类放置，密闭保湿暂存 3）取消毒液消毒治疗椅表面	清洁消毒遵循从洁到污的原则，处理用物时避免针刺伤
健康指导	保持良好的精神心理状态 适当锻炼，增强体质 按医嘱坚持用药，避免滥用药物 避免食用辛辣食物刺激，不酗酒、吸烟	耐心指导，提高患者的认知程度并注意观察药物的不良反应

二、黏膜损害湿敷治疗的护理

项目	护理内容	注意事项
用物准备	黏膜专科检查器械、消毒方纱2块、棉签、5ml冲洗注射器1支、消毒弯盘一个、水杯1个、无菌镊2把。按医嘱准备湿敷剂	器械摆放合理

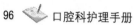

续表

项目	护理内容	注意事项
护理配合	1）及时调整光源 2）消毒弯盘内倒适量湿敷剂，将消毒方纱浸入消毒弯盘的湿敷剂中 3）用无菌镊取浸透湿敷剂的纱布覆盖于病损之上，持续15～20分钟或更长时间，待痂皮浸泡浮起后取去纱布 4）用消毒棉签小心卷去浮起的痂皮 5）在取去痂皮的新鲜创面上按医嘱涂上药膏	1）湿敷方纱保持湿润状态 2）要等痂软了后才能取去痂皮 3）不可用手撕痂皮，防止感染
整理用物	同黏膜科一般护理技术操作	
健康指导	1）保持健康的精神状态，消除抑郁、焦虑、恐癌心理 2）保持局部清洁，指导患者每日湿敷治疗2～3次。避免日光曝晒，户外活动时戴遮光帽或戴口罩 3）避免食用辛辣、坚硬、油炸食物	1）避免涂擦唇膏等化妆品刺激 2）定期随访复查 3）耐心指导，提高患者的认知程度

三、黏膜损害下浸润注射的护理

项目	护理内容	注意事项
用物准备	黏膜专科检查器械、1%碘酊、棉签、注射器（5号细针头）、砂轮、药物	器械摆放合理
护理配合	1）核对患者姓名、药物名称、剂量并仔细检查药物的质量、有效期及安瓿有无裂痕，抽吸后备用 2）调节合适体位和光源，协助医生确定穿刺部位 3）递1%碘酊进行常规消毒 4）协助医生牵引注射处黏膜，使之绷紧，以利于穿刺减少疼痛 5）注射完毕，用棉签或方纱按压针孔止血	防止感染 做好三查七对
整理用物	同黏膜科一般护理	

续表

项目	护理内容	注意事项
健康指导	1）保持健康的精神心理状态，消除其抑郁、焦虑、恐癌心理 2）保持口腔及局部病损清洁 3）戒烟禁酒，避免食用辛辣油炸食物	1）使用软毛牙刷刷牙防止损伤黏膜 2）定期随访复查

第三节　口腔黏膜病患者的护理

一、单纯疱疹

单纯疱疹（herpes simplex）是由单纯疱疹病毒（herpes simplex virus，HSV）所致的皮肤黏膜病。临床上以出现簇集性小水疱为主要特征，有自限性，容易复发。

（一）病因

由单纯疱疹病毒感染引起的口腔黏膜感染性疾病。

（二）病理

单纯疱疹病毒入侵上皮细胞，使上皮细胞发生气球样变和网状液化而在上皮内形成疱。疱壁破裂形成一个浅溃疡或糜烂，若有多个相邻的损害互相融合，则形成的浅溃疡边界不规则。

（三）诊断要点

1. 临床表现

（1）全身症状

1）原发性疱疹性口炎：以6岁以下，尤其是6个月至2岁儿童更多。

多有发热、头痛、全身疲乏不适、咽喉肿痛等急性症状，颌下及颈上淋巴结肿大、触痛。患儿流涎、拒食、烦躁不安。

2）复发性疱疹性口炎：原发性疱疹感染后有30%～50%的病例可能发生复发性损害。患者可感到轻微的疲乏与不适。

（2）口腔局部状况

1）原发性疱疹性口炎：口腔黏膜充血水肿并出现针头大小、壁薄透明的簇集性小水疱，疱易破裂形成溃疡。溃疡在7～10天愈合，不留瘢痕。

2）复发性疱疹性口炎：在口唇或接近口唇处皮肤水肿、发红继而出现成簇小水疱，疱很快破裂，结痂，从开始到愈合约10天。

2. 辅助检查

（1）非特异的疱疹病毒检查

1）水疱组织涂片染色观察有无含嗜酸性包涵体的多核巨细胞

2）电镜检查受损细胞中是否含有不成熟的病毒颗粒。

（2）特异的疱疹病毒检查

1）病毒的分离培养。

2）应用荧光素标记或酶标记的单克隆抗体直接对病损涂片进行染色。

3）应用原位核酸杂交法和聚合酶链反应（PCR）法检测标本中的疱疹病毒DNA以区分HSV1和HSV2感染等。

（四）治疗

（1）使用核苷类药物进行全身抗病毒治疗。

（2）口腔局部可选用0.1%～0.2%氯己定溶液，3%的阿昔洛韦局部涂擦。

（3）疼痛剧烈或有全身症状者可给予止痛对症治疗和支持疗法。

（4）根据患者体质，采用中医中药治疗。如板蓝根颗粒、口炎颗粒等。

（5）单纯疱疹的复发感染可以用氦氖激光治疗。

（五）护理

1. 主要护理问题

（1）疼痛：与疱破裂形成溃疡有关。

（2）潜在并发症：感染。

（3）知识缺乏：缺乏疾病相关知识有关。

2. 护理目标

（1）减轻患者疼痛症状。

（2）减少或避免感染的发生。

（3）患者或家属了解疾病的治疗、预防保健知识。

3. 护理措施

项目	护理内容	注意事项
心理护理	介绍单纯疱疹感染的病因、治疗方法、疗效及预后良好，消除患者的紧张情绪	
口腔局部护理	1）保持口腔卫生，嘱患者用0.2%氯己定溶液含漱 2）唇部及口周有病损的患者进行局部湿敷，每日2～3次	不可用手撕痂皮，防止感染
药物护理	遵医嘱按时按量服药。告知患者药物的不良反应和注意事项	勿滥用药物，忌用肾上腺皮质类固醇激素
对症护理	婴幼儿高热时冰敷、酒精擦浴或按医嘱服用退热药物，疼痛剧烈者按医嘱在含漱剂中添加适量2%利多卡因，含漱1～2分钟，以减轻疼痛	
健康指导	避免交叉感染，原发性单纯疱疹感染因接触单纯疱疹患者引起。告知患者应避免接触其他婴幼儿	

二、口腔念珠菌病

口腔念珠菌病（oral candidosis）是由念珠菌感染所引起的急性、亚急性或慢性口腔黏膜真菌疾病，是人类最常见的口腔真菌感染。

（一）病因

念珠菌是一种常见的条件致病菌，已发现200余种。引起人类念珠菌病的主要是白色念珠菌、热带念珠菌和高里念珠菌。

（二）病理

口腔念珠菌病的病理特征是念珠菌侵入组织内部引起上皮增生，形成增厚的不全角化上皮，成为上皮斑。

（三）诊断要点

1. 临床表现

（1）全身状况：全身反应一般较轻，患儿可有轻度发热、烦躁不安、哺乳困难。

（2）口腔局部状况：新生儿急性假膜型念珠菌口炎（又称鹅口疮）：多在新生儿出生后2～8天发生，好发颊、舌、软腭及唇部，黏膜上出现乳白色绒状膜，强行剥脱可渗血，不久又形成新膜。

成年患者舌背乳头萎缩、口腔黏膜可有白色凝乳状斑膜、黏膜发红、可伴有口角炎。

2. 辅助检查 念珠菌实验室检测方法包括涂片法、分离培养、组织病理学检查、免疫学和基因诊断等。临床上常用前三种方法。

（四）治疗

1. 局部药物治疗 应用碱性液体、抗真菌药物溶液含漱或局部涂布。

2. 全身抗真菌药物治疗 口服抗真菌药物，如酮康唑、氟康唑、伊曲康唑等。

3. 增强机体免疫力 对于身体衰弱、有免疫缺陷，或长期使用免疫抑制剂的念珠菌感染患者，需辅以增强免疫力的治疗措施，注射胸腺肽等。

4. 手术治疗 对于念珠菌白斑治疗效果不明显或为中度以上上皮增生者，应考虑手术切除。

（五）护理

1. 主要护理问题

（1）疼痛：与病损皲裂、糜烂有关。

（2）口腔黏膜异常：与疾病有关。

（3）知识缺乏：缺乏口腔念珠菌相关疾病及自我护理知识。

2. 护理目标

（1）患者疼痛缓解或消失，紧张心理消除。

（2）患者按医嘱坚持用药，定期复诊，配合治疗。

（3）患者掌握口腔卫生及局部护理的方法。

3. 护理措施

项目	护理内容	注意事项
心理护理	向患者讲解疾病的基础知识，鼓励患者维持良好的心理状态	
婴儿的口腔局部护理及喂养卫生	鹅口疮的患儿，告知家长要重视喂养卫生，喂养用具可用消毒碗柜或煮沸30分钟消毒，并用2%～4%碳酸氢钠溶液洗净乳头，哺乳完后擦拭或洗涤口腔，可防止白色念珠菌的生长和繁殖	1）哺乳前后注意洗手 2）擦洗时防止幼儿误吞

续表

项目	护理内容	注意事项
老年患者的口腔局部护理	1）保持口腔卫生，若有活动义齿，可指导用 2%～4% 碳酸氢钠溶液浸泡义齿及漱口 2）唇红部及口周皮肤损害者用敏感抗真菌霜剂或糊剂局部涂擦	
药物护理	抗生素性口炎患者应按医嘱停用抗生素，服用抗真菌药物	1）观察有无药物不良反应 2）在症状和体征消失后仍需维持用药 1 周
对症护理	有疼痛症状的可用氯己定液加适量 2% 利多卡因与碳酸氢钠液交替漱洗	
健康指导	1）经常用温开水擦洗婴儿口腔 2）产妇乳牙在哺乳前最好用 1：5000 的盐酸氯己定溶液清洗，再用凉开水擦净 3）对于念珠菌白斑中的轻、中度上皮异常增生者，嘱患者定期复查，密切观察白斑的变化	哺乳用具应注意消毒，保持干燥

三、多形性红斑

多形性红斑（erythema multiforme）又称多形性渗出性红斑，是黏膜皮肤的一种渗出性炎症性疾病。发病急，春秋季节多见，多系变态反应所致。具有自限性和复发性。黏膜和皮肤可以同时发病，或单独发病。病损表现可为红斑、丘疹、疱疹、糜烂及结节等。

（一）病因

药物、蛋白、花粉、灰尘、精神情绪紧张、病毒感染、恶性肿瘤等因素均可作为变应原而引发此病，但一般认为发病和过敏体质有关。

（二）病理

根据临床表现为疱、斑或丘疹等在镜下表现有所不同，但一般可见皮肤的表皮和真皮，黏膜的上皮及结缔组织均有细胞间及细胞内水肿，上皮下有疱形成，且有炎症细胞浸润。

（三）诊断要点

1. 全身状况　轻型患者一般无全身症状，个别患者可有轻度头痛、低热、乏力、关节痛等前驱症状。重型患者常有高热、全身无力、肌肉关节痛等全身症状。

2. 口腔局部状况　病损好发于唇、颊、舌、腭等口腔黏膜部位。黏膜充血、有时可见红斑及水疱。

3. 皮肤状况　皮肤病损常对称散在分布，好发于颜面、头颈、手掌、足背及四肢伸侧，躯干亦可发生。常见病损为红斑、丘疹、水疱、典型的为虹膜状红斑，即直径为 0.5cm 左右的圆形红斑的中心有粟米大小的水疱，又称靶形红斑。重型患者皮肤病损除红斑外还出现大疱、丘疹、结节等。疱破后形成大片糜烂，疼痛很明显，可伴有多部位黏膜受累，特别是眼睛的病变严重，眼结膜充血发红有炎症。

（四）治疗

（1）积极治疗口腔炎症及其他全身疾病，去除诱发因素。

（2）激素、抗组胺药物治疗。

（3）给予高蛋白、高营养饮食支持。

（4）中医中药辅助治疗。

（五）护理

1. 主要护理问题

（1）疼痛：与黏膜病损有关。

（2）口腔黏膜异常：与疾病本身有关。

（3）潜在并发症：感染。

（4）营养失调：与疼痛影响进食有关。

（5）知识缺乏：缺乏相关疾病及自我护理知识。

（6）自我形象紊乱：与病损广泛分布及病变致口臭有关。

（7）体温过高：与全身症状有关。

2. 护理目标

（1）患者及家属充分了解疾病性质，能积极配合治疗。

（2）患者能采取有效的口腔清洁方法。

（3）患者掌握预防保健知识。

3. 护理措施

项目	护理内容	注意事项
心理护理	介绍本病的病因、诱发因素、治疗过程及预后。消除其焦虑情绪，积极配合治疗	
口腔局部护理	1）保持口腔卫生，指导用软毛刷刷牙，在进餐前后及睡前用 0.2% 氯己定漱口液含漱 2）病情严重者可用棉签沾漱口水轻拭口腔黏膜及牙齿，以防口腔炎及呼吸道感染 3）唇红部及口角病损可用 0.1% 的依沙吖啶（利凡诺）溶液、0.05% 氯己定溶液等唇部湿敷后局部涂抹含抗生素、肾上腺皮质激素等消炎、防腐、止痛药膏	进行口腔检查时动作要轻柔，尽量避免引起出血
药物护理	嘱患者遵医嘱合理用药	告知患者药物可能出现的不良反应
对症护理	1）含漱剂中添加适量 2% 利多卡因，在进餐前 30 分钟含漱 1～2 分钟，可缓解疼痛，帮助进食，疼痛难忍者必要时可按医嘱服用止痛药 2）高热患者进行对症处理，及时采取降温措施	

续表

项目	护理内容	注意事项
饮食护理	进食营养丰富、富含维生素的食物	避免食用致敏的食物
皮肤护理	维护皮肤清洁，及时修剪指甲，预防感染	禁止用手搔抓皮肤，避免感染
健康指导	指导患者寻找病因，减少接触；若必须接触，则应让患者做好预防措施，注意观察，出现症状随时就诊	

四、复发性阿弗他溃疡

复发性阿弗他溃疡（recurrent aphthous ulcer，RAU）又称为复发性阿弗他性口炎（recurrent aphthous stomatitis，RAS）、复发性口腔溃疡（recurrent oral ulcer，ROU）。是最常见的口腔黏膜溃疡类疾病，发病率为10%～25%，具有周期性、复发性、自限性特征，溃疡灼痛明显的特点。

（一）病因

病因及致病机制仍不明，存在明显的个体差异，目前普遍看法是其发生是多种因素综合作用的结果，可能与免疫、遗传、感染、环境等因素相关。

（二）病理

早期黏膜上皮细胞内及细胞间水肿，形成上皮内疱。上皮内及血管周围有密集的淋巴细胞、单核细胞浸润，随后有多形核白细胞、浆细胞浸润，上皮溶解破溃脱落，形成溃疡。

（三）诊断要点

临床表现

（1）全身状况：轻型 RAU 一般无明显的全身症状与体征。重型 RAU 和疱疹样 RAU 常伴有低热、乏力、头痛等全身不适症状和病损局部区域的淋巴肿痛等症状。

（2）口腔局部状况：一般分为三种类型。

1）轻型复发性阿弗他溃疡：好发于唇、舌、颊、软腭等无角化较差的黏膜。初起为局灶性黏膜充血水肿，呈粟粒状红点，灼痛明显，继而形成圆形或椭圆形浅表溃疡，直径＜5mn。溃疡7～10天愈合，不留瘢痕。一般为3～5个，散在分布。溃疡复发的间隙期从半月至数月不等，有的病程呈迁延不断。

2）重型复发性阿弗他溃疡：亦称复发性坏死性黏膜腺周围炎或腺周口疮。溃疡大而深，愈合后可形成瘢痕或组织缺损，故也称复发性瘢痕性口疮。好发于青春期。溃疡直径可大于1cm，周围组织红肿微隆起，基底微硬，表面有灰黄色假膜或灰白色坏死组织。溃疡期持续可达1～2个月。通常是1～2个溃疡，但在愈合过程中又可出现数个小溃疡。初始好发于口角，其后有向口腔后部移行的发病趋势，影响言语及吞咽。

3）疱疹样复发性阿弗他溃疡：亦称口炎型口疮，多发于成年女性，好发部位及病程与轻型相似。但溃疡直径较小，约2mm，溃疡数目可达十几个或几十个，散在分布。相邻的溃疡可融合成片，黏膜充血发红、剧痛、唾液分泌增加。

（四）治疗

目前治疗是以减少复发次数、延长间歇期、减轻疼痛、促进愈合为主要目标。

1. 局部治疗　常用膜剂、软膏或凝胶、含漱剂、含片等作用于局部溃疡面；对经久不愈或疼痛剧烈者可用曲安奈德混悬液或醋酸泼尼松龙混悬液加等量 2% 利多卡因溃疡黏膜下局部封闭。

2. 全身治疗　对因治疗，减少复发，争取缓解。常用的药物有：肾上腺皮质激素及免疫抑制剂；如细胞毒类药物和沙利度胺等。免疫增强剂，如转移因子、左旋咪唑等，中医中药治疗等。

（五）护理

1. 主要护理问题

（1）疼痛：与疾病有关。

（2）口腔黏膜异常：与黏膜的病理改变有关。

（3）潜在并发症：感染。

（4）营养失调——低于机体需要量。

（5）知识缺乏：缺乏疾病自我护理知识。

2. 护理目标

（1）患者疼痛减轻或消失。

（2）了解本病相关卫生知识，积极配合治疗。

（3）掌握用药的方法，减少诱发因素。

3. 护理措施

项目	护理内容	注意事项
心理护理	耐心解释让患者了解疾病病损特点，通过治疗可以控制，减轻患者的心理负担	
口腔局部护理	保持口腔清洁，用 0.2% 的氯己定液漱口	
药物护理	介绍药物的作用和副作用，指导患者正确用药	若出现副反应及时就诊
对症护理	同多形红斑	
饮食护理	合理饮食，避免粗糙、过烫食物补充维生素及微量元素	

项目	护理内容	注意事项
健康指导	提倡健康的生活方式，不过度劳累、不酗酒、保证良好的睡眠与休息。保持乐观精神，避免焦虑情绪	

五、天疱疮

天疱疮（pemphigus）是一类严重的、慢性的黏膜-皮肤自身免疫大疱性疾病。表现为慢性感染性炎症病变。临床上根据皮肤损害特点可以分为寻常型、增殖型、落叶型和红斑型，本病可发生于任何年龄，临床上最多见于 40 ～ 60 岁的人群，少年儿童少见。无性别差异。

（一）病因

病因未明。目前多趋向于自身免疫学说。

（二）病理

各型天疱疮的组织病理学改变，都是以上皮内棘细胞层松解和上皮内疱（或裂缝）为特征。

（三）诊断要点

1. 全身状况　患者可有发热、无力、厌食等全身症状，体瘦弱，甚至恶病质。

2. 口腔局部状况　口腔是早期出现病损的部位，起疱前患者先有口干、咽干或吞咽时感到刺痛的症状。口腔黏膜出现薄壁水疱，水疱易破、出现不规则的糜烂面；破后留有残留的疱壁，并向四周退缩；若将疱壁撕去，常连同邻近外观正常的黏膜一并无痛性地撕去，并遗留下一鲜红的创面，这种现象被称为揭皮试验阳性。若在糜烂面的边缘处将探针轻轻置入黏膜下方，可见探针无痛性伸入，这是棘层松解的现象。

口腔糜烂面不易愈合，病情严重者口内难以找到正常黏膜。糜烂面易感染，继发感染则疼痛加重。长期的糜烂面存在，患者咀嚼、吞咽，甚至说话均有困难，有非特异性口臭出现，淋巴结肿大，唾液增多并带有血迹。

3. 皮肤状况　前胸、躯干以及头皮、颈、腋窝等易受摩擦处正常皮肤上突然出现大小不等的水疱，疱不融合，壁薄而松，疱液清澈或混浊。患者感觉轻度瘙痒。疱易破，感染后可化脓形成脓血痂，有臭味并感觉疼痛。用手指侧向推压外表正常的皮肤或黏膜，即可迅速形成水疱；推赶水疱能使其在皮肤上移动；在口腔内，用舌舐及黏膜，可使外观正常的黏膜表层脱落或撕去，这些现象称尼科尔斯基（Nikolsky）征，即尼氏征。

除口腔外，鼻腔、眼、外生殖器、肛门等处黏膜均可发生与口腔黏膜相同的病损，往往不易恢复正常。

（四）治疗

1. 支持疗法　给予高蛋白富含营养的食物，进食困难者可由静脉补充。

2. 肾上腺皮质激素　是治疗该病的首选药物，根据用药的过程，可动态地分为起始、控制、巩固、维持四个阶段。泼尼松具体用量可视病情而调整，但切忌由低量再递加。待病情明显缓解，病损大部分愈合（80%）后泼尼松才可递减。为预防和减轻激素治疗的并发症应适当给予辅助药物，如钙片以预防骨质疏松；给予硫糖铝、氢氧化铝保护胃黏膜；适当补钾；给予碱性液漱口，防止白色念珠菌感染。

对于严重的天疱疮患者，为加快显效时间，降低副作用，可以选取用冲击疗法，即短期内静脉给予大剂量皮质类固醇。

3. 口内糜烂患者 可用 0.25% 四环素液或复方氯己定含漱，防止细菌感染。

（五）护理

1. 主要护理问题

（1）疼痛：与口腔黏膜病损破溃有关。

（2）口腔黏膜异常：与疾病的病理改变有关。

（3）潜在并发症：感染。

（4）营养失调——低于机体需要量。

（5）焦虑：与疼痛、病程长，难以痊愈有关。

（6）自我形象紊乱：与病损累及皮肤和长期应用激素治疗有关。

2. 护理目标

（1）患者疼痛缓解或消失。

（2）患者了解疾病相关卫生知识，积极配合治疗。

（3）患者掌握正确的用药方法，了解病损外观及药物副作用。

3. 护理措施

项目	护理内容	注意事项
心理护理	关心体贴、安慰和鼓励患者，以良好的心境对待疾病，减轻心理负担	
口腔局部护理	1）保持口腔清洁，指导患者进食前后均用清水漱口	减轻患者疼痛和感染的机会
	2）发生口腔溃疡时可局部涂擦口内膏，合并念珠菌感染时用 2%～4% 碳酸氢钠溶液含漱	
	3）口内糜烂患者进食前可用 1%～2% 利多卡因涂抹口内，减轻疼痛	

续表

项目	护理内容	注意事项
药物护理	嘱患者遵医嘱坚持服药	注意监测皮质激素的各种不良反应。定期检查血压、血糖、尿糖、电解质、白细胞计数等
对症护理	同多形红斑	
皮肤护理	尽可能保持皮肤干燥清洁，水疱直径超过2cm者，用无菌注射器进行抽液处理，使疱壁紧贴创面起保护作用；创面较大者可用具有收敛作用的含漱液湿敷	
饮食护理	进食富含各种维生素、营养丰富的流质或半流质饮食，视病情可少量多餐，注意色、香、味合理调配，增进患者食欲，保持机体的营养需要和水电解质平衡，增强机体抵抗力，促进康复	
预防感染	合理应用抗生素，有效控制感染，防止并发症	各项治疗护理技术操作均严格无菌
健康指导	保持充足的睡眠和愉快的情绪，防止受凉和感染	

六、口腔扁平苔藓

口腔扁平苔藓（oral lichen planus，OLP）是一种常见的口腔黏膜慢性炎性疾病，其患病率约为 0.1% ～ 4%。该病好发于中年女性。多数患者黏膜表现为疼痛和粗糙不适。皮肤及黏膜可单独或同时发病。因其长期糜烂病损有恶变现象，WHO 将其列入癌变状态。

（一）病因

病因不明。可能与心理因素、内分泌因素、免疫因素等密切相关。也有学者认为与糖尿病、肝炎有关，也有学者报道锌、碘、镁等微量元素的异常可能与其发病有关。

（二）病理

上皮过度不全角化、基底层液化、固有层有密集的淋巴细胞呈带状浸润为典型病理表现。免疫病理的研究表明 OLP 上皮基底膜区有免疫球蛋白沉积，主要为 IgM，也可有 IgG 和 C3 的胶样小体沉积。

（三）诊断要点

1. 临床表现

（1）全身状况：无明显不适。

（2）口腔局部状况：可发生在口腔黏膜的任何部位，以颊部最为多见。病损为小丘疹连成的线状白色、灰白色花纹，白色花纹可组成网状、树枝状、环状或伴环状等多种形状，也可表现为白色斑块状。病损大多左右对称，黏膜同时表现多样病损，相互交错和转变。患者自觉黏膜粗糙、发涩、口干和烧灼感，遇刺激食物时感灼痛。

（3）皮肤状况：皮肤病损主要分布在四肢屈侧，尤其是踝部和腕部。为扁平的多角形丘疹，紫红色或暗红色，发生在头皮时破坏毛囊可致秃发。皮损痊愈后可遗留褐色色素沉着，或因色素减少而成为稍微萎缩的淡白色斑点。

2. 辅助检查 舌缘及舌腹部充血糜烂病损并伴有自发性痛者，应注意观察并进行活体组织检查。

（四）治疗

1. 心理治疗　身心调解在治疗中的作用，目前已越来越受到重视。部分患者在身心调节的情况下可自愈。

2. 局部治疗　去除局部刺激因素，消除感染性炎症。对于角化程度高的患者可用维 A 酸类药物局部涂擦。糜烂溃疡型可在病损区黏膜下基底部选用醋酸泼尼松或曲安奈德加入等量的 2% 的利多卡因注射有较好疗效，对迁延不愈的应注意有白色念珠菌感染的可能。

3. 全身治疗

（1）免疫抑制剂：可慎重考虑采用口服肾上腺皮质激素、雷公藤与昆明山海棠、羟氯喹（氯喹）等。

（2）免疫调节剂：临床常用的有胸腺肽肠溶片、左旋咪唑、转移因子和多抗甲素等。

（3）中医中药治疗。

（五）护理

1. 主要护理问题

（1）疼痛：与黏膜病损有关。

（2）潜在并发症：感染。

（3）知识缺乏：缺乏疾病自我护理知识。

（4）焦虑：与疾病迁延反复及担心恶变有关。

2. 护理目标

（1）患者疼痛得到缓解。

（2）患者了解疾病的相关知识，掌握正确的用药方法。

（3）患者了解本病预防保健知识，自觉定期门诊复查，坚持巩固治疗。

（4）患者能够观察药物不良反应并及时就医。

3. 护理措施

项目	护理内容	注意事项
心理护理	进行良好的沟通,告诉其扁平苔藓病情虽反复迁延,但是一种预后较良好的慢性疾病,鼓励自我身心调节,促进恢复	
口腔局部护理	1)使用氯己定漱口液或碳酸氢钠液含漱,预防口腔合并白色念珠菌感染 2)对糜烂型患者协助医生局部封闭	严格执行"三查、七对"制度和无菌技术操作原则
药物护理	1)注意观察药物的疗效和副作用,如硫酸羟氯喹可能会有头晕、耳鸣、视物模糊等不良反应,嘱患者出现上述症状应及时报告医护人员,以便调整药量或治疗方案 2)嘱患者要坚持用药,定期检查血象变化	
皮肤护理	禁止用手搔抓皮肤,预防感染	
饮食护理	戒烟,限制饮酒,避免辛辣等刺激性食物	
健康指导	1)告诫患者在病情控制、症状缓解后,仍应遵循治疗方案,定期检查 2)注意调节睡眠、月经状况、纠正高黏血症等 3)病损局部敏感、灼痛症状者应避免辛辣、热、酸、咸味食物刺激	

七、唇炎

唇炎(cheilitis)是发生在唇部的炎症性疾病的总称。是特发于唇部疾病中发病率最高的疾病。临床表现多种多样,根据临床症状特征分为糜烂性唇炎、湿疹性唇炎、脱屑性唇炎。根据病因病理分为慢性非特异性唇炎、腺性唇炎、良性淋巴增生性唇炎等。本部分主要介绍慢性非特异性唇炎。

(一)病因

病因不明。可能与温度、化学、机械性因素的长期刺激有关，也可能与精神因素有关。患者一般无全身性疾病。

（二）病理

上皮内细胞排列正常或水肿，淋巴细胞、浆细胞浸润固有层。血管扩张充血。黏膜上皮有角化不全或过角化。

（三）诊断要点

（1）全身状况：一般无全身症状。

（2）口腔局部状况：唇红部干燥、干裂，有黄色或褐色脱屑。可累计上下唇部，尤其是下唇部。有继发感染时有轻度充血水肿，局部干胀发痒，有刺痛感。上下唇部也有反复糜烂、渗出，结痂剥脱。有炎性渗出物时会有黄色薄痂。患者常常不自觉地咬唇、舔舌，造成病损部分皲裂、疼痛。

（四）治疗

改变不良习惯，避免刺激因素是首要的治疗措施。

1. 局部治疗

（1）用抗生素或激素类软膏进行局部涂布，每日涂布 6～8 小时。进食前洗净残留的软膏，涂布医用甘油。

（2）对于糜烂性唇炎常采用消毒抗炎唇部湿敷的治疗方法。

2. 全身治疗 口服维生素 A 可改善上皮代谢，减少鳞屑。

3. 中医中药治疗 治疗强调祛风清热、补血润燥、淡渗利湿的原则。

（五）护理

1. 主要护理问题

（1）疼痛：与继发感染有关。

（2）自我形象紊乱：与病损累及唇部有关。

（3）知识缺乏：缺乏疾病自我护理知识。

2. 护理目标

（1）患者症状缓解或消失。

（2）患者了解唇炎相关知识，改正不良习惯，积极配合治疗。

3. 护理措施

项目	护理内容	注意事项
心理护理	了解患者与疾病相关的不良生活习惯，让患者了解治疗过程，积极配合	
口腔局部护理	准备消毒消炎药物，用无菌镊取纱布浸透药物并覆盖于病损之上，持续15～20分钟，每日1～2次，待痂皮脱落后涂抹散剂于创面	1）湿敷方纱保持湿润状态 2）要等痂软了后才能取去痂皮 3）不可用手撕痂皮，防止感染
药物护理	嘱患者遵医嘱涂抹药物	
健康指导	指导患者改掉咬唇、舔唇等不良习惯，戒烟酒。避免食用辛辣食物，避免寒冷刺激，保持唇部湿润	

【特别关注】

（1）口腔黏膜病常用药物用途及注意事项。

（2）口腔黏膜疾病的基本临床病损。

（3）常见口腔黏膜病的病因、诊断、治疗。

（4）耐心解释，纠正患者对疾病错误认识和不正确的态度。

（5）加强健康教育，克服心理压力，保持良好心理状态，更好地配合治疗。

【前沿进展】

很多药物（如多肽和蛋白质药物）经口腔黏膜吸收后，可避免在胃肠道中降解及肝脏首过作用。随着药物制剂技术的发展、口腔黏膜吸收机制的深入研究及新技术新材料的应用，口腔黏膜给药系统得到了迅速发展，目前主要分为两类：速释制剂和缓释制剂。

口腔黏膜给药速释制剂是指口腔黏膜给药后能快速起效的药物制剂，主要包括片剂（口含片、舌下片等）、口腔喷雾剂和液体制剂等。口腔喷雾剂是一种通过一定压力将含药液体喷射到口腔黏膜上的制剂，具有分布广、吸收快、药物降解少的特点。

口腔黏膜给药缓释制剂主要是指口腔生物黏附制剂，能长时间黏附在口腔黏膜表面，延长药物在口腔黏膜或病灶处的滞留时间，以增加疗效。主要有生物黏附片、膜剂、凝胶剂等。

生物黏附片在经唾液润湿后可黏附在黏膜上，随后以合适的释药速度向黏膜或唾液中缓慢释放药物。吸收好、剂量低、不良反应少，减少苦味，防止不适感，增加作用时间，提高疗效，具有良好的生物安全性。

口腔黏附用膜剂薄而软，能将药物直接释放到黏膜表面，快速吸收。最大的优点是成形性好，给药后可直接黏附于给药部位，不会分散，可保持原状持续释药，因而剂量准确。这是其应用广泛的重要原因之一。

口腔黏膜给药系统近年发展迅速，除用于治疗局部疾病外，已广泛用于心血管疾病、糖尿病、止痛、镇静、麻醉、止吐等多方面。

【知识拓展】

我国对口腔黏膜病的研究可追溯到远古时代，战国时期（约公元前 400 年）成书的《黄帝内经·素问篇》中就有"膀胱移热于小肠，鬲肠不便，上为口糜……"的记载。东汉张仲景《伤寒论》中对"狐惑病"（类似现代的白塞病）的讨论，至今仍有临床价值。宋、元、明、清各代的名著中对口腔黏膜病都有许多描述，如明·王肯堂的《论治准绳》中记录的专治唇舌疾病的方剂就有 37 种之多。

新中国成立后，我国学者发表的口腔黏膜病学术论文初期以临床研究和病案总结为主，以后在中西医结合防治方面有较多进展。而口腔黏膜病学的研究在我国取得长足的发展是在 1978 年以后。当时，在卫生部及解放军总后卫生部的领导下，由上海交通大学（即原上海第二医学院）附属第九人民医院、北京医院等 8 个单位共同组成了以许国祺教授为组长的口腔白斑病和口腔扁平苔藓及其癌变防治协作组，这是我国成立的第一个全国性的口腔黏膜病研究协作组。在"两病"协作组的领导下，我国逐渐形成了四川大学华西口腔医学院附属口腔医院、上海交通大学口腔医学院附属第九人民医院等几个口腔黏膜病的研究与防治中心，在口腔黏膜病的病因学、发病机制、病理学、临床诊断、中西医结合治疗和预防等方面都取得了不少的成绩；在此基础上，1988 年成立了中华医学会口腔黏膜病学学组。1988 年中华口腔医学会口腔黏膜病学专业委员会在成都成立，它是我国口腔黏膜病学领域最高学术机构，为推动学术研究，加强国内、国际学术交流，创建具有中国特色的口腔黏膜病学正做出积极的贡献。

（王春丽　李秀娥）

第七章　儿童口腔疾病患者的护理

第一节　儿童口腔疾病护理的概述

儿童口腔医学是预防、诊治儿童所有的口腔疾患的医学，它包括儿童存在的牙科以及颌、殆、面等相关的疾病问题的解决，并将口腔预防作为首要任务，强调诊断治疗护理过程，保持牙弓的完整性。由于儿童的解剖生理、病理和就诊心理及行为等特点决定了其服务有别于成人的口腔治疗和护理，护士为儿童服务时要充分了解儿童的特殊性，积极主动地关心患儿的生理、心理和就诊行为变化，减少儿童牙科畏惧症等不利因素的刺激，才能使儿童口腔疾病的治疗护理平稳有序。医护密切配合，才能有效地发挥儿童口腔疾病治疗护理的效果。因此儿童口腔疾病的护理成为儿童口腔医学的重要组成部分。

准备与检查

准确地检查是作出正确诊断的保障，提供良好的检查条件有利于全面的了解患者的所有相关信息。护士应根据需要做好以下协助工作。

（一）准备

1. 用物准备

器械名称	器械用途
口镜	口腔检查，牵拉或拨唇、颊、舌等软组织，口镜柄可做叩诊
探针	口腔检查，探测牙齿、皮肤或黏膜的感觉功能
镊子	检查牙齿，测试松动度；夹去腐败组织和异物；夹取敷料、器械、药物等

2. 询问和采集初诊患者病史（由父母或监护人与护士共同完成）

项目	内容
填写患者病历首页	姓名： 性别： 年龄： 出生年月日： 职业： 联系地址： 电话： 初诊时间： 牙位： 牙片张数：CBCT 编号：过敏史：
问诊部分	发病时间，主要症状的特点，诱因，病情的发展和演变等
牙科病史	龋病，牙体外伤史，修复治疗，直接、间接盖髓术，活髓切断术，其他
既往史	（1）全身病史 （2）口腔病史
牙科疾病的预防	涂氟，窝沟封闭术，刷牙等

3. 治疗前告知准备（由父母、医师和护士共同完成）

项目	内容
安排	（1）按需要安排治疗计划，并按计划进行 （2）评估就诊时间的长短及就诊次数的多少，以便家长和患儿与医师护士协调 （3）关于费用的支出安排 （4）向家长说明治疗计划的可变性，交代最坏的结果 （5）为患儿和家长做健康指导和宣教
儿童口腔治疗计划的内容	（1）患儿在儿童口腔科需要治疗的内容 （2）治疗护理的程序及步骤 （3）完成治疗计划所用时间 （4）治疗护理费用的粗略估算 （5）保证治疗的预防措施 （6）治疗护理的效果及预后 （7）有针对性地做口腔健康指导

（二）检查

项目	内容
全身一般情况	（1）身体状况：健康 一般 较差 （2）行为举止：安静 合作 紧张 惊恐
颌面部检查	（1）面部对称：是 否 （2）淋巴结：正常 异常 （3）颞下颌关节：正常 下颌偏斜 关节强直 弹响 张口型和张口度 （4）骨骼类型
口腔内部检查	口腔软组织异常：肿胀 包块 牙周组织检查：牙龈色泽 有无充血肿胀 溃疡 溢脓 牙龈有无增生或萎缩 牙周瘘管等
牙齿的检查	牙列有无异常，牙齿的颜色、光泽、形态、大小、数目及缺损情况；牙齿残根及数目；有无牙石、有无叩痛及疼痛的程度有无牙根暴露、牙齿松动
咬合检查	错𬌗拥挤 深覆𬌗 深覆盖 反𬌗
间隙检查和头影测量分析	错𬌗畸形 牙颌面形态结构
X线检查	X线片，全景片，CBCT

第二节 儿童口腔疾病的一般护理

一、概述

儿童口腔疾病的一般护理是在口腔门诊护理的基础上发展演变而来，它根据儿童的生长、发育和口腔的生理解剖方面的特点，结合儿童心理、就诊行为变化，逐渐形成的一套适合儿童口腔治疗的护理方法、原则及临床护理操作规范。

二、适应证

儿童口腔疾病的治疗适应的范围在婴幼儿至青春期，从年龄上划分是 0 ～ 18 岁所涉及的人群。

三、儿童心理及行为管理

（一）影响儿童口腔行为的相关因素及表现

1. 疼痛史 第一次口腔治疗和护理中的疼痛经历及不舒适感会直接导致对患儿行为产生不良影响。家长和医护人员都应重视患儿医疗史中疼痛的经历，这很大程度上关系到患儿的合作程度。

2. 患儿的性格和气质 在口腔临床诊疗时经常会出现恐惧、依赖、哭闹、不配合甚至拒绝诊疗的现象，这是由其患儿的性格和气质等心理特点所决定的。

3. 对牙科治疗的认知程度 患儿及家长对疾病预防工作的重视，按时给患儿就诊检查，有利于缓解和消除焦虑及恐惧的心理。口腔医护人员有必要作好患儿及家长的预防保健工作。

（二）儿童行为分类及心理变化

1. Wright 和 Mcanlay 分类 倾向于将儿童的心理行为分为以下几类：

（1）配合型（cooperative）：他们会积极按照所需要的行为规范去做，很少有对口腔诊疗感到焦虑和畏惧。

（2）缺乏配合能力（lacking in cooperative ability）：这是一些年龄较小和（或）有残疾的孩子，不能或很难交流和理解，需要相当的行为管理方法及技巧对其进行管理。

（3）潜在配合型（potentially cooperative）：这是一类在性格、气质和行为上具有问题的孩子，他们有合作能力，但需要通过行为管理重塑行为，使他们变得合作。

2. Frankle 行为分类

（1）积极合作：对治疗积极配合，表现出自愿、高兴；能理解治疗、护理和预防的重要性，与口腔医师和护士关系融洽，对治疗和护理表示高度的兴趣，以微笑伴随治疗和护理全过程。

（2）合作：在有些条件下接受医师的诊治；能安静地接受医护人员的指示，即使有时流眼泪，也不会影响治疗和护理。

（3）不合作：不配合或不愿意治疗和护理，表现出态度消极，不高兴，有轻微哭闹现象；这类孩子一般年龄较小或学习障碍，畏惧医院环境，曾经被惊吓，自己不自信。

（4）极不合作：拒绝治疗，哭闹、逃跑、暴跳、恐惧害怕及多种拒绝反应。由于孩子不能理解和处理需要治疗的环境，或有特殊情况的孩子多见，年龄从幼儿至青少年都有。

3. 诊疗中儿童的心理变化表现

（1）"不安"心理产生的原因

1）对牙钻使用时磨削的声音不愉快；

2）对锋锐器械，如扩大针、冲洗针等产生危险感；

3）对医护人员冷漠表情的恐惧感；

4）从父母或其他人那里所接受的不正确的传闻；

5）首次治疗的不愉快经历；

6）有被虐待的感觉和想法；

7）患儿生理或心理上的缺陷如残疾、弱智；

8）产生逆反心理。

（2）诊疗中患儿情感变化的表现

1）拮抗：表现为哭闹、耍脾气、喊叫、乱打乱踢、不上椅位、逃跑、谁的话都不听，或者是表现为不哭不闹、不讲话、不张口，拒绝治疗、说理和恐吓均无作用。

2）焦虑：紧张性升高，孩子表现为烦躁、出汗，情绪变化大，呕吐、尿急或尿频等表现，口腔医师、护士及家长的安慰和鼓励对焦虑的孩子是非常有帮助的。

3）恐惧：此类孩子表现出高度紧张和防卫状态，使他们痛觉过敏，痛阈值下降，对医护人员常常有一种畏惧感。他们通常有吃药或打针等诊疗感受，或从外界传入的不良因素的影响，强化了孩子的恐惧心理。

4）逃避行为：这类孩子多为学龄前、为上幼儿园的孩子，表现为到医院不肯进诊断室，躲避口腔医师和护士。可以通过交谈、解释、劝慰、鼓励争强孩子的信心，不可以大声呵斥、批评而使孩子加剧畏缩心理。

5）其他的行为表现：有的孩子在看牙时为了不钻牙，会用语言来处理面临的应激，表现为磨时间，无话找话说，不敢说实话或说谎话，多发生在 4～5 岁孩子身上；在学龄孩子，认知和思维能力增强，有一定判断能力，会掩饰畏惧心理，用不断向口腔医师和护士提问的方式来掩饰这种心理，医护人员应认真回答他们提出每一个问题，耐心解释减轻畏惧心理，增强其对医护人员的信任感，使治疗和护理顺利进行。另一种患儿是焦虑和胆小影响患儿的行为，表现为不哭不闹，很少讲话，但不张口，拒绝治疗。

（三）患儿家长诊疗中病情感变化型

1. 溺爱型家长 此类型的家长很爱孩子，但是他们不懂得方法，往往太在意孩子的安全，他们过度保护孩子，影响孩子的独立性。医护人员应与患儿建立良好的单独沟通关系，已获得溺爱型家长的理解。

2. 操心型家长　此类型家长喜欢为孩子操心，并以操心为乐。在治疗过程中，会不断干预患儿的配合，以及医师和护士的工作进程。因此，医护人员必须控制和约束家长的言行。

3. 干预型家长　此类型家长多数会怀疑治疗护理的流程和必要性，怀着怀疑和监视的心理，表现出敌意的行为。医护人员应有耐心、热情和真诚的态度充分讨论治疗护理方案，建立融洽的医患关系。

4. 忽视型家长　此类家长常常不按照医嘱就诊和复诊，不能严格按要求监督孩子做好口腔保健工作。

（四）口腔医务人员行为管理的对策

1. 沟通交流　沟通是桥梁，成功的行为管理是首先建立与患儿的交流，不仅有利于缓解患儿的情绪，同时更进一步了解患儿的情况。鼓励和表扬是重要的方法。

2. 行为限制　通过心理学的相关理论使我们有许多的技术来调整患儿的行为。在患儿进入诊断室前，医护人员的言行直接对他们的行为产生良好的正面影响，规范配合治疗护理的行为，让患儿做好充分的心理准备。

3. 正面行为　口腔医护人员的态度和期望值会影响一次牙科治疗护理的效果。患儿和家长的行为会向我们的期望值发展。态度、信任、耐心和灵活是我们处置的基本条件。

4. 行为塑造及重新训练

（1）行为塑造：采用让儿童理解的语言解释完成治疗和护理所需的理想行为。即有条理和分步骤地教会孩子如何按照口腔医师和护士要求进行行为配合治疗。例如：告知 - 示范 - 操作：（系统脱敏治疗）"告知 - 示范 - 操作"是一种在口腔医疗护理操作过程中使用十分广泛并非常有效的一项技术，可以使家长和孩子充分了解治疗护理的各步骤，降低患儿预期的焦虑程度。

（2）行为再培训：类似于行为塑造，主要用于在实施局麻操作中分散孩子注意力。

（3）模仿：也是一种孩子行为修正方法。通过观察合作孩子接受治疗和护理的示范以及专业的音像节目等途径，并给足被模仿孩子足够的时间集中精力模仿理想行为，从而有效持续再现所有模仿行为。鼓励在此方法中十分重要。

5. 行为控制

（1）幼儿约束装置（约束板网和开口器）：适用于5岁以下用行为塑造等无效的不合作的患儿。使用时应先取得患儿家长的同意并符合法律的规范。具体方法是：将患儿的四肢套上有活扣的专用布袋，以防止患儿手脚伸出网外，哭闹时造成损伤，分别粘贴三对搭扣布带，以固定各大关节；将木板上端两条较窄的搭扣布带粘贴于相应的布带背面，以固定双肩；最后将网罩穿于患儿身上，然后固定于相应铁钩上。在使用固定网的同时，应固定头部（可用塑料开口器帮助固定牙，以充分暴露手术区域）。残疾儿童不适用，以免加重心理障碍。

（2）身体夹持：这是一种多用于低年龄孩子的有效方法。家长或护士坐在治疗椅位上把患儿抱在怀中，将患儿双手交叉固定于胸前，用双腿夹着患儿双腿，然后固定患儿头部和牙咬合。

6. 药物控制的行为管理

（1）镇静：局部麻醉镇静必须使患者保持神志清醒，具有独立且连续维持气道通常畅的能力，有保护性物理刺激反射，能够理解口头命令并做出反应。方法有笑气镇静、口服药物镇静、静脉注射镇静等麻醉镇静技术。

（2）全麻镇静：全身麻醉是指由麻醉药物产生的可逆性全身痛觉消失和意识消失，同时存在反射抑制和肌松弛的一种状态。当麻醉药物在体内分解或排出后，患者逐渐清醒，不留任何后遗症。

四、护理

（一）主要护理问题

（1）不合作：与口腔治疗护理等多因素有关。

（2）误吞：与口腔操作及器械有关。

（3）疼痛：与口腔疾病有关。

（4）恐惧：与口腔治疗疼痛有关。

（5）儿童及家长口腔卫生知识缺乏。

（6）儿童的口腔卫生行为缺如或不良。

（二）护理目标

（1）孩子和家长熟悉就诊环境及治疗护理有关的详细内容。

（2）孩子和家长能配合的治疗和护理。

（3）能获得与掌握口腔卫生相关知识。

（4）能进行相应的口腔卫生活动，例如，正确刷牙、饭后漱口等。

（三）术前护理措施

项目	护理内容	注意事项
接诊分诊	1）问主诉 2）分诊预检等前期工作 3）就诊配合指导	热情主动接待

续表

项目	护理内容	注意事项
护士在治疗前对患儿和家长的指导	1）家长应了解孩子，医师根据家长提供的病情作出初步的判断 2）一般先行简单的，痛苦少的治疗 3）家长配合牙医耐心解释、鼓励，切不可事先许诺"不钻牙"或简单粗暴打骂孩子 4）治疗时根据需要决定家长是否陪在患儿身边 5）对口腔儿童牙病科常见疾病的治疗方案，作初步地了解 6）告诉家长治疗步骤的相关情况和注意事项	耐心细致，准确简练

（四）术中护理措施

项目	护理内容	注意事项
操作	1）根据不同的治疗方案实行相应"四手操作"护理 2）及时吸唾，保持手术视野的清晰，随时调整孩子的体位，保证孩子治疗的安全 3）按要求分区放置治疗护理用物，避免交叉污染 4）根据需要留取标本，并记录检查结果	做到：稳、准、轻、快，严格无菌操作

（五）术后护理措施

项目	护理内容	注意事项
操作	1）清理孩子面部的血迹、污垢 2）观察孩子的各方面情况 3）整理用物 4）注意事项的交待，预约时间 5）健康指导	

【并发症的处理及护理】

常见并发症	临床表现	处理
患儿面部有出血点	因患儿哭闹引发在眼眶周围的皮肤的出血点	局部冷敷
牙龈的损伤	因在上下牙咬合处使用开口器导致牙龈有破损出血	局部压迫止血
呕吐	治疗护理时患儿因操作引发恶心呕吐	立即停止治疗，并将患儿身体俯卧前趋，及时清除呕吐物

【特别关注】

（1）患儿安全管理。

（2）患儿的心理变化。

（3）儿童口腔行为管理。

【前沿进展】

口腔门诊疼痛控制与镇静技术

焦虑和恐惧是人们在遇见许多事情时的一种情绪反应，人们害怕看牙，恐惧口腔治疗。口腔医护人员对于消除患者的焦虑和恐惧心理有着不可推卸的责任和义务。应根据患者害怕的不同表现采取相应的措施，做好良好的沟通，开展实时心理干预和实施完善的镇痛和镇静技术，提供无痛、舒适的口腔治疗护理体验，保证口腔治疗护理的顺利完成。

完善的镇痛和镇静技术包括：无痛口腔局麻注射技术和各类局部麻醉技术；轻度镇静技术、中度镇静技术、重度镇静技术、全身麻醉技术、滴定技术。

【知识拓展】

早在我国的隋代的巢元在《诸病源候论》中描述了儿童燕口疮。汉代张仲景就曾记述过有关龋齿的治疗。三国时代的嵇康在《养生论》里说，"虱处头而黑，麝食柏而香；颈处险而瘿，齿居晋而黄"所提到了这件事，可能是人类对氟斑牙最早的文字记载。宋代以后，又有了唇裂等先天性畸形及手术治疗的记载。儿童口腔疾病在古老的中国以被人们有所认识。

我国的现代儿童牙科开始于20世纪40年代，由王巧璋等在四川省成都市和上海市分别从事单独的儿童牙科牙诊室的诊治工作。可以说是我国儿童牙科的雏形。

第三节　儿童口腔科常用护理及操作技术

一、窝沟封闭护理技术

（一）概述

窝沟是牙釉质发育结构上的缺陷，后牙的殆面、颊面、舌面多见。其形态复杂，形状不同，深浅不一，通常磨牙包括分散于几条发育沟中的许多点隙，双尖牙中的1条主沟和3～4个点隙，以及临床上不易重视的多孔结构。实际上将窝沟形态分为两种，即浅而宽的V型沟和深而窄的I型沟。后者裂狭窄而长，类似瓶颈，底端膨大朝向釉牙本质界，利于细菌定居繁殖，是菌斑积聚的微生态环境。漱口和刷牙都很难到达底部，首先在窝沟壁发生病变，从而不断扩大致临床上可探查到的龋洞。龋病的发展速度与窝沟深度有关，具有高度的龋敏感性。

（二）适应证

临床上诊断为无龋，深的窝沟，特别是可以插入或卡住探针的可疑龋及初期龋；对侧同名牙已患龋或有患龋倾向的其他牙齿，萌出后 4 年之间达到殆平面的牙齿。

作窝沟封闭的最佳时间：乳磨牙 3～4 岁，第一恒磨牙 6～7 岁，第二恒磨牙 11～13 岁。

（三）操作

项目	操作指引	注意事项
心理护理	热情接待患者，解释操作方式、注意事项 鼓励患者表达自身感受 教会患者自我放松的方法 针对个体情况进行针对性心理护理	充分告知
术前常规准备	1）用物：治疗盘一套、漱口杯、敷料、锥形小平刷、毛刷、吸唾管、光固化灯 2）药品及材料：37% 磷酸、窝沟封闭剂、清洗膏等	准备齐全
术中护理措施	1）安排儿童：上椅位，系上胸巾，调节椅位及光源 2）清洁牙面：窝沟的彻底清洁是最重要的。方法是用清洁膏清刷牙面，冲净清洗膏和残留物 3）酸蚀牙面：吹干牙面，用毛刷取 37% 磷酸酸蚀剂，涂在牙齿殆面上，恒牙酸蚀 20～30 秒，乳牙酸蚀 60 秒 4）冲洗和干燥：用清水冲净酸蚀剂后，吹干牙面 5）涂布封闭剂：涂布封闭剂与牙面窝沟，光照固化 6）检查固化情况：有无涂漏，有无气泡，与牙面的结合情况等 7）定期复查：每半年或一年定期复查一次，检查龋病发生情况	不能有氟和油 防止唾液污染酸蚀面

二、非创伤性充填（ART）技术的护理

（一）概述

1. 定义　非创伤性修复治疗（ART）是指一种阻止龋病进展，以最小侵入和最大预防的治疗方法，即使用手用器械清除完全脱矿的，软化的龋坏牙体组织，然后使用粘结力强、耐磨和耐压性能较好的牙科玻璃离子材料将龋洞充填，并同时封闭存在的容易患龋的点隙窝沟的方法。

2. 非创伤性修复治疗的特点　只去除软化脱矿的牙体组织，允许最小的预备洞型，最大限度保存牙体组织，符合现代预防观点；将预防和修复统一起来；治疗时只有轻微不适，局麻使用大幅度降低；基本消除儿童心理上的恐惧和不安，不需昂贵的牙科设备，不使用电源，仅使用简单手用器械，在任何一个国家和地区都可以使用，消毒灭菌控制简单；比较容易接受此方法。

3. 非创伤性修复治疗的不足　由于玻璃离子材料的性能差异，如强度、耐磨性，体积收缩变化（反应过程中），手工调拌材料的操作环境变化和调拌材料标准化程度，龋洞的单复面等都会影响 ART 的效果。另外，产生微漏和玻璃离子修复材料的长期保留率尚有待研究。

（二）适应证

适用于恒牙和乳牙的中小龋洞，允许最小的挖器进入。无牙髓暴露，无可疑牙髓炎。

（三）操作

项目	操作指引	注意事项
术前护理措施	1）患儿的准备：让患儿充分了解治疗的简便性，快捷性，无任何痛苦。做好心理上的准备 2）用物：检查盘一套，大、中、小号挖器各1把，牙用手斧（或锄形器）、玻璃板和调拌刀、成形片、木楔、ART用玻璃离子粉和液、牙本质处理剂、光固化灯	充分告知
术中护理措施	1）洞型准备：确定龋损大小，牙用手斧，除去软化牙体，龋洞清洗干净 2）清洁：蘸适量10%弱聚丙烯酸处理液处理窝洞10秒钟，并用高压水枪冲净，隔湿干燥 3）材料调拌：护士调拌材料 4）充填：将调拌比例适当的玻璃离子放入准备好的洞内压紧玻璃离子，用涂少许凡士林防水，用手指在材料上向洞内方向紧压30秒，最后调整咬合情况	求证咬𬌗关系 清洁、干燥与隔湿 根据产品规定调拌 一定要用凡士林防水
术后护理措施	1）告知患者1小时内不可进食 2）定期复查所有的牙齿，并及时处理出问题的牙齿 3）教会他们正确的刷牙方法	

三、活髓切断术的护理

（一）概述

活髓切断术是在局麻下将冠部牙髓组织切断并去除，保留根部生活牙髓的治疗方法。依活髓切断术中所用药物的不同分为两型，一是切除冠髓后在牙髓断面上覆盖的盖髓药物有保存根髓活性的性能，并可使创面上形成一层硬组织屏障，此型治疗称活髓切断术；二是在局麻下切除冠髓后，牙髓创面采用甲醛甲酚（FC）或戊二醛处理并覆盖其糊剂，利用甲醛甲酚或戊二醛将与其接触的牙髓组织固定并防止腐败，此型治疗称FC（戊二醛）断髓术。因断髓后根尖部分牙髓仍具有活性，故又称半失活牙髓切断术。

（二）适应证

适用于深龋、前牙外伤冠折、牙髓外露、轻度牙髓炎或部分冠髓牙髓炎。

（三）操作

项目	操作指引	注意事项
术前护理措施	1）术前准备好常规治疗器械、药品	正确判断，告知风险
	2）术前还须通过X线片了解尖周组织及牙根吸收状况，牙根吸收超过根长1/2者不宜作牙髓切断术	签手术同意书
	3）术前采用阿提卡因注射液作局部麻醉	
术中护理措施	1）麻醉：消毒手术区域，局部麻醉	厚度约为1mm
	2）制备洞型：去尽洞壁龋蚀组织，冲洗并拭干	
	3）切断冠髓：揭去髓室顶，充分暴露髓室，用锐利挖匙去除冠髓或采用球钻磨去冠髓	
	4）盖髓：压止血后，氢氧化钙制剂以覆盖牙髓断面	
	5）充填：水门汀垫底，常规充填	
术后护理措施	1）定期复查：嘱患儿3个月、半年、1年照X线片	强调复诊的重要性
	2）指导患儿：避免用患牙咀嚼，向家长解释清楚有关事项	

四、根尖诱导成形术的护理

(一)概述

根尖诱导成形术是指牙根未完全形成之前而发生牙髓严重病变或根尖周炎症的年轻恒牙,在控制感染的基础上,用药物及手术方法保存根尖部的牙髓或根尖周组织沉积硬组织,促使牙根继续发育和根尖形成的治疗方法。

(二)适应证

(1)适用于牙髓病已波及根髓,而不能保留或不能全部保留根髓的年轻恒牙。

(2)牙髓全部坏死或并发尖周炎症的年轻恒牙。

(3)根端残留生活牙髓,或牙乳头尚未损害的患牙。

(三)根尖诱导成形术其治疗分两个阶段

1.第一阶段　消除感染和根尖周病变,诱导牙根继续发育。

2.第二阶段　根管永久充填,使根尖孔封闭。两个阶段之间的间隔时间或牙根继续发育所需的时间不等,为6个月～2年。其时间长短和牙根原来的长度,根尖周炎症的程度以及患儿的身体状况等有关。

(四)操作步骤

项目	操作指引	注意事项
术前护理措施	1)心理护理:充分讲清根尖诱导成形术治疗护理的成败关键及原因,如何配合治疗和护理 2)术前常规准备:备常规根管治疗器械,诱导药物	1)告知程序和风险 2)签手术同意书

续表

项目	操作指引	注意事项
术中护理措施	1）备常规根管：准备开髓器械，根管冲洗液，消毒剂及治疗器械暂封材料 2）常规备洞开髓：开髓的位置和大小应尽可能使根管器械循直线方向进入根管 3）根管预备：仔细去除根管内感染坏死的牙髓组织，冲洗干净 4）根管消毒：吸干根管，封消毒力强刺激性小的药物药物不可多于根管内，至根尖周炎症被控制为止 5）药物诱导：根管内填入可诱导根尖成形药物——氢氧化钙制剂 6）充填：暂时充填窝洞 7）常规根管充填：当X线片显示根尖延长或有钙化组织沉积，并将根端闭合时，可行常规根管充填。根管充填后可继续随访观察	1）彻底清除根管内感染物质 2）在去除根管内感染牙髓时，应按照X线片测量的工作长度 3）诱导材料充满根管 4）掌握根管充填时机，通常在X线片显示根尖周病变愈合，牙根继续发育，或根管内探查根尖端有钙化物沉积时为宜
术后护理措施	随访观察：在治疗后3～6个月复查一次，至根尖形成或根端闭合为止。复查时除注意有无临床症状如有无疼痛，肿胀，有无瘘管，叩诊是否疼痛，牙齿松动度情况，能否行使功能等，还应摄取X线片，观察根尖周情况和根尖形成状态	

五、牙髓摘除术的护理

（一）概述

乳牙牙髓摘除术是在局麻下或牙髓失活后，将全部牙髓摘除，摘除后预备根管，用能被吸收的根管充填材料充填根管，保留患牙的治疗方法。

（二）适应证

（1）根髓慢性炎症。

（2）牙髓坏死。

（3）根分歧及根尖周病变。

（4）牙根早期内吸收。

（三）操作步骤

项目	操作指引	注意事项
术前护理措施	（1）心理护理：充分讲清牙髓摘除术治疗护理的成败关键及原因，如何配合治疗和护理 （2）术前常规准备 　1）用物准备：除充填使用的器械外，另准备根管扩锉针、拔髓针、根管充填器和根管充填材料、暂封材料等 　2）摄取 X 线片：了解乳牙牙根和恒牙牙胚情况	充分告知
术中护理措施	（1）准备：护士备好各种器械及局麻药，整个手术过程在局麻下进行 （2）除龋备洞：揭去髓室顶，使髓室充分暴露，用锐利挖器去除冠髓，护士协助用生理盐水冲洗髓腔 （3）备根：采用拔髓针去除根髓，使用根管器械扩锉根管，冲洗根管，吸干 （4）根充：用根管器械将根管充填糊剂反复导入根管至根尖，调制垫底材料，并行永久充填	充满根管
术后护理措施	利用患儿治疗的机会向患儿及其家长宣传乳牙牙髓炎的发病原因，治疗目的及方法，以及乳牙牙病早期治疗及保存乳牙的重要性	

六、儿童前牙外伤后夹板固定的护理

（一）概述

儿童发育的不同阶段其活动特点不同，牙齿容易出现外伤。多见的是前牙外伤，年轻恒前牙的外伤常发生在 7～10 岁。对于年轻恒前牙外伤后松动的牙齿，我们采用一种较为简单、舒适、有效率较高的方法加以固定，即儿童前牙外伤夹板固定法。

（二）适应证

前牙外伤伴有松动的牙齿。

（三）操作指引

项目	操作指引	注意事项
术前护理措施	（1）心理护理 1）帮助患儿家长应加以重视前牙外伤 2）消除家长的急躁心情保持镇定，冷静处理 3）简介牙外伤的治疗护理及预后 （2）术前常规准备：检查器械一套，消毒的尼龙线或不锈钢丝线，手套、钨碳化合金牙钻，剪刀，光固化机及光固化复合树脂或玻璃树脂复合体一套	
术中护理措施	（1）准备：护士引导患儿上椅位，调节光源、询问患儿及家长受损伤病史 （2）沟通交流：乳前牙外伤患儿往往有疼痛，护士应态度和蔼、耐心细致，从心理上关心，转移其注意力，有利于患儿配合治疗 （3）用物准备：根据乳牙外伤大小程度，取适度长短的尼龙线或不锈钢丝线	充分沟通

续表

项目	操作指引	注意事项
	（4）黏结操作：配合口腔医师用冻胶状磷酸酸蚀前六个牙唇面中1/3的位置，冲净酸蚀液，干燥牙面，均匀涂布黏结剂于牙面上。备适量复合树脂置于牙面，依次从尖牙放置复合树脂，将尼龙线放在复合树脂中央，把尼龙线拉直绷紧，用光固化灯照射，使其凝固。修剪多余尼龙线，修整复合树脂体	
	（5）终末处置：清洁用物，消毒备用	
术后护理措施	（1）按时复诊：对一颗半脱位或埋入的牙齿，一般固定2～3周即可，如果时间太长，会造成内吸症或固连。如在固定之后有炎症加重，需即时来院治疗	定期复诊
	（2）检查：在用尼龙线夹板固定期间，应检查牙松动度和测牙髓活力，以及定期的检查修复牙本质沉积的范围和固连情况	

七、全冠丝圈式间隙保持器的护理

（一）概述

间隙保持器是指儿童牙齿在早失后，为了维持儿童正常的生理间隙，而做一个间隙保持防止邻牙向丧失部位倾斜和对颌牙伸长的一种装置，它是用来保持早失牙齿在牙列中的近远中和垂直的间隙，保持继承恒牙的正常萌出。间隙维持器种类较多，在这里主要介绍全冠丝圈式间隙保持器的护理。

（二）适应证

（1）单侧第一乳磨牙早期丧失。

（2）第一恒磨牙萌出后，单侧第二乳磨牙早期丧失。

（3）双侧第一或第二乳磨牙早期丧失，基牙牙体缺损较大，用其他间隙保持器较困难者。

（三）操作指引

项目	操作指引	注意事项
术前护理措施	1）心理护理：解除患儿的心理障碍，认识间隙保持器佩戴的重要性 2）术前常规准备：检查器械盒一套、漱口杯、棉球、敷料、X线申请单、处方笺、咬合纸、指套、牙线，各类磨石，红蓝铅笔，液体石蜡，常用药物（如龙胆紫、碘甘油、50%酚等）、病历本，各类儿童托盘，其余用物与修复取印模相同。戴间隙维持器时准备好已制作完成的间隙维持器	
术中护理措施	1）准备：常规安排患儿上椅位，调节光源，准备检查器械，将漱口杯中装上适量温开水，取模准备 2）选托盘：根据患儿口腔情况准备合适托盘 3）取模：调拌印模材料取模同口腔修复印模制取法 4）送模制作：将印模写上患儿的姓名，医师签名，送制作室灌制模型，灌制完成后，口腔医师设计完成间隙维持器 5）戴矫治器：配合口腔医师戴间隙维持器完成后，打磨抛光、消毒后给患儿戴上 6）教会患儿和家长正确取戴间隙维持器的方法。开始时患儿会有不舒服感，但坚持戴用就会习惯 7）终末处置：严格清洗和消毒各种检查治疗用器械	耐心细致

续表

项目	操作指引	注意事项
术后护理措施	1）按时复诊，正确取戴间隙维持器，克服不适感，增强治疗信心，如出现唾液多、发音不清楚等现象是正常的，适应一段时间后会恢复 2）嘱患儿在饭后应清洗间隙维持器，保持良好的口腔卫生，保护口腔组织，还可作一定肌功能训练 3）间隙维持器用牙膏等清洗清洁，不可用酸碱等化学物浸泡，以免损坏间隙维持器 4）如有疼痛不适感，应立即来院复诊修改，以免影响牙颌正常发育，防止龋齿的发生 5）戴间隙维持器患儿，定期复诊，以观察和了解患儿的佩戴情况及病情变化。后续恒牙正常萌出，须立即拆除维持器，以免妨碍恒牙萌出	遵医嘱

八、儿童口腔不良习惯矫正的护理

（一）概述

儿童口腔不良习惯，是指儿童在一定间隔时间内有意识或无意识地反复在口腔内作一相同的动作，并持续下去，影响儿童口腔、牙齿咬合关系以及颌面部等器官发生实质性和功能性的改变。儿童口腔不良习惯是形成错𬌗畸形的主要病因之一，占各类形成病因中的1/4左右。

（二）适应证

儿童口腔不良习惯主要包括吮指习惯，唇习惯，舌习惯，偏侧咀嚼习惯，咬物习惯。根据不同的习惯，采用不同的矫治器和方法给予矫正。

（三）操作指引

项目	操作指引	注意事项
术前护理措施	1）心理护理：解除患儿的心理障碍，认识矫正器佩戴的重要性 2）术前常规准备：检查器械盒一套、漱口杯、棉球、敷料、X线申请单、处方笺、咬合纸、指套、牙线，各类磨石、红蓝铅笔，液体石蜡，常用药物（如龙胆紫、碘甘油、50%酚等）、病历本，各类儿童托盘，其余用物与修复取印模相同。矫正时准备好已制作完成的矫正器	
术中护理措施	1）准备：常规安排患儿上椅位，调节光源，准备检查器械，将漱口杯中装上适量温开水，取模准备 2）选托盘：根据患儿口腔情况准备合适托盘 3）取模：调拌印模材料取模同口腔修复印模制取法 4）送模制作：将印模写上患儿的姓名，医师签名，送制作室灌制模型，灌制完成后，口腔医师设计完成矫正器 5）戴矫正器：配合口腔医师戴矫正器完成后，打磨抛光、消毒后给患儿戴上 6）教会患儿和家长正确取戴矫正器和相应肌功能的方法。开始时患儿会有不舒服感，但坚持戴用和训练就会习惯 7）终末处置：严格清洗和消毒各种检查治疗用器械	耐心细致
术后护理措施	1）按时复诊，正确取矫正器，坚持相应的肌功能训练，克服不适感，增强治疗信心，如出现唾液多、发音不清楚等现象是正常的，适应一段时间后会恢复 2）嘱患儿在饭后应清洗矫正器，保持良好的口腔卫生，保护口腔组织 3）矫正器用牙膏等清洗剂清洁，不可用酸碱等化学物浸泡，以免损坏矫正器	遵医嘱

续表

项目	操作指引	注意事项
术后护理措施	4）如有疼痛不适感，应立即来院复诊修改，以免影响牙颌正常发育，防止龋齿的发生 5）戴矫正器患儿，定期复诊，以观察和了解患儿的佩戴情况及病情变化。不良口腔习惯解除，须尽快拆除矫正器，以免妨碍儿童正常的发育	

（徐庆鸿）

第八章 口腔修复科患者的护理

第一节 口腔修复科常用材料、药物和器械

一、常用材料

（一）印模材料

名称	性能	用途	注意事项
藻酸钾粉剂印模材料	材料粒度细，制取的印模精度高，使用方便 具有良好的流动性和弹性 环境温度对材料凝固时间影响较大	可摘义齿、研究模型等印模的制取	材料加盖保存 模型及时灌注
硅橡胶印模材料	凝固后尺寸更加稳定 操作时间短，在口腔内凝固快 印模精确度高，操作性能良好	冠桥、嵌体、贴面、咬合记录的印模制取	选用刚性托盘 清洁裸手操作 模型静置30分钟后灌注
聚醚印模材料	体积变化小，精确性高 机械操作可获得精确剂量 材料硬度较大 具有良好的亲水性	冠桥、嵌体、贴面、咬合记录的印模的制取	选用刚性托盘 模型静置30分钟后灌注

（二）模型材料

名称	性能	用途	注意事项
石膏	15分钟内初凝 1小时基本凝固 24小时完全凝固	灌注研究模型 灌注可摘局义齿模型	加盖保存
人造石	流动性好 强度、硬度高	灌注支架式可摘局义齿模型 灌注固定义齿模型	密闭保存

（三）粘固材料

名称	性能	用途	注意事项
磷酸锌粘固剂	粘接性能较低 对活髓牙刺激较大	用于死髓牙为基牙的冠桥粘固	基牙为活髓牙慎用
羧酸锌粘固剂	粘接性能高于磷酸锌粘固剂 对牙髓及牙根的刺激很轻	适用于基牙为活髓的修复	液体易挥发，应及时调配
氧化锌丁香酚粘固剂	粘接强度较低 对牙髓的刺激很轻	用于暂时冠桥的粘固	丁香酚是一种自由基阻聚剂，将影响树脂的聚合
玻璃离子粘固剂	粘接强度较高 具有防龋作用	用于牙冠短小、固位较差的固定修复体的粘固	液体易挥发，应及时调配 选择塑料调拌刀和调拌纸进行调拌
黏结树脂	粘接强度高 美观	各类固定修复体的粘接	按产品说明书进行操作

（四）蜡形材料

名称	性能	用途	注意事项
铸造蜡	流动变形小 热膨胀率低 精确度高，强度好	用于制作各种金属铸造修复体的蜡模	低温保存
基托蜡	质软、坚韧、不脆 变软后有可塑性， 冷却后有一定强度	用于口内或模型上制作基托、𬌗堤、人工牙的蜡模	低温保存
粘蜡	黏性较大	用于人工牙、石膏等材料的暂时固定	

（五）义齿基托树脂

名称	性能	用途	注意事项
加热固化型	对人体刺激小 热膨胀系数较天然牙大 能溶于有机溶剂 韧性、硬度不足	可摘义齿制作	牙托水避光保存，远离火种 义齿取下后浸泡于冷水中
室温化学固化型	平均分子量低 残余单体较多 聚合受环境温度影响大 韧性差、脆性大	个别托盘、暂时冠桥、即刻义齿制作	牙托水避光保存，远离火种 单体对黏膜刺激较大，个体有过敏现象
光固化型	经特定光照后才能固化 硬度高、刚性大 操作方便	基托重衬、义齿修补、个别托盘、暂时冠桥制作	

二、常用药物

（一）消毒药物

名称	用途
75% 乙醇	用于修复体消毒及基牙、根管内消毒
碘伏	用于皮肤及口腔黏膜消毒

（二）麻醉药物

名称	用途	注意事项
盐酸利多卡因	局部麻醉	
盐酸甲哌卡因	局部麻醉	糖尿病、心功不全者慎用
盐酸阿替卡因	局部麻醉	糖尿病、心功不全者慎用

（三）其他药物

名称	用途
液体石蜡	分离剂
肾上腺素	局部止血、牙体预备后收缩牙龈
龙胆紫	压痛及缓冲指示剂

三、常用器械

名称	用途
技工钳 图 8-1	制作可摘局部义齿及各类矫治器的主要工具
去冠器 图 8-2	又称脱冠器，用来脱掉冠桥或难以取下的义齿
托盘 图 8-3	用于盛装印模材料，直接放入患者口内采集印模
垂直距离尺 图 8-4	用于全口义齿确定𬌗位关系时，测量患者鼻底至颏下的高度
𬌗平面规 图 8-5	又称𬌗平面板，用于全口义齿𬌗堤在口内形成𬌗平面
雕刻刀 图 8-6	用于切割蜡片及雕刻蜡型
大蜡刀 图 8-7	用于𬌗位记录时制作𬌗堤、排列人工牙及制作义齿蜡型
柳叶蜡刀 图 8-8	烤热后用于制作桩核及嵌体、冠桥蜡型
𬌗架图 8-9	能固定上下颌模型，以提供人工牙的排列、雕刻及义齿的制作

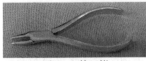

图 8-1　技工钳

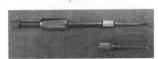

图 8-2　去冠器

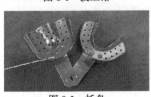

图 8-3　托盘

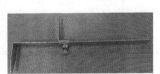

图 8-4　垂直距离尺

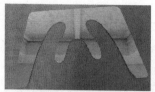

图 8-5 殆平面规

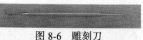

图 8-6 雕刻刀

图 8-7 大蜡刀

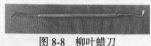

图 8-8 柳叶蜡刀

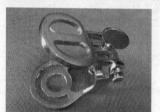

图 8-9 殆架

第二节 口腔修复科常用护理操作技术及常用护理配合

一、概述

口腔修复学是研究用符合生理的方法修复口腔及颌面部各种缺损的一门科学。口腔修复的基本治疗手段是采用制作修复体的方法来恢复因缺损、畸形而丧失的形态与功能，使之达到正常水平。在整个治疗过程中，护士在分诊、健康指导、材料调拌、修复体戴入等方面承担着重要作用。

（一）主要护理问题

（1）知识缺乏：与受教育程度有关。

（2）恐惧、担忧：与相关知识却如有关。

（3）期望值过高：由咀嚼功能降低所致。

（二）护理目标

（1）患者了解相关知识。

（2）患者恐惧、担忧心理减轻或消失。

（3）患者能争取正确评价修复效果。

（三）护理措施

（1）心理护理：解除患者恐惧、担忧情绪。

（2）修复前先向患者介绍修复体的优缺点，并应选用相应的修复体标本让患者观看，使其对修复体外观有初步了解。

（3）告诉患者修复体只能恢复其口腔的局部功能，让患者对戴入的义齿的功能有正确的认识。

二、藻酸盐印模制取术

项目	操作指引	注意事项
用物准备	橡皮碗、调拌刀、藻酸钾印模材料、清水、量杯	
调拌方法	了解治疗方案及患者口腔情况，协助医生选择合适的托盘 按商品要求取适量的水和粉于橡皮碗内，然后开始调拌 调拌时，调拌刀与橡皮碗内壁平面接触，开始 10～20 秒时轻轻调和，待水粉均匀混合后加快调拌速度。调和时间一般在 30～45 秒，凝固时间为 2～3 分钟 冬季室温较低时可用温水调和，以缩短凝固时间	材料加盖保存材料凝固时间受温度影响较大。适宜温度：22～25℃

续表

项目	操作指引	注意事项
上托盘方法	将调和完成的材料装入托盘前，应将材料用调拌刀收刮于橡皮碗一侧，并反复在碗内折叠、挤压排气 上上颌托盘时将材料形成团状，用调拌刀取出，从托盘顶端放入，然后左右推压材料 上下颌托盘时，将材料形成条状于调拌刀上，然后从托盘舌侧的一端向另一端旋转盛入 堆放在托盘上的材料应表面光滑，均匀适量，无气泡	
用物处理	清理用物，消毒备用	

三、模型灌注术

项目	操作指引	注意事项
用物准备	橡皮碗、石膏调拌刀、石膏、清水、正方形玻璃板	
印模修整	灌注印模前，应对印模进行修整。如切除过长的印模材料；修补印模上的气泡等 冲洗消毒印模	根据制取印模的材料，选择适宜的消毒方法
模型灌注	按石膏 100g、水 60ml 的比例，在盛有适量水的橡皮碗内加入石膏，用调拌刀调拌均匀，调拌时间不超过 50 秒 在工作台上或振动器上振动橡皮碗，逐出石膏中的空气泡 将调至糊状的石膏放少许于印模较高处（如上颌腭顶、下颌舌侧），左手持托盘柄或托盘外侧轻轻振动托盘，使石膏流入印模的牙冠部分，直到盛满整个印模为止 把印模反转置于玻璃板上，轻轻调整，使印模颌面与玻璃板平行	为了防止孤立牙折断，可以在印模内该牙处插上竹签，以增加强度

续表

项目	操作指引	注意事项
	用调拌刀将石膏盖过印模周围边缘约3mm，去除多余石膏。颌面与模型底部的厚度要求：下颌为3.5～4cm，上颌为4.0～4.5cm	
	如果在印模的组织面灌注超硬石膏，其他部分灌注普通石膏，需在超硬石膏未完全凝固前灌注普通石膏，以免两种材料分离	
脱模	待石膏凝固变硬后，将模型从玻璃板上取下，用小刀除去托盘周围的石膏和印模材料	分离模型时，用力不要太大，以免石膏牙折断
	左手托起模型，右手顺着石膏牙长轴方向，轻轻将印模松动后取下托盘并分离出模型	
用物处理	清理用物，消毒备用	

四、上简单颌架

项目	操作指引	注意事项
用物准备	橡皮碗、石膏调拌刀、石膏、清水、正方形玻板（15cm×15cm）、简单颌架	
检查颌关系	将患者口内记录的蜡颌托安放在工作模型上，并检查上颌与下颌模型的颌关系是否吻合，吻和才可上颌架	
修整模型	将上、下颌模型底部边缘分别在模型机上修整至合适的大小及厚度，并用小刀在模型底部和边缘刻痕，然后将模型放于水中浸泡数分钟	
准备颌架	调紧颌架上固定上颌体的螺丝，使上颌体只能做开闭运动，无左右移动。再根据上、下颌模型咬蜡颌时的高度，调节颌架的升降螺丝，以此固定上颌体的高度	仔细检查螺丝是否调紧，这是保证颌位关系保持恒定的关键

续表

项目	操作指引	注意事项
上颌架用物处理	1）将调拌好的石膏放少许于玻璃板上 2）将颌架下颌体置于其上，用调拌刀将石膏覆盖下颌体 3）将已浸湿的下颌模型置于其上，调整下颌模型的位置，并用石膏固定 4）按照咬合关系，将上颌体放下，使之与升降螺丝顶部接触，以免升高咬合，用石膏固定上颌模型与上颌体上 5）在石膏尚未凝固前，用调拌刀刮去模型四周多余石膏并用水抹光 6）待石膏完全凝固后，将颌架从玻璃板上取下，洗净玻璃板及颌架上的石膏 清理用物，消毒备用	

五、塑料暂时冠桥的制作

项目	操作指引	注意事项
用物准备	治疗巾、雕刻刀、自凝造牙粉、自凝牙托水、调拌杯、调拌刀、棉签、分离剂、牙面、水杯	自凝牙托水加盖、远离火源
修整模型	用雕刻刀刮除模型上的小瘤	勿伤及基牙颈缘
调磨牙面	前牙暂时冠桥制作时需选择合适的牙面。牙面因根据基牙及缺失牙的大小、形态、位置进行调磨，使牙面颈缘与模型贴合	调磨牙面时，只能调磨颈部，不能调磨牙面的切端或唇面，以免影响美观
涂布分离剂	用棉签将分离剂涂布于模型上，便于自凝塑料与模型分离	

续表

项目	操作指引	注意事项
制作	取适量牙托水及自凝造牙粉于调拌杯内，在牙组组织面滴少量牙托水溶涨，便于与塑料结合。待调拌杯内自凝塑料其呈丝状时开始制作暂时冠桥。制作前牙暂时冠桥时，取适量塑料置于模型基牙及桥体上，将牙面按所需位置排列。制作后牙暂时冠桥时，直接将塑料置于模型基牙及桥体上，根据颌曲线及邻牙高度确定颌龈高度	
加热凝固	将制作好的暂时冠桥放于热水中	水温不可过高，以免产生气泡
用物处理	清理用物，消毒备用	

六、粘固剂的调拌技术

项目	操作指引	注意事项
用物准备	治疗巾、玻璃板或调拌纸、调拌刀、镊子、粘固剂（粉、液）、清水、75% 酒精棉球	
调拌	取适量的粉、液于玻璃板或调拌纸两端 将粉分成 5 ～ 8 份 逐次将粉加入液体中用旋转推开法调拌、直到调成所需性状	1）粉、液比按产品要求 2）调拌器具清洁干燥 3）玻璃离子粘固剂调拌时粉只分成三份，快速完成调拌 4）材料取用后立即加盖
粘固	将调拌好的粘固剂放入修复体中于口内粘固	材料放置的厚度一般不超过 30mm
用物处理	清理用物，消毒备用	

七、初诊检查患者的护理

项目	护理内容
用物准备	1）检查盘一套（口镜、镊子、漱口杯、手套） 2）牙片申请单、处方笺、设计卡等 3）各类修复体标本
护理配合	1）安排患者坐于治疗椅上，调整椅位，调节光源 2）了解患者的口内情况，介绍修复体种类和各种修复治疗的优缺点 3）修复前需作根管治疗或拔牙的患者，应备齐转诊资料并作转诊情况 4）整理用物，消毒备用

八、牙体制备的护理

项目	护理内容
用物准备	1）同初诊用物 2）高速手机、低速手机 3）各类金刚砂车针和砂石磨头按需备酒精灯、蜡片 4）吸引头
护理配合	1）牙体制备前做好解释工作，教会患者配合治疗的方法，如有不适请患者勿乱动需举手示意 2）牙体制备前需局部麻醉的患者，在确认无药物过敏史后，根据患者健康状况，协助医师选择适宜的药物及麻醉方法 3）牙体制备过程中，协助牵拉患者口角或舌体，按需及时更换磨头 4）牙体制备过程中，及时吸唾，保持术野清晰

九、固定修复体拆除患者的护理

项目	护理内容
用物准备	1）同初诊用物 2）高速手机和低速手机 3）高速手机裂钻、刀边石 4）脱冠器、破冠器、骨锤、凿子 5）棉纱球

续表

项目	护理内容
护理配合	1）常规安排患者，拆除下颌修复体采用半坐卧位，上颌修复体采用平卧位，调节光源 2）医师在破冠时，应及时吸唾和更换磨头。当医师把凿子刃部放在切割开的裂缝处固定后，协助用骨锤叩击凿子使冠破开，叩击时用力要适度，用力方向应与凿子长轴方向一致 3）协助医师用脱冠器取出修复体 4）整理用物，消毒备用

十、修复体修补患者的护理

项目	护理内容
用物准备	1）同初诊用物 2）酒精灯、蜡刀 3）玻璃纸、液体石蜡、棉签 4）义齿牙脱落者，备成品牙
护理配合	1）安排患者上椅位，调节椅位和光源视义齿损坏程度选择合适的修补方法 2）基托折裂，能完全复位者，点燃酒精灯加热蜡刀，协助医师在口外复位，组织面涂布液体石蜡，再灌注石膏进行修补 3）整理用物，消毒备用

十一、颌位记录基托的类型及制作

在可摘局部义齿的游离缺失及全口义齿修复中，为确定咬合关系，需作颌位记录基托，临床上常用暂时基托（蜡基托）和恒基托（塑料基托）两种。下面分别介绍两种基托的制作方法。

（一）蜡基托的制作

项目	操作指引
用物准备	1）酒精灯、红蜡片、红蓝铅笔、0.8 号不锈钢丝
	2）蜡刀架、蜡刀、雕刻刀、技工钳一套
护理配合	1）在模型上画出基托的伸展范围，再将模型放入水中完全浸湿
	2）取适量的蜡片，在酒精灯上加热烤软，放于模型上，上颌从腭中心开始，下颌从舌侧开始，均向牙槽嵴及唇颊侧方向均匀推压，使之完全与模型贴合
	3）加热雕刻刀去除多余蜡片，用热蜡刀修整基托边缘，使之光滑、圆钝
	4）在模型上弯制增力丝，加热后放入蜡基托内，以增加蜡基托的坚固性，以免在咬合时蜡基托变形
	5）加热雕刻刀去除多余蜡片时，应注意力度以避免损伤模型
	6）整理用物，消毒备用

（二）恒基托的制作

项目	操作指引
用物准备	1）室温固化塑料（自凝造牙粉、牙托水）
	2）分离剂、棉签、玻璃纸
	3）调拌刀、调拌杯、雕刀
	4）50℃左右的热水，加热杯
护理配合	1）在模型上画出基托的伸展范围将分离剂均匀涂布在模型上，用气枪吹去多余分离剂，晾干
	2）按比例调拌室温固化塑料，待其成丝状期时将其均匀涂布于模型上，厚约 1～1.5cm，同时切除多余材料
	3）待材料稍干后，将模型浸泡于温热水中加速凝固
	4）待塑料凝固后打磨、抛光
	5）整理用物，消毒备用

【特别关注】

（1）护士在操作前要做好治疗区的消毒和标准化个人防护。

（2）操作中要认真执行消毒隔离管理制度。

（3）操作后要按规范进行物品的分类处置。

【知识拓展】

老年人的口腔保健

老年人的口腔状况随着年龄的增加会发生相应变化。如黏膜变薄、牙龈萎缩、牙列完整性破坏等。这些变化会造成老年人生活质量下降，影响他们的整体健康水平。因此要做好老年人的口腔保健，通过最低限度的修复尽可能恢复老年的口腔功能，提高他们的生活质量。

怎样做好老年人的口腔保健呢？首先，要提高老年人的自我口腔保健能力和意识，让他们做到正确刷牙，定期洁牙，餐后漱口的好习惯，保护好口内余留牙。其次，督促他们定期进行口腔健康咨询和检查，纠正不良卫生习惯和行为方式，改善口腔状况。还要教育他们调整饮食，加强营养，做好口腔保健操，提高口腔各组织适应能力，减缓老化速度，增进健康。

第三节　牙体缺损修复患者的护理

一、概述

牙体缺损是指各种牙体硬组织不同程度的质地和生理解剖形态的损坏或异常。用于牙体缺损修复治疗的修复体有嵌体、部分冠、全冠。

二、病因

（1）龋病；

（2）牙外伤；

（3）磨损；

（4）楔状缺损；

（5）酸蚀症；

（6）发育畸形。

三、诊断要点

（一）临床表现

临床表现	主要症状
牙体牙髓症状	牙髓刺激症状
	牙髓炎症、坏死及尖周病变
牙周症状	牙周组织炎症
	创伤颌
	牙龈损伤及局部龈炎
咬合症状	咀嚼效率降低
	偏侧咀嚼习惯
	口颌系统功能紊乱
其他症状	口腔黏膜擦伤
	影响美观、发音
	影响面容及心理状态

（二）辅助检查

（1）制作模型检查。

（2）X线检查。

四、治疗

通过制作修复体恢复缺损牙的形态、外观和功能。修复体主要类型如下。

类型	适应证	禁忌证
嵌体	各种严重牙体缺损而不能通过充填修复者	青少年的恒牙和儿童乳牙颌面缺损小而浅
	因牙体缺损需恢复邻面接触点者	牙体缺损范围大固位不良者
	固定桥基牙已有龋坏可以设计嵌体作为基础固位	

续表

类型	适应证	禁忌证
烤瓷熔附金属全冠	变色牙、釉质发育不全、要求永久修复者 牙体缺损过大无法充填治疗者 前牙畸形不能做正畸治疗者 需作烤瓷桥固位体的基牙	青少年恒牙尚未发育完全者 牙体过小固位不良者 患者严重深覆𬌗没有矫正者 对烤瓷金属材料过敏者
瓷全冠	同烤瓷熔附金属全冠 对美观要求高且能保证口腔卫生及注意保护全瓷冠者	同烤瓷熔附金属全冠 心理、生理、神经精神疾病不能承受或不能配合治疗者
桩冠	全冠修复固位不良者 牙冠缺损至龈下，牙周健康而牙根有足够长度者 前牙横形冠折，残根尚有足够长度和牙槽骨支持者 前牙畸形、短小、变色不能做正畸治疗不能行全冠修复者 作为固定义齿固位体的残冠残根	1）18岁以下青少年 2）根尖周感染、根管感染未能治愈者 3）根管壁有侧穿孔 4）原有桩冠折断，断桩无法取出者 5）牙根长度不够或牙根松动者

五、护理

（一）主要护理问题

（1）牙体组织完整性受损，因龋坏、外伤引起。

（2）社交障碍，由前牙缺损所致。

（二）护理目标

（1）恢复牙体组织完整性。

（2）解决前牙缺损所致社交障碍。

（3）患者配合治疗及护理。

（三）护理措施

1. 心理护理 治疗前应了解患者对修复体的要求及期望达到的目的，结合患者口腔情况将预期效果告知患者。告诉患者所有操作均为无痛状态下的安全治疗以消除患者紧张心理。

2. 嵌体修复患者的护理

（1）牙体预备的用物准备和护理配合同前所述。

（2）合金嵌体蜡型制作的护理配合

直接法	间接法
1）牙体制备完成后，协助医师吹干牙体	1）牙体制备完成，按常规配合取印模
2）蘸取液体石蜡，均匀涂布于牙体表面	2）协助医师点燃酒精灯，取咬颌蜡型以确定咬颌高度，并将咬颌蜡型浸泡于凉水中
3）蜡型制作完成后，当医师将U形针加热放于蜡型上时，协助用气枪吹冷U形针	3）消毒、暂封牙体，预约患者复诊时间
4）蜡型取出后，消毒窝洞并用牙胶条暂封	4）将灌注好的模型充分浸湿，供医师在其上制作蜡型
5）将蜡型固定于成形座上，送制作中心包埋铸造	5）将蜡型固定于成形座上，送制作中心包埋铸造

（3）瓷嵌体制作的护理配合

项目	操作指引
用物准备	同前所述，另备硅橡胶或聚醚橡胶、刚性托盘
印模制取	1）牙体预备完成后，协助医生吹干牙体
	2）按需调拌好硅橡胶或聚醚橡胶后放入托盘，医生制取精细印模
	3）暂封牙体，注意暂封材料需不含丁香酚
	4）将印模静置30分钟后用人造石灌注成石膏模型
	5）将模型连同设计卡送制作中心制作

（4）嵌体试戴和粘固的护理

项目	操作指引
用物准备	1）同初诊用物 2）脱冠器、传力器、骨锤 3）咬合纸、各类磨头
试戴	1）常规安排患者，查对患者姓名与修复体是否一致 2）嵌体试戴中，协助医师牵拉口角或舌体，及时更换磨头和吸唾液
粘固	1）将嵌体用75%酒精中消毒后吹干，置检查盘内 2）将调好的粘固剂均匀放入嵌体组织面，瓷嵌体应选用黏结树脂进行粘接。 3）将余下的粘固剂递送给医师放入固位型中 4）嵌体就位后，递纱球、传力器轻击就位 5）颌面放置纱球，嘱患者紧咬5～10分钟后，去除多余粘固剂 6）整理用物，消毒备用

3. 烤瓷熔附金属全冠修复患者的护理

项目	操作指引
用物准备	1）同初诊用物 2）脱冠器、传力器、骨锤 3）咬合纸、各类磨头
护理配合	1）牙体制备前取研究模型一副。牙体制备完成后，制取工作模型 2）暂冠的制作和粘固 其制作方法同前 3）试戴金属底层冠并选色，记录在设计卡上 4）烤瓷冠的粘固基本同嵌体修复 5）整理用物，消毒备用
健康指导	1）嘱患者注意口腔清洁，保持口腔卫生 2）嘱患者不可用烤瓷牙撕咬食物，以免牙体折断；不可咀嚼过硬食物，以免烤瓷修复体崩瓷 3）嘱患者戴入修复体后，如有不适及时到医院复诊

4. 桩冠修复患者的护理

（1）简单桩冠修复患者的护理

项目	操作指引	注意事项
用物准备	除初诊用物外，另备成品桩，各类根管制备钻针，各色牙面，室温固化塑料、咬合纸、液体石蜡、纱球、75%酒精	成品桩的适合性较差、塑料牙面不耐磨，嘱患者不能撕咬食物定期复诊
护理配合	1）将患者的牙片固定在读片灯上，以备根管制备时参考 2）牙体制备中，协助吸唾液和牵拉口角，并选择合适的成品桩和牙面 3）制作简单桩 桩和牙面调磨完成后，递液体石蜡棉球涂布于根管内和根面，气枪吹去多余的部分，调拌室温固化塑料，协助医师在口内制作，备温热水加速凝固 4）粘固 桩冠调磨合适后用75%酒精消毒，协助医师隔湿、消毒、吹干根管，调拌粘固材料，均匀放置在桩及组织面，另取适量粘固材料递与医师放入根管内壁，桩冠戴入后用传力器轻击就位。5～10分钟后去除多余粘固剂	

（2）铸造桩冠修复患者的护理

项目	操作指引
桩核蜡型制作的用物准备	液体石蜡、蜡条、大头钉、成形座、纱球、小蜡刀、酒精灯、酒精灯
桩核蜡型制作的护理	将患者的牙片固定在读片灯上，以备根管制备时参考 将液体石蜡棉球传递给医师，涂布后用气枪吹去多余部分 医师做蜡型时，及时用气枪吹冷蜡型 协助医师取出蜡型后固定在成形座上，送制作中心包埋铸造

续表

项目	操作指引
粘固桩核	指引患者上椅位，调整好光源 铸造桩核经医师在口内调磨完成后协助调拌粘固材料，将其固定于根管内
桩冠冠部制作的护理	核桩粘固后协助医师做好牙体预备，制取印模 护理配合参照全冠修复中相关的护理内容

（3）纤维桩冠修复患者的护理

项目	操作指引	注意事项
用物准备	除牙体预备用物外，另备慢速机头、弯机、纤维桩预备钻、纤维桩、光固化粘结树脂、复合树脂、光固化灯	纤维桩预备钻与纤维桩相匹配
桩冠桩核部制作的护理	将患者的牙片固定在读片灯上，以备根管制备时参考 医师在进行根管预备时，协助牵拉患者口角，暴露术野 待医师根管预备完成后，传递粘结树脂将匹配的纤维桩粘固在根管内 传递复合树脂，完成核的制作	不同操作类型的粘结树脂之间，酸蚀剂、底涂剂、黏结剂、树脂不能混用
桩冠冠部制作的护理	1）核桩完成后协助医师做好牙体预备，制取印模 2）护理配合参照全冠修复中相关的护理内容	如患者选择做全瓷冠修复，暂时修复体不能使用含丁香酚的暂时粘固剂粘固

5. 贴面修复患者的护理

项目	护理内容	注意事项
用物准备	1) 牙体预备时除常规用物外，另备麻药、注射器、棉签、碘伏，各类金钢砂石针 2) 模型制取时备硅橡胶或聚醚橡胶印模材料、刚性托盘 3) 粘固时备好全酸蚀类黏结树脂、光固化灯	
牙体制备	1) 牙体制备前应注射麻药，减轻患者痛苦 2) 牙体制备中按需要及时更换钻针，协助牵拉术区组织，吸唾，保持术野清晰	麻醉注射前询问过敏史
印模制取	同嵌体修复	暂时修复体不能使用含丁香酚的暂时粘固剂粘固
粘固	口内隔湿，协助医师对牙体表面进行酸蚀、冲洗、吹干 协助医师对修复体组织面进行酸蚀、冲洗、吹干 协助医师在牙体表面涂布底涂剂、黏结剂 根据修复体的颜色选择色泽相近的树脂进行调拌，然后放入修复体内 待医师将贴面轻压与牙体组织上后，递上光固化灯 待树脂固化后协助医师去除修复体外多余的黏结剂 整理用物，消毒备用	对牙体组织进行酸蚀时，注意对患者牙龈及健康牙体组织的保护 嘱患者术后勿撕咬食物

6. 全瓷冠修复患者的护理

项目	护理内容	注意事项
用物准备	同烤瓷冠修复，另备排龈线、排龈器、硅橡胶或聚醚橡胶、刚性托盘	
牙体制备	同烤瓷冠修复 协助医师排龈	

续表

项目	护理内容	注意事项
模型制取	同嵌体修复	暂时修复体不能使用含丁香酚的暂时粘固剂粘固
粘固	选用黏结树脂进行粘接	不同操作类型的粘结树脂之间，酸蚀剂、底涂剂、黏结剂、树脂不能混用

【特别关注】

口腔金属材料对头部磁共振成像影响程度，头部磁共振时，部分口腔内金属材料会引起严重伪影，影响共振图像质量，所以选择修复材料时须引起重视。

（1）铸金片、银汞合金、银尖、纯钛、全瓷等材料无伪影。

（2）钛合金和非贵金属烤瓷有伪影。

（3）牙用固位钉、非贵金属铸造桩等材料有严重伪影。

【前沿进展】

计算机辅助设计和计算机辅助制作（CAD/CAM）

CAD/CAM技术是对制备好的牙体或牙面采集光学印模，在计算机上设计出制备体的形态，由数控机床加工制作陶瓷修复体，它使口腔修复摆脱传统的手工制作工艺，跨入高科技领域。它是生物医学工程中高技术的结晶。其制作过程自动化程度高，除牙体预备外，义齿制作过程基本实现自动化，摆脱了义齿制作繁琐的工艺，减轻了劳动强度。制作出的冠外形精确，与牙体高度密合。患者只需就诊一次，在短时间内即可完成修复。

【知识拓展】

"医生，我什么时候可以镶牙？"

临床工作中，修复科医生最常接诊到的一类患者就是来咨询牙齿修复的时机。修复科医生需要有相当强的全局意识对各种情况下合适的修复时间点提出建议：

（1）根管治疗后合适的修复时间：根管治疗是牙体牙髓科疾病的基本治疗方式之一，通常涉及较大的牙体缺损，治疗后可能通过充填、冠修复或者高嵌体等方式来修复牙齿。常规成功的根管治疗成功后1周便可进行充填或修复以恢复牙齿的形态和功能。但若为自身条件较差（比如感染较严重的根尖周囊肿、联合松动、脓肿等情况的个别患者，或许恢复较慢，可观察2周再做修复。

（2）拔牙后合适的修复时间：这是困扰患者最多的一种情况。根据义齿类型，大概可分为即刻义齿、活动义齿、固定义齿、全口义齿、种植义齿等。除即刻义齿为成品或治疗计划内在镶牙后可立刻佩戴外，每种义齿的修复时机都与口腔内的余留下的残根、残冠、完整牙齿、硬软组织等因素有关。① 即刻义齿：是成品义齿椅旁制作、或在计划内制订、拔牙前就加工完成好的义齿。这类义齿在拔牙之后30分钟就戴用，有保护拔牙创、防止临牙向缺隙倾斜、保存龈高及牙周形态、维持美观等功效。② 活动义齿：一般在口腔内其他条件都满足做活动义齿的要求的前提下，可在拔牙结束3个月左右进行修复。若拔除牙体为残根等，创伤较小，可根据具体情况而改变时间，1个月也可达到某些特殊患者的要求。③全口义齿：同活动义齿，也是最后一次拔牙3个月左右（残根、余根等要根据具体情况而改变时间），其前提条件是口腔内其他条件都满足做全口义齿的要求。需要注意的是，全口义齿对全口牙槽嵴形态及骨量要求更高，故若出现了明显骨刺及骨突需要另行手术处理，等待6个月为最佳时间段。④ 种植义齿Ⅰ期手术。若非即刻种植，在需种植的牙位拔牙后 4～6 个月，待拔牙创内的牙槽骨愈合完全，及其他条件满足种植义齿的要求，即可进行种植。

第四节　牙列缺损修复患者的护理

一、概述

牙列缺损是指在上、下颌牙列内不同部位有不同数目的牙齿缺失，牙列内同时又不同数目的天然牙存在。牙列缺损是口腔修复临床常见的和多发性缺损畸形。牙列缺损修复方法有可摘局部义齿和固定义齿两种。

二、病因

（1）龋病；
（2）牙外伤；
（3）牙周病；
（4）颌骨疾病；
（5）发育障碍。

三、诊断要点

（一）临床表现

（1）嚼功能减退；
（2）发音功能障碍；
（3）美观影响。

（二）辅助检查

（1）制作模型检查；
（2）X 线检查；
（3）咀嚼功能检查。

四、治疗

牙列缺损采用义齿修复，按照其固位方式不同，分为可摘局部义齿和固定义齿两种。

修复体主要类型

类型	优点	缺点
可摘局部义齿	1）基牙磨除较少，对基牙要求没有固定义齿高 2）可以自行取代，口腔卫生保持较好 3）夜间被摘除后，基牙和支持组织可以得到适当休息 4）义齿损坏后一般可以修补 5）制作方法简单，适用范围广 6）义齿基托可以填塞软组织和牙槽嵴硬组织缺损	1）义齿基托较大，异物感较明显。可能影响发音 2）咀嚼效率明显低于固定义齿
固定义齿	1）传导颌力的方式近似天然牙 2）充分恢复部分咀嚼功能 3）体积小，无异物感 4）不妨碍发音	1）基牙磨除较多，对基牙要求较高 2）不能自行取代，须做好自我口腔卫生维护 3）义齿损坏后需重新制作

五、护理

（一）主要护理问题

（1）发音及咀嚼功能改变：由缺牙所致。

（2）对义齿期望值高，不适应：与咀嚼功能改变有关。

（3）知识缺乏。

（二）护理目标

（1）让患者了解义齿结构及使用方法。

（2）让患者正确认识义齿咀嚼功能的恢复程度。

（三）护理措施

1. 可摘局部义齿修复患者的护理

操作步骤	操作指引	注意事项
用物准备	1）初诊用物 2）蜡刀、雕刻刀、蜡刀架、蜡盘 3）酒精灯、红蜡片、面镜 4）各类磨头、咬合纸、脱色笔，技工钳一套	
确定咬合关系	1）查对患者姓名和缺失部位是否与模型相同 2）将石膏模型充分浸湿，按需要制作蜡基底 3）医师在口内确定咬合关系后，将蜡堤上颌架	
试戴蜡牙	1）常规安排患者，将已排好牙的模型放于治疗台上 2）若个别牙需调整，及时点燃酒精灯，加热蜡刀备用 3）患者通过面镜观看，满意后，连同设计卡及时送制作中心	
戴牙	1）常规安排患者，将义齿放入检查盘中 2）戴牙时，按需要及时传递所需用物，更换磨头 3）戴牙完成后，抛光、冲洗和消毒义齿 4）整理用物，消毒备用	注意查对义齿
健康指导	1）教会患者取戴义齿。取戴义齿时，有一定的方向性，应用手压就位，禁用牙咬，以免义齿折断 2）告知患者初戴义齿时，可能出现恶心、语言不清等现象，应坚持使用，如唾液过多，可含化硬糖 3）告知患者戴义齿后出现疼痛，应及时就诊，就诊前2～3小时应将义齿戴入口中，以便医师准确修改痛点 4）进餐后需取下义齿清洗，以保持口腔清洁；睡觉前应取下义齿，放入冷水中浸泡，以使受压的黏膜组织得到休息，也可防止义齿误入消化道 5）义齿如发生折断或损坏，应及时到医院修补 6）义齿戴用半年到一年，需复诊一次	健康教育很重要

2. 固定义齿修复患者的护理

（1）心理护理：治疗前，告知患者治疗计划、治疗方法，取得患者的理解和信任，解除其对磨牙产生的恐惧、紧张心理，主动配合各项操作。

（2）烤瓷固定桥的护理：同烤瓷冠的护理。

【知识拓展】

牙齿都需美白吗？

潇潇是个爱美的姑娘，总是对自己的牙齿不满意，觉得牙齿没有明星长得白、长得漂亮。去了几个诊所，那里的医生都保证能达到她的要求，并且表示可以马上给她磨牙。潇潇有点不放心，思来想去，她决定还是到口腔医院找医生咨询一下，自己的牙该怎么做才能变得和明星一般漂亮。

王医生接待了潇潇。他首先检查了潇潇的口腔情况，发现潇潇的牙其实长得挺整齐的，只是牙色稍微灰了一点，觉得没有必要做美齿修复。潇潇固执地拿出自己搜集的明星海报，希望王医生满足自己的要求。

见潇潇如此执著，王医生说："我们修复科医生可以最大限度满足爱美人士的需求。但是，在治疗前必须告知相关事项。首先必须告诉你，要把牙齿做白，必须把健康牙齿磨除一部分，然后再做个冠像个帽子一样套回在相应牙体上，通过做的冠的颜色来改变原来的牙色。这样做出来的牙虽然能满足你的颜色要求，但是牙功能会受到影响，比如不能啃苹果，不能撕咬太硬的食物。"

"啊，那我怎么吃东西呀？"潇潇好奇地问。

"只有把事物切成块，放进嘴里咀嚼。"王医生回答说。

"另外，做冠的材料有几种，它们特点不同，价格也有差异。"王医生说着拿出一张材料性能表给潇潇看。潇潇仔细看了起来。

潇潇看了列表问："那我适合做什么材料的牙呢？"

"作为美齿修复，我们通常建议患者做全瓷牙。全瓷牙色彩形态逼真，在灯光下也不变色，可以满足演员、播音员等特殊职业需求。同时全瓷牙生物相容性极佳，对人体无毒无害，在患者需要进行核磁检查的情况下，不需要去除。但是它价格比较昂贵，一般制作一颗价格在两千元以上。"王医生说。

"那我需要做几颗呢？"

"一般美齿修复的患者需做12或16颗。你至少要做12颗，那是一笔不少的费用哦，我建议你再考虑一下。"

王医生的解答让潇潇很满意。她才知道牙齿美白中还有这么多学问。她庆幸自己没有听信小诊所医生的建议，轻易把牙磨了。在牙色美观和牙齿功能之间做出取舍真的很难，这下潇潇肯定要好好考虑一下了。

第五节 牙列缺失全口义齿修复患者的护理

一、概述

牙列缺失是指整个牙弓上下不存留任何天然牙或牙根，又称无牙颌。牙列缺失患者制作的义齿称全口义齿。牙列缺失是老年人常见病和多发病。

二、病因

（1）龋病；

（2）牙外伤；

（3）牙周病；

（4）不良修复体；

（5）生理退行性改变；

三、诊断要点

（一）临床表现

（1）咀嚼功能丧失；

（2）发音功能障碍；

（3）面容改变。

（二）辅助检查

（1）制作模型检查；

（2）咀嚼功能检查。

四、治疗

制作全口义齿恢复患者发音、面容及部分咀嚼功能。

五、护理

（一）主要护理问题

（1）咀嚼功能丧失：与失牙有关。

（2）急躁、缺乏耐心：与年龄有关。

（3）期望值过高：与相关知识缺乏有关。

（二）护理目标

（1）患者的咀嚼功能得以恢复。

（2）患者能耐心、主动去适应义齿。

（3）患者对义齿能达到功能有所了解。

六、护理措施

（一）心理护理

治疗前，了解患者的口腔情况、心理状态、对义齿的期望值，施以相应的心理护理。告知患者全口义齿的特点、固位原理，让患者了解治疗步骤、义齿与天然牙的区别。这样，患者就会主动配合治疗坚持戴用义齿，使修复治疗顺利完成。

（二）制取印模的护理

项目	护理内容	注意事项
用物准备	1）检查盘、口杯、小毛巾或纸巾 2）酒精灯、蜡刀、蜡盘、蜡刀架、蜡片、雕刻刀 3）印模材料及调拌用具 4）无牙颌托盘一副	
取初印模	当医师试好托盘，做好取印模准备后，即开始调拌印模材料。如果患者牙槽嵴特别地平，医师取下初印模后，需制作个别托盘再取二次印模	
制作个别托盘	1）用弹性印模材料制作个别托盘 2）用室温固化塑料（自凝塑胶）或印模膏制作个别托盘 3）利用患者旧的全口义齿做个别托盘	
取第二次印模	当医师将个别托盘修整好，在患者口内试合适后，调拌衬层材料取二次印模	二次印模材料较稀薄
制作蜡基托	模型翻制好后，协助制作蜡基托，如牙槽低平，遵医嘱制作恒基托	
用物处理	整理用物，消毒备用	

（三）颌位记录的护理

项目	护理内容
用物准备	1）检查盘、口杯、小毛巾或纸巾
	2）酒精灯、蜡刀、蜡盘、蜡刀架、蜡片、雕刻刀
	3）垂直距离尺，颌平面板、面弓、颌叉、Hanau H 型可调式颌架
	4）已完成的蜡基托模型及人工牙型号样品。
	5）橡皮碗、石膏调拌刀、石膏、玻璃板、橡皮圈、线绳
护理配合	1）患者端坐位，视线与地平面平行
	2）将备齐的用物置于治疗桌或治疗车上
	3）医师制作蜡颌堤，测定垂直距离时，点燃酒精灯，备蜡片，蜡刀等用物
	4）待颌位记录完成后，协助上颌架
	5）根据患者的面形、职业、年龄、性别、肤色及要求，协助医师选择合适的人工牙
	6）整理用物，消毒后备用

（四）试戴的护理

项目	护理内容
用物准备	1）检查盘、口杯、纸巾
	2）酒精灯、蜡刀、蜡盘、蜡刀架、蜡片、雕刻刀
	3）面镜及、排好人工牙的义齿蜡型连同颌架
护理配合	1）患者端坐位，视线与地平面平行
	2）将备齐的用物置于治疗桌或治疗车上
	3）若个别牙需要调改时，及时点燃酒精灯，烧热蜡刀备用
	4）医师在检查、校对蜡义齿的咬合关系、垂直距离时，协助观察患者面部外形是否美观自然，上下牙弓中线与面部中线是否一致，前牙大小、形态、颜色是否协调等
	5）医师检查核对调改完毕，患者满意后，预约初戴义齿时间，将蜡义齿连同颌架送制作中心制作
	6）清理用物，消毒备用
注意事项	试戴蜡义齿前，应向患者讲明试牙的目的及注意事项，以免口内温度过高使蜡托变形

（五）初戴义齿的护理

项目	操作指引
用物准备	1）检查盘、口杯
	2）各类砂石针，直机、砂纸圈、咬合纸、变色笔、面镜
	3）已完成的全口义齿
护理配合	1）安排患者，核对患者姓名与义齿姓名是否一致
	2）医师在试戴过程中，根据需要，及时增加所需用物
	3）义齿初戴完毕，医师用砂纸圈打磨光滑修改后的义齿基托及人工牙后，协助在打磨机上抛光，消毒后交患者戴入
	4）清理用物，消毒备用
健康指导	1）告诉患者初戴全口义齿有异物感、恶心或发音不清等症状，只要坚持戴用，数日内症状即可消除
	2）戴牙后1～2天，吃饭时可暂时不戴，待适应后再戴义齿练习进食，开始时先吃软食及小块食物
	3）饭后及睡前取下义齿，用牙膏刷净，清水冲洗，切勿用开水或药液浸泡。睡前将义齿取下置于冷水杯中勿让义齿干燥，以免变形
	4）如有疼痛及不适等问题，及时到医院复诊，切勿自行磨改

（六）复诊时的护理

项目	操作指引
用物准备	1）检查盘、口杯
	2）各类砂石针，直机、砂纸圈、咬合纸、变色笔、面镜
	3）龙胆紫、棉签
	4）需重衬者备室温固化塑料或弹性印模材料及其用具。
护理配合	1）安排患者在治疗椅上就座
	2）让患者取下义齿，用清水冲洗干净后放入检查盘内
	3）如患者口腔黏膜有压痕，备龙胆紫棉签，涂擦于压伤的黏膜上。在涂龙胆紫时，擦干口内压痛处及义齿组织面，便于准确修改痛点。凡修改后的义齿均应磨平抛光，冲洗消毒后交与患者戴入
	4）需用直接法重衬者，协助调拌室温固化塑料，备液体石蜡棉签，涂布患者口腔黏膜

项目	操作指引
护理配合	5）需用直接法重衬者，协助调拌室温固化塑料，备液体石蜡棉签，涂布患者口腔黏膜
	6）需用直接法重衬者，协助调拌室温固化塑料，备液体石蜡棉签，涂布患者口腔黏膜
	7）需在颌架上进行选磨时，协助上颌架
	8）直接法重衬处理完毕，磨光义齿交与患者，嘱患者试戴后如有不适，及时复诊
	9）清理用物，消毒备用

【特别关注】

（1）增强患者使用义齿的信心。

（2）纠正不良咬合习惯。

（3）义齿保护与定期检查。

【前沿进展】

硅橡胶软衬材料在全口义齿修复中的应用

全口义齿为黏膜支持式义齿，牙槽嵴的高度与宽度直接影响义齿的固位，稳定以及承受咀嚼咬合力的能力。在临床上，常见缺牙时间长，或因各种原因长期未作修复，牙槽嵴吸收成低平刃状，常规的全口义齿修复，常常出现咬合疼痛和固位不良。利用硅橡胶软衬材料衬底的全口义齿，可缓冲咀嚼咬合力，使支持组织的负荷得到均匀分布；同时，也可提高义齿基托与黏膜的密合性，加强固位效果。使用软衬材料衬垫时，要控制好材料厚度，只有软衬材料达到一定厚度，才能缓冲咀嚼力。但过厚的软衬材料可造成患者感到咀嚼无力，降低咀嚼效能，同时也可能影响基托的强度，造成义齿的折断。临床上软衬材料的厚度以 1～2mm 为好，但是硅橡胶软衬材料内部结构疏松，表面粗糙，不易打磨抛光，在口腔内的潮湿的环境内，容易滋生白色念珠菌。同时，表面光洁度差，不易清洁，容易色素沉着，应建议患者食后用软牙刷清洗，定期用消毒液浸泡，消毒液应选用碱性的次氯酸盐清洁剂。用硅橡胶软衬材料可增加全口义齿的固位和稳定，可减少和消除咬合压痛，提高咀嚼效能，而且使用方便快捷，在临床上有广阔的应用前景。

【知识拓展】

藻酸盐与印模材料

人们都很爱吃海带，海带科的食物除了美味外还有什么用呢？

科学家研究发现，海带科类植物含有一种海藻胶质的酸叫藻酸，它能形成各种不同阳离子的藻酸盐如藻酸钾、藻酸钠。藻酸盐溶于水后很黏稠，放在手上很易成型，这是不是牙医需要的印模材料呢？科学家通过研究进一步发现，溶于水后的藻酸盐呈凝胶状态，即使浓度很低时也很黏稠，它虽具备足够的弹性但强度、韧性显然不够。于是科学家继续研究，在藻酸盐中加入缓凝剂、填料、增稠剂等，最终逐步研制出符合临床取模要求的藻酸盐印模材料。

藻酸盐弹性印模材料给印模制取精度带来了极大的进步，但遗憾的是，在材料的研制中没有留下科学家的具体名字，这些无名英雄让牙医们在工作中感受到给他们带来的帮助。这也提示人们，关心与研究自己身边的事物，说不定你也会成为科学家，给人类文明的进步做出贡献。

（鲁　喆）

第九章　口腔种植患者的护理

第一节　口腔种植科常用材料、药物、器械与仪器

一、口腔种植科常用材料与药物

（一）常用材料

名称	性能	用途	注意事项
硅橡胶印模	强度高、超高弹性回复力，凝固后尺寸稳定	用于种植体转移取模	模型静置30分钟后灌注 手混硅橡胶禁止使用乳胶手套操作
材料	印模精确度高，化学性能稳定，操作方便省时		
人工牙龈	可用于多次石膏灌模，保存周期长	种植义齿修复时复制牙龈形态	
硅橡胶			

（二）常用药物

1. 消毒药品

名称	用途	注意事项
75% 乙醇	用于修复体及基桩消毒	酒精易挥发，注意加盖保存
1% 聚维酮碘	用于口内消毒	用盐水3倍稀释，口味较苦，注意告知患者
0.2% 醇氯己定液	用于口周及面部消毒	有一定的刺激性，消毒时注意避开患者眼睛
3% 过氧化氢溶液	用于物体表面消毒或创面消毒，	对金属有腐蚀作用，避光、热常温保存

2. 麻醉药物

名称	用途	注意事项
2% 盐酸利多卡因	用于局部麻醉	有心律失常史患者首选，孕妇慎用
盐酸甲哌卡因	用于局部麻醉	
盐酸阿替卡因	用于局部麻醉	4 岁以下儿童禁用

3. 其他药物

名称	用途	注意事项
生理盐水	冲洗、降温	1）每次使用时冲洗瓶口 2）倾倒时标签向手心

二、口腔种植科常用工具、仪器与器械

（一）常用工具、器械

名称	用途	注意事项
各类钻针（如枪钻、侧切钻、逐级扩孔钻、颈部成型钻、攻丝钻等）种植体	用于制备种植窝 用于种植体的放入	1）清洗时钻针之间勿碰撞 2）有内水道的钻针注意冲洗内水道 3）组合的器械清洗、消毒时应分开 4）应登记钻针使用次数，以便更换
卸器各种	用于取或上愈合帽及基桩	
螺丝刀		
延长器	用于延长钻针	
深度测量仪	用于测量种植窝的深度	
鼓锤	用于敲击	
骨提升器	用于上颌窦内提升	
微创拔牙器械	用于微创拔牙以便即刻种植	

（二）常用仪器

名称	用途	注意事项
种植机	种植术专用仪器	1）马达线不能折叠 2）种植弯机使用后机头向下置
超生骨刀	可用于上颌窦提升、骨劈开、微创拔牙等	使用后需用蒸馏水或注射用水冲洗管道及马达内部并排尽
CGF	用于引导骨再生技术中，新一代血浆提取物—浓缩生长因子，能够明显缩短术区成骨时间	离心时，一定要保证试管的平衡性
激光机	用于种植窝洞制备、骨切割、软组织的休整或消毒与止血	1）更换工作针尖时，先擦去水，针尖垂直向下，再拔出工作针尖 2）消毒工作手柄时要换上两个部位的封闭盖，以防止水进入手柄内部
CAD/CAM	制作数字化外科导板、利用瓷块雕制全瓷修复冠	
单反微距相机	术中病例留记录使用	注意病例照片要求，强调有菌意识
三氧消毒机	用于手术室的空气消毒	
臭氧消毒柜	用于石膏模型的消毒	

第二节 常用护理技术

一、常用材料调拌技术

（一）硅橡胶印模材料的手动调拌和机混

名称	操作指引	注意事项
手动调拌硅橡胶用物准备	硅橡胶与催化剂、轻体剂与混合头、推注枪、托盘	
手动调拌硅橡胶护理配合	1）操作前作好患者心理护理，以减轻其不必要的担心 2）将轻体剂装上推注枪，混合头朝向治疗盘内 3）医生将取模柱就位后，准备调拌 4）根据托盘大小取适量硅橡胶材料与催化剂分别放于两掌心两者比例为 1∶1 5）用指腹以拉扯方式将二者充分混合后，以掌心揉搓成长条状装入托盘内递给医生 6）整理用物，洗手	1）调拌时用指腹充分混合硅橡胶材料与催化剂 2）调拌前应洗手，不能使用乳胶手套 3）医生推注轻体与护士调拌同时开始 4）调拌时间以 30 秒内完成为宜
机混硅橡胶用物准备	硅橡胶混合机器材料充分、机混全新待用、轻体剂与混合头、推注枪、托盘	
机混硅橡胶取模	1）操作前作好患者心理护理，以减轻其不必要的顾虑 2）将轻体剂装上推注枪，混合头朝向治疗盘内待用 3）医生将取模柱就位后，准备取模 4）按下开始键，托盘由一端向另一端匀速移动，使骀槽内的硅橡胶材料连续、均匀且无间隙无气泡 5）在取模结束前告知医生，以便其推注轻体剂 6）整理用物，洗手	1）取模前检查硅橡胶材料是否充裕，及时更换 2）换好后需排出空气

（二）人工牙龈硅橡胶的调拌

名称	操作指引	注意事项
用物准备	专用分离剂、牙龈材料、推注枪、混合头，湿棉签，金属调拌刀	
护理配合	1）取好硅橡胶模型后，在植体代型柱下三分之一及周围硅橡胶模型涂上薄薄一层分离剂 2）在植体代型周围注上一圈牙龈材料 3）用湿棉签塑型，金属调拌刀去除多余牙龈材料 4）静置模型，以模型取好时间为始30min后，且牙龈材料干固再灌注模型 5）整理用物，消毒备用	1）分离剂和牙龈材料尽量面宽而不入邻牙窝内 2）牙龈材料应覆盖超过植体代型与取模柱的交接处约1cm 3）牙龈表面要光滑，堆砌流畅均匀 4）硅橡胶模型取好后静置30min以后灌注

第三节　口腔种植手术患者的护理

一、概述

种植义齿的手术配合与护理经验；由种植手术操作流程而来，于此基础上进行理论化统一、规范化实施的护理手段；并针对不同患者的情况采取相应的护理措施、正确的手术配合与良好的术前术后护理，是保障种植义齿成功的重要因素之一。

二、治疗

（1）骨内种植；

（2）骨膜下种植；

（3）根管内种植。

三、护理

目前临床上多采用骨内种植。下面以二段式骨内种植体为例介绍牙种植患者的手术护理。

（一）主要护理问题

1. 紧张、恐惧 与对手术室环境的陌生和对种植手术的不了解有关。

2. 知识缺乏 与缺乏种植义齿相关知识有关。

3. 期望值过高 对种植义齿修复后能否满足自身的要求有关。

4. 疼痛 与种植手术有关。

（二）护理目标

（1）患者的紧张、恐惧心理的减轻或消除。

（2）帮助患者了解种植牙的相关知识及治疗方案。

（3）患者能正确认识种植牙的效果。

（4）患者心理上接受轻微疼痛，积极配合物理、药物止痛。

（三）术前检查

（1）制取研究模型：检查患者缺失失牙的部位，上、下咬颌关系，张口度大小，并制取研究模型。

（2）放射检查：照牙片、数码全景片或 CT 片，确定患者骨密度、骨量及上颌窦、下颌神经管、颏孔、鼻底等重要解剖结构的位置。

（3）血液检查：检查血常规、凝血酶原时间、血糖、乙型肝炎标志物等。

（4）全身及口腔检查。

（5）心理评估。

（6）制作外科模板。

（四）护理措施

项目	护理内容	注意事项
术前准备	三氧机消毒手术室，做好环境准备	注意防止交叉感染
	术前三查七对，接待、指引患者进入手术间	
	根据患者治疗方案，准备合适的植体	认真核查患者填写≠的术前资料注意药物过敏史
	准备用物、工具盒及器械	
	准备调试种植机	
	准备药物	
	了解患者术前的思想顾虑，耐心解答患者提出的问题	
	向患者介绍手术流程、注意事项、手术及麻醉方式、理解患者的感受等以消除患者紧张情绪	
	营造温馨的氛围、心理支持和鼓励、规范医护人员言行	
术中护理	热情接诊患者并安置于治疗椅，交代手术注意事项，言语轻柔使患者感到舒适消除紧张情绪	种植机的正确使用与维护
	消毒、铺巾：让患者用1%聚维酮碘含漱3次，每次至少1分钟。然后用醇氯己定或75%的酒精消毒口周及颌面部皮肤。打开手术包协助医生铺巾	手术器械的正确使用和维护
	麻醉：遵医嘱备阿替卡因或利多卡因，供医生进行局部浸润麻醉或神经阻滞麻醉	特殊器械的消毒灭菌
	切口、翻瓣：备手术刀及骨膜分离器，供医生在种植区牙槽嵴顶黏膜做松弛切口，分离骨膜，并协助吸唾止血、牵拉口角，暴露术区	用物的正确处理
	协助医生制备种植窝	面部消毒范围为上界：眶上缘平线；下界：颈上线；侧界：两侧耳前线
	用生理盐水冲洗干净制备好的种植窝，协助医生植入种植体	
	缝合：将黏膜复位，严密缝合，协助止血、剪线	
	手术完毕，请拭患者口周血迹，清理用物	

续表

项目	护理内容	注意事项
术后护理	种植术后健康宣教：嘱患者按医嘱服药，嘱患者手术当天勿用术侧咀嚼食物，宜选择温凉清淡饮食。指导患者正确进行伤口护理，勿用舌头或手触碰伤口，勿吮吸伤口。告知患者近两天口水略带血丝或出现轻微水肿属正常现象，不要过于紧张，如有疑问可随时联系医生。告知患者 7～10 天拆线，劝其尽量勿食烟酒	术后器械的消毒灭菌及维护
	术后心理护理：告知患者手术已顺利完成，安慰、鼓励患者针对病情进行健康指导	
	术后其他处理：登记种植手术牙位、种植体类型及患者个人信息，以备术后对患者进行随访。并与患者预约二期手术或修复时间，一般为 3～6 个月以后	

第四节 种植义齿修复患者的护理

一、概述

种植体是种植义齿的基础，种植义齿修复的要求和患者具备的相关条件才是拟定种植体植入方案的前提。一般根据固位方式可分类为固定种植义齿、覆盖种植义齿和局部种植可摘义齿。固定种植义齿修复方式尤为常用，其可分为单冠、联冠或固定桥三种方式修复。种植基牙与天然牙联合支持式修复、全颌固定式种植义齿以及全颌覆盖式种植义齿修复。

各类型种植义齿修复的护理配合原则是相通的，操作步骤和护理配合如下。

二、护理

（一）主要护理问题

1. 紧张、担忧　患者的紧张、担忧心理的减轻或消除。

2. 知识缺乏　对种植义齿的修复类型的认知情况，是否了解修复的步骤。

3. 期望值过高　对种植义齿修复的效果期望程度，对种植义齿修复后能否满足自身的要求有关

（二）护理措施

项目	护理内容	注意事项
用物准备	常规用物：检查盘一套（口镜、探针、镊子、漱口杯、吸唾管、纸巾） 特殊用物：特制的开孔托盘、硅橡胶、人工牙龈材料、取模柱、种植体代型、种植螺丝刀、扭矩扳手等	注意用物的准备完善与消毒
操作配合	护士根据患者牙弓的大小、牙种植的区域准备相应的开孔托盘。待印模材料凝固后，取模柱的顶端及中央螺丝暴露在托盘开孔部位，卸下固定取模桩的中央螺丝，取下完整的印模，此时取模柱已固定在印模内。然后用卸下的螺丝将种植体代型与印模上的取模柱固定在一起，准备模型灌注 模型灌注：在种植体代型周围的印模材料涂上人工牙龈材料分离剂。待分离剂干后，围绕种植体代型底部开始，往上推注人工牙龈材料，直到覆盖植体代型与取模柱接口上 1cm 处。然后调拌人造石，在振荡器上灌注模型。必要时可用探针沿种植体代型周围轻轻搅动，目的是帮助排除气泡。模型凝固后取出石膏模型并放入臭氧消毒柜消毒，备用	1) 应使用凝固后具有一定强度且精确度高的硅橡胶或聚醚橡胶等印模材料 2) 注意防止取模柱在印模内转动 3) 模型灌注中应排除牙印槽内气泡

项目	护理内容	注意事项
操作配合	由于石膏模型是阳模，此时植体代型就埋伏于石膏模型中，卸下取模桩。基台应选择抗旋能力强的，将预先研磨到临床修复要求的基台与植体代型结合在一起。然后送制作室进行义齿制作 告知患者义齿制作大概需要的时间，备注联系方式，义齿一旦完成马上通知其试戴牙冠	
义齿试戴与黏固	向患者详细介绍义齿修复试戴过程及其注意事项。试戴结束后，递镜子给患者，仔细倾听患者的意见与建议，在患者认可该义齿后准备粘接。开始粘接前，备75%乙醇棉球、小棉球和纱团于治疗盘内。用纱团及吸唾管协助医生口内隔湿，以少量小棉球填塞在基台管道内，用暂封或树脂密封基台口。消毒吹干义齿、基牙及桩桩，调拌适量粘固剂放入修复体内，协助医生完成义齿的黏结。待黏固剂初步凝固，及时清除义齿周围多余的粘固剂 分类处理用物	治疗结束后，分类处理使用过的器械及一次性用物
健康指导	种植义齿粘接完成后告之患者24h之内黏结剂还未完全凝固，不应咀嚼过硬或过黏的食物；帮助患者了解种植义齿的特点和维护方法，增强口腔保健意识，养成良好口腔卫生习惯，并指导患者掌握正确的刷牙方法；帮助患者建立正确的咀嚼方式；叮嘱患者修复完成后应按医嘱复诊，一般建议患者戴牙后一周复诊，随之1个月、3个月、6个月和1年复诊即可。如发现问题应及时就诊处理	

【特别关注】

（1）手术和修复前要做好充分、完善的准备工作，对种植器械、工具及配件的使用要了解并熟悉，且能适时宜地做出科学的计划、安排。避免出现在术中或修复过程中出现用物不清楚或紧缺的情况；

（2）术中观察、配合，并能预测手术步骤做出提前准备；

（3）手术后健康指导和术后电话随访；

（4）由于种植义齿周期较长，步骤繁多，每次治疗时应特别关注患者的感受，给予理解与关爱。

【前沿进展】

钛网在引导骨再生技术中的应用

种植手术颌骨缺损重建有多重方法，目前广泛应用的是 Onlay 植骨技术以及引导骨再生技术。引导骨再生（guided bone regeneration，GBR）技术可以扩增口腔种植术区骨量，GBR 基础是引导组织再生（guided bone regeneration，GBR）技术，即区分细胞，从而使组织愈合又有利于再生的细胞主导。GBR 技术中，通过使用骨替代材料及屏障膜选择性排除组织上皮及结缔组织长入而使成骨细胞增生，从而扩增牙槽脊骨量，为后期种植体植入做准备。Dahlin 等（1988）第一次发现大鼠下颌骨缺损通过引导组织再生技术可以成功恢复。

随着 GBR 技术的广泛应用，骨缺损区种植手术成功率得到显著提高。然而，残余骨的术后缺损以及后期的骨吸收使功能与美学修复效果不甚令人满意。Hom-Lay Wang 等（2006）提出 GBR 技术应成功基于 PASS

四项原则：①良好的一期愈合；②充足的血供；③足够的空间维持；④创口及种植体的稳定性。传统使用的屏障膜——可吸收胶原膜可基本满足这四项原则：首先，其胶原趋化作用能够促进成纤维细胞的迁移，从而促进创口的愈合；其次，作为屏障膜，它可以隔离细胞、屏障上皮及结缔组织；另外，胶原膜的血栓作用，也有利于创口初期稳定。然而，可吸收胶原膜由于缺乏成型能力、易于折叠塌陷、可能过早吸收、暴露后可能存在较高感染风险、且在维持创口稳定方面有所欠缺，可能导致引导骨再生的失败，尤其是对于骨缺损大的病例而言。

针对可吸收胶原膜的不足，Maiorana 等（2001）首次从临床及组织学水平证明钛网（titanium mesh）对于人牙槽脊骨量扩增有效，从而利用钛网替代可吸收胶原膜成为 GBR 技术的屏障膜。很多文献证实了钛网成功地实现了牙槽脊的三维重建。与吸收胶原膜相比，钛网具有多种优势：首先，钛网具有一定机械强度，可引导控制再生骨的轮廓外形。其次，钛网能够更有效地维持骨再生空间，其优势凸显于骨缺损大的病例，而且钛网的孔对植骨区血供的维持起重要作用，有利于植骨区的血管化。大量研究表明，应用钛网的种植治疗术后骨增量高于单纯使用可吸收胶原膜的种植治疗，前者的长期骨吸收量也低于后者。最后，由于钛网表面光滑，降低细菌感染的可能性，即使钛网暴露，临床及组织学水平观察少见感染。

可见钛网种植治疗技术使得牙种植条件更为宽裕，让适术患者群体更加广泛。在飞速发展的种植专业技术方面势必有广阔前景。

【知识拓展】

种植牙齿的发展

可能大家还不知道，在很久以前，聪明的人类就已经学会了如何种植牙齿，只是没有现在那么先进。

公元前 5000 年，在古埃及，上流社会女性死亡时，如果她有掉了的牙齿，就要用动物的牙齿或象牙来填补空，然后制作木乃伊。古玛雅人为了打扮或由于其他宗教意义，用特制的工具把天然宝石加工成牙齿形状，来替代掉下来的牙齿。

在 1500 年的法国，上流人士掉牙时，就拔掉身份低下的人的牙齿来填补自己的牙，但是这样做在伦理上和道德上都存在问题，而且牙齿也不容易找到，花费高，更重要的是当拔掉他人牙齿来做移植时会导致传染病传播等很多问题，因此这种方法也渐渐消失了。

在进入 19 世纪时，种植人工牙齿的方法正式进入热潮期，但都没有显著的成果。1969 年，瑞典哥德堡医科大学教授布瑞恩马克开发了一种新的叫"骨结合式人工种植牙"的方法，这方法成为人工种植历史上的一个重要创新。骨结合式人工种植牙是在没有牙齿的牙槽骨上种植的人工牙根来固定，可以恢复牙齿原有功能的一种治疗方法，现在使用的大部分人工种植牙实施都是根据这种方法一点点发展而来的。

最近使用的人工种植牙主要是一种叫"钛"的金属。钛对骨结合式人工种植牙的实施起着关键性的作用。布瑞恩马克教授为了观察受损骨头痊愈过程，用钛制作了一个圆形的具，然后把器具种植在兔子的小腿骨上，通过这个器具来观察骨头的变化过程。几个月后实验成功地结束了，当教授想要除去兔子小腿骨上的钛器具时，由于种器具跟兔子的小腿骨连接得太紧密，根本就移除不了。根据这种现象教授得到了一个启示，发明了这种骨结合式人工种植牙。

（杜书芳）

第十章 口腔正畸患者的护理

第一节 正畸科常用材料与器械

正畸治疗过程中需要的材料、器械种类繁多，护士应该了解其名称、用途、性能，以便临床配合。

一、常用材料

1. 黏结材料

名称	性能	用途	注意事项
磷酸锌黏固剂	调和后未完全凝固时有一定黏性	用于粘固带环	粉剂防潮
聚羧酸黏固剂	主要含氧化锌，有一定黏性	用于粘固带环	粉剂防潮
玻璃离子黏合剂	具有良好的黏结性、抗龋性和耐溶解性	用于粘固带环、垫高咬合面	宜用塑料调板刀
光固化带环黏结剂		用于粘固带环、垫高咬合面	
化学固化非调和釉质黏合剂		用于粘接托槽、颊面管及附件	取液剂和糊剂的用具不能混用
光固化釉质黏合剂		用于粘接托槽、颊面管及附件	光照时间要足够

2. 釉质酸蚀剂

名称	性能	用途	注意事项
液剂型	溶解羟磷灰石，使牙釉质表面形成微孔；流动性大	增强釉质黏结剂的粘接强度	使用时用小纸片浸透酸蚀剂，敷贴在牙面上
凝胶型	溶解羟磷灰石，使牙釉质表面形成微孔；流动性小	增强釉质黏结剂的粘接强度	直接涂敷于牙面上

3. 分牙材料

名称	用途	注意事项
分牙簧	分牙（使需安置带环的磨牙与邻牙产生间隙）	弹簧圈应放在颊侧
分牙橡皮圈	分牙	放在欲分离牙的近中、远中邻间隙内

4. 托槽

名称	性能	用途	注意事项
方丝弓托槽	托槽槽沟的近远中向无角度、无倾斜度，托槽的基底无倾斜度	用于方丝弓矫治技术	
直丝弓托槽	每个牙位的托槽有相应的底板厚度、旋转、轴倾度和转矩角	用于直丝弓矫治技术	每个牙位的设计都不相同，专牙专用
Begg 细丝弓托槽	槽沟开口向龈方	用于 Begg 细丝弓矫治技术	托槽底面平底用于前牙，弧底用于尖牙和前磨牙
自锁托槽	在托槽上设置有锁盖、插销、夹卡等，不需要栓结扎丝	用于固定矫治	
舌侧托槽	设计为放置于牙齿舌侧的托槽，唇侧看不见托槽，不影响美观	用于固定矫治	
陶瓷托槽	选用与牙齿颜色相近的材料制作而成，美观	用于固定矫治	

5. 带环与颊面管　带环和颊面管的作用与托槽相同,属于传力装置。由于支抗需要,固定矫治大多要求在磨牙上黏固带环。目前大多使用预成型的成品带环,对形态变异的磨牙也可以用带环片个别制作。颊面管主要供弓丝末端插入,也称为末端管。现在常用网底颊面管直接粘在磨牙颊侧,也可将颊面管焊接于带环颊侧。

6. 弓丝　弓丝是固定矫治器中使用的主要力源,按其横截面形态分类可分为圆形、矩形、多股三种弓丝;按材料种类可分为不锈钢丝、镍钛合金丝、钴铬合金丝、复合材料弓丝等。

7. 结扎材料　常用的结扎材料有结扎丝(0.2～0.3mm的不锈钢丝)和橡皮结扎圈,用于弓丝与托槽、正畸矫治附件之间的结扎。

8. 矫治附件　固定矫治器常常根据情况需要使用矫治附件,如:舌钮(舌侧扣)、腭管、扩弓簧、牵引钩、拉簧、推簧、链状橡皮圈、弹力线、牵引橡皮圈等。

9. 口外牵引材料　头帽(有高位头帽、复合头帽、带J钩头帽等不同种类,尺寸分为大、中、小号)、安全颈带、口外弓、颏兜、前牵引器等。

10. 照相用材料　照相机、口角拉钩、侧方拉钩、反光板、凡士林。

二、常用器械

名称	用途
持针钳	用于夹持结扎或弓丝
金冠剪	用于剪断结扎丝、修整带环边缘
带环推压器	用于带环推压就位
带环就位器	用于带环咬压就位
细丝弯制钳(图10-1)	用于弓丝的各种曲的精细弯制
末端切断钳(图10-2)	用于弓丝过长末端的切断

续表

名称	用途
转矩成形钳（图10-3）	用于矩形弓丝的转矩弯制
去托槽钳（图10-4）	用于拆除各种型号的前、后牙托槽、颊面管
带环去除钳（图10-5）	用于去除带环
黏结剂去除钳（图10-6）	用于刮除牙面固化正畸黏结剂
牵引钩专用钳	用于将游离牵引钩锁定在弓丝的某一位置上
梯形钳（图10-7）	用于弯制较粗弓丝
日月钳	用于弯制粗弓丝
末端回弯钳（图10-8）	用于回弯弓丝末端
方丝成形器（图10-9）	使直方丝弯制成弓形，有与方丝尺寸匹配的槽沟
细丝切断钳（图10-10）	用于从各种角度剪断结扎丝
托槽定位尺（图10-11）	用于粘结托槽时测量托槽至牙齿切缘或牙尖的距离

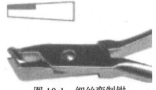

图 10-1　细丝弯制钳

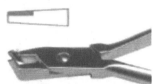

图 10-2　末端切断钳

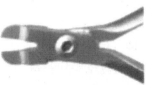

图 10-3　转矩成形钳

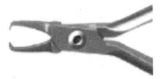

图 10-4　去托槽钳

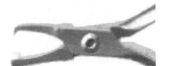

图 10-5　带环去除钳

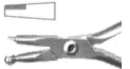

图 10-6　黏结剂去除钳

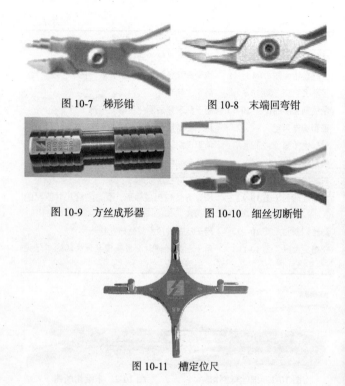

图 10-7　梯形钳　　　　　图 10-8　末端回弯钳

图 10-9　方丝成形器　　　　图 10-10　细丝切断钳

图 10-11　槽定位尺

三、常用仪器

1. 点焊机　用于金属之间的点与点、面与点直接焊接，临床常用于焊接带环。使用时应经常去除焊接处氧化面，并保持清洁。

2. 石膏打磨机

（1）水磨机：用于湿的成形石膏模型的修整打磨。

（2）干磨机：用于已干透（一般石膏模型成形 1 周后）的石膏模型修整打磨。

3. 抛光机　用于活动矫治器的打磨抛光。

第二节　检查及病案资料收集管理

一、检查与护理

1. 口内情况及面貌检查　正畸初诊患者，都需要对口内的牙齿、咬合关系等一般情况进行检查。口内检查完成后，检查患者面部外形、口唇、颞下颌关系等情况。如需要矫治的患者，则向患者及家属解释矫治的基本过程，矫治时间、复诊时间、注意事项、治疗费用等。在患者了解矫治流程并确定进行治疗后，安排其进行相关检查。

2. 面部照相检查　记录矫治前面像及牙咬合情况，为制订治疗计划作准备。面像：正面及正面微笑像、侧方45°及侧方45°微笑像、侧面及侧面微笑像；口内像：正面咬合像、双侧侧方咬合像、前牙覆𬌗覆盖像、上下牙列𬌗面像，一般治疗前、后各需要照一次，治疗中视矫治情况不定期进行影像资料记录。

3. 影像检查　了解全口牙齿、颌骨发育、上下颌关系等情况，需拍摄全景片、头侧位片，必要时拍关节片、手腕片、CT、牙片，为了了解治疗对颌骨、牙齿的影响，治疗中、治疗完成时也需要进行放射检查。

4. 实验室检查　常规检查乙肝、丙肝和其他传染性疾病等，一般不需要空腹验血。需要正畸正颌联合治疗的患者还需检查血常规、肝功能、肾功能、凝血功能、血型等。

5. 模型的制取　正畸患者都需要制取牙𬌗模型。正畸患者牙𬌗模型应包括完整清晰的上下牙列、牙龈形态、基骨形态、黏膜转折及唇舌系带等，因此在制取阴模时，印模材料必须充足，稠度适中，即具有一定流动性以便材料充分覆盖组织，又不会外溢过多而引起患者的不适（腭咽反应）。治疗前、治疗中、治疗完成后均需要制取记存模型，以便制定治疗计划，观察对比治疗效果。如果治疗中需要制作颌板、平导、斜导、扩弓器等辅助装置，可再制取工作模型。

二、病案资料的收集与管理

1. 一般资料 初诊患者要求记录姓名、性别、年龄（出生年月日）、通讯地址、电话号码、职业、民族、身高、体重等。

2. 病历资料 包括主诉、口内功能及组织检查、牙列式、前后牙咬合关系、上下牙弓、𬌗曲线、颜面检查、全身病史、口腔病史、先天因素及遗传史、社会行为史、全身状态、模型计测量、头影测量等内容。

3. 影像资料 建立患者的个人档案，将其面像、口内像、放射检查等影像学资料拷贝归档。

4. 模型资料 修整模型，按照患者个人档案编号对模型进行编号并标记患者姓名、性别、年龄、取模日期等基本信息。

第三节 正畸治疗的护理

一、概述

错𬌗畸形是在儿童生长发育过程中，由于先天的遗传因素或后天的环境因素，导致的牙、颌骨、颅面的畸形等。错𬌗畸形不但影响外貌，也影响功能和心理健康。

二、病因

错𬌗畸形的病因主要是遗传因素与环境因素，影响了颌面部骨骼、牙列、神经肌肉和咀嚼系统软组织的生长和发育过程，导致错颌畸形的形成。

三、诊断要点

（一）临床表现

（1）个别牙错位。

（2）牙弓形态和牙排列异常。

（3）牙弓、颌骨、颅面关系的异常。

（二）辅助检查

（1）X线检查：头颅定位X线片、颌骨全景片、颞下颌关节X线片、手腕部X线片、牙片、咬合片。

（2）面部照相检查：正面像、侧面像、口内像。

（3）模型检查。

四、治疗

错颌畸形的治疗依靠矫治器产生或传导的力，或者是咀嚼肌口周肌的功能作用力，使畸形的颌骨、错位牙、牙周支持组织发生变化，达到改善牙颌颅面形态和功能的目的。

五、护理

（一）主要护理问题

1. 疼痛　与矫治器作用于牙齿和口腔黏膜的力有关。

2. 口腔黏膜改变　与矫治器对口腔黏膜的机械刺激有关。

3. 知识缺乏　与患者及家属缺乏正畸治疗相关知识有关。

4. 不合作　与患者及家属对依从性的重要性了解不足有关。

5. 潜在牙周炎 与戴矫治器口腔清洁困难有关。

（二）护理目标

（1）患者疼痛减轻，不影响休息和生活。

（2）口腔黏膜完整，矫治器未引起口腔溃疡。

（3）患者掌握相关知识，了解注意事项。

（4）患者依从性好，能做好口腔清洁、维护好矫治器、按时复诊。

（5）牙周健康，无牙龈红肿和增生。

（三）护理措施

1. 佩戴活动矫治器的护理

项目	护理内容	注意事项
用物准备	检查盘、口杯、低速手机、咬合纸、砂纸圈、各种形状的磨头、砂石针、制作完成的矫正器	
护理	①准备好已消毒的活动矫治器 ②核对姓名并请患者上椅位 ③调节椅位及光源 ④协助试戴矫治器，不适处调改至舒适为止	
健康指导	①指导患者及家属学会正确摘戴矫治器 ②知患者及家属初戴时对发音有影响，2～3天后即可适应；每次调整加力后牙齿会酸痛，1～2天后会好转 ③严格按医嘱戴用 ④保护好矫治器 ⑤游泳、剧烈运动时不戴用矫治器 ⑥正确清洗和浸泡矫治器，矫治器塑料基托可用牙膏刷洗，不能用开水烫洗或酒精浸泡，不用时应放入冷水中 ⑦如矫治器有折断或压痛则需要及时联系医生复诊，不要自行调整 ⑧复诊时带上矫治器以便医生调整加力	

2. 固定矫治技术及护理

项目	护理内容	注意事项
用物准备	检查盘、口杯及漱口水、分牙材料、各号带环、带环推压器、带环就位器、带环黏固剂、调拌刀、玻板（调拌纸）、75%酒精小棉球、隔湿纱球、小硬纸片、金冠剪、持针器、分牙圈钳、托槽及托槽黏结剂、酸蚀剂、托槽定位尺、吸唾管、开口器、直机、各型磨石等	
术前准备	①请患者上椅位 ②系好胸巾，调节体位 ③准备漱口水，协助患者漱口 ④向患者简单介绍治疗的过程及感受，需要的配合 ⑤嘱如有不适请随时举左手示意	
分牙护理	①选择分牙材料 ②准备两把持针器或一把分牙圈钳 ③请患者张大嘴，协助调节光源 分区放置分牙材料 分牙一般需5～7天	如分牙材料有脱落，则需要及时重新放置分牙材料
带环黏固与护理	①选择合适的带环，进行修整打磨，试戴合适后取出带环消毒，放于小硬纸片上备用 ②准备隔湿纱球，酒精小棉球 ③据医生粘接牙位习惯，依次隔湿消毒吹干 ④调拌带环黏固剂呈稠糊状，用调拌刀收集黏结剂并均匀涂抹于带环内侧，传递给医生 ⑤协助清理多于材料 ⑥收拾处理调拌用具	注意带环颊面管方向位置，以便医生在患者口内操作
托槽粘接与护理	①清洁牙面：用打磨刷蘸打磨膏清洁打磨牙面 ②放置开口器 ③酸蚀牙面：隔湿牙面，用酸蚀剂酸蚀牙面60～90秒 ④冲洗吸唾，隔湿吹干 ⑤粘接托槽： a.化学固化非调和型黏结剂黏结托槽：取液剂涂抹于牙面和托槽的底部，再取适量糊剂涂于托槽的底部，协助粘贴，固化完全后，安置弓丝并结扎处理	光固化灯照射应从多个侧面照射，以防光线被阻挡，影响材料彻底固化

项目	护理内容	注意事项
托槽粘接与护理	b. 光固化黏结剂黏结托槽：先取液剂均匀涂布于牙面，再取糊剂涂布于托槽底面，然后将托槽黏结于牙面，调整位置准确以后用光固化灯照射30～40秒左右，固化完成后，安置弓丝并结扎处理	
健康宣教	①介绍正畸治疗的重要性和必要性 ②刚戴上矫治器或复诊加力后牙齿有酸痛感觉，属正常情况，一般3～5天后缓解，嘱患者不必紧张，如果疼痛严重，则需要联系医生及时就诊 ③戴上矫治器因槽及结扎丝的机械刺激托，患者可能出现创伤性溃疡，可以在刺激处贴凝胶、保护蜡或溃疡处涂溃疡糊剂，调整后可自行愈合 ④固定矫治期间尽量避免过粘、过硬、带核的食物，以免损坏矫治器及附件，不要"啃"食食物，苹果、桃、梨等硬的水果，可以削成小块食用。治疗期间矫治器如有脱落、损坏、不要自行处理，需要及时联系医生处理 ⑤明确良好的口腔卫生的重要性，矫治期间保持口腔卫生。矫治器增加了口腔清洁的难度，很容易出现龈炎、龋坏，应引起重视。采用改良Bass刷牙法，时间最好3分钟以上。牙刷选择正畸专用牙刷或中等硬度、小头牙刷，牙膏可以选择含氟牙膏，每次刷牙后对镜检查，必要时用牙签、牙间隙刷协助清理。治疗期间也可以不定期进行牙周专业的洁刮治疗 ⑥遵医嘱按时复诊，一般戴上固定矫正治疗器后每4～6周复诊一次，若不按时复诊或长期不复诊，被矫治牙将失去控制，会出现牙齿移位异常或治疗无进展等情况 ⑦严格遵医嘱佩戴口外牵引装置及牵引橡皮圈，患者的配合将直接影响矫治效果 ⑧纠正不良口腔习惯，以利于畸形的矫治及效果的维持 ⑨固定矫治器取后一定遵医嘱佩戴保持器，以防畸形的复发	

【并发症的处理及护理】

常见并发症	临床表现	处理
釉质脱矿	牙齿唇（颊）面出现形状不规则的白垩色斑	①轻度釉质脱矿可使用含氟牙膏刷牙和低浓度含氟溶液漱口 ②严重釉质脱矿可以磨除牙齿表面的少许釉质（约0.1mm）后用氟化物处理
牙周组织损害	牙龈红肿、出血、牙龈增生	①有效地刷牙和漱口液漱口 ②牙周洁治 ③牙龈切除术切除部分增生的牙龈

【特别关注】

（1）口腔卫生的保持。

（2）防止脱矿及龋坏。

（3）维护牙周健康。

（4）加强饮食管理。

【前沿进展】

三维数字化正畸诊疗

目前在错𬌗畸形的诊断和治疗中采用的辅助检查主要有X线和螺旋CT、模型、照相检查，这些检查为错𬌗畸形的诊断和治疗提供了重要的依据。但这些检查也有不足之处，一是都只能提供当时的、单一的数据；二是头颅的三维结构通过X线投射到二维结构后有信息失真及信息不全的缺点；三是通过模型的治疗模拟误差较大。三维数字化诊疗是基于螺旋CT、激光牙列扫描仪、颜面三维照相等所采集的三维数据，将患者的颅颌面骨组织、颜面软组织、牙列等三维数据进行整合，为医生提供相对更全面、更准确、实用性强的诊断依据。通过三维数字化治疗设计，模拟治疗方法和治疗效果，更加接近实际操作和疗效，有利于医生制订更科学、更准确的治疗方案，数字化三维诊疗是未来口腔正畸临床发展的趋势。

【知识拓展】

中文口腔正畸学来源

中文口腔正畸学是从英文 orthodontics 翻译而来。而 orthodontics 又源于 orthopedic，是两个希腊字的合成，一个是 *opoos*，表示将弯曲之物拉直，另一个是 *tcdcgiou*，表示儿童，而成为一个新词，有儿童畸形矫正的意思。

orthopedie dentaire 一词最初出自 orthopedie，意为治疗牙齿不齐。1841 年 Lefoul 首先提出 orthodontosie，以后传至美国成为 orthodontia，意思是矫正牙齿的一种手术，在 1849 年 Chapin A Harris 的牙科字典中出现 orthodontics 一字，ortho 是矫正，dons 是牙，tics 是科学，其含义即为矫正牙齿的科学。

orthodontics 在日本译为矫正齿科学，高濱靖英教授在《自律齿科矫正法》一书中，对"矫正"两字作了十分有趣的诠释。他认为"矫"字由"矢"及"乔"组成，"乔"字又是由"矢"和"高"合成，"夭"字的顶部有弯曲的形状，因而"矫"字具有以矢把顶部弯曲弄直的意思，"正"字，原意是止于一，可以把一看作开始，是数的开始，物的来源，事的根本。"矫正"就成为"变弯曲为正直，还事物本来面目"，正畸与矫形含义一样，即矫正畸形。

（刘漫丽）

第十一章 口腔颌面外科门诊患者的护理

第一节 口腔颌面外科门诊常用器械及药物

一、拔牙器械

名称	用途
牙钳 （图 11-1）	夹持牙冠及牙颈部分，将牙齿拔出
牙挺 （图 11-2）	直挺用于断裂牙周膜和挺松牙根的作用；根挺和三角挺用于残根、断根的拔出
牙龈分离器 （图 11-3）	用于分离牙龈
双头刮匙 （图 11-4）	用于刮除牙槽窝内的肉芽组织、异物、碎片等
颊拉钩 （图 11-5）	用于牵拉患者口角及牙龈瓣
高速涡轮机 （图 11-6）	用于切割牙冠、分根、去骨和去除阻生牙冠的阻挡等
一次性吸引器（图 11-7）	用于牵拉口角，吸除患者口内及牙槽窝内的血液、肉芽组织、牙齿及牙齿碎片等，使术野保持清晰
开口颌垫、开口器 （图 11-8）	放入一侧后磨牙区，撑开后固定

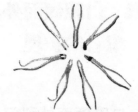

上、下颌牙钳

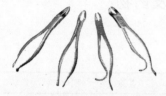

上颌牙钳

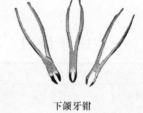

下颌牙钳

图 11-1 牙钳

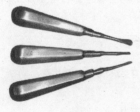

根挺

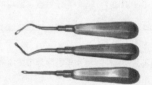

根尖挺

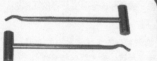

图 11-2 牙挺

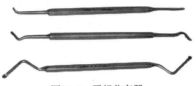

图 11-3 牙龈分离器

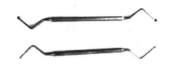

图 11-4 双头刮匙

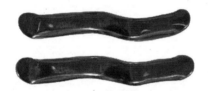

图 11-5 颊拉钩

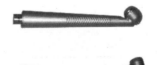

图 11-6 高速涡轮机

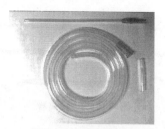

图 11-7　一次性吸引器

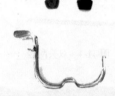

图 11-8　开口颌垫、开口器

二、牙槽骨修整器械

名称	用　途
骨膜分离器（图 11-9）	用于分离骨
骨凿（图 11-10）	分大、中、小三种，用于去骨或凿平突出的骨尖
骨锉（图 11-11）	用于挫平骨尖
咬骨钳（图 11-12）	用于咬平突出的骨尖

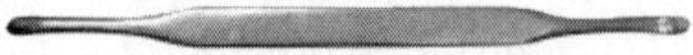

图 11-9　骨膜分离器

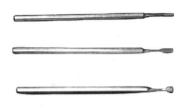

图 11-10　骨凿

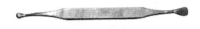

图 11-11　骨锉

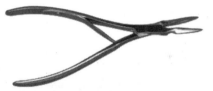

图 11-12　咬骨钳

三、小手术器械

名称	用　途
手术刀	用于切开皮肤和脏器
剪刀	用于剪去多余的或坏死的软组织、肌肉以及线头等
止血钳	用于止血，有齿的可用于提起皮肤；无齿的分离皮下组织
持针器	用于夹持缝合针
缝线针	圆针用于黏膜缝合，三角针用于皮肤缝合
缝线	缝合伤口

四、口腔外科常用药物

（一）麻醉药品

名称	用　途
利多卡因	有较强的组织穿透性和扩散性，维持时间较长，用于阻滞麻醉和表面麻醉
阿替卡因	用于局部浸润或神经阻滞麻醉，口腔黏膜下注射给药，特别适用于涉及切骨及黏膜切开的外科手术过程对其他麻醉药物不敏感时选用，效果明确
丁卡因	用于表面麻醉
肾上腺素	加入局部麻醉药液中，延缓吸收，加强镇痛效果，延长局部麻醉时间，降低毒性反应，以及减少术区出血

（二）冲洗用药

名称	用　途
3% 过氧化氢	具有防腐、除臭和清洁作用，用于各类冲洗、清创
生理盐水	用于口腔外科各类冲洗、换药、清创、创面擦拭等
1% 碘甘油	治疗冠周炎，有收敛、消毒作用

（三）其他药品

名称	用　途
地塞米松	消炎、预防局部肿胀
庆大霉素	多为外伤后脱位牙的抗菌处理
10% 碘酊	主要用于手术中烧灼角化囊肿囊壁，防止复发
明胶海绵	用于牙科手术等表浅性止血
碘仿纱条	用于感染伤口填塞

第二节　口腔颌面外科门诊护理操作技术

一、药物过敏试验

在进行药物过敏试验前，应备好肾上腺素、氧气等急救药物和用品，以防发生意外。

项目	操作方法	过敏反应处理措施
利多卡因过敏试验	①2% 利多卡因 0.1ml 加生理盐水稀释至 1ml ②取稀释液皮内注射 0.1ml，20 分钟后看结果 ③阳性：皮丘隆起增大，出现红晕，直径大于 1cm，周围有伪足伴局部痒感	三种药物过敏试验抢救措施与青霉素过敏抢救方法同为： ①立即停药，患者平卧位，松解衣领，报告医生，就地抢救 ②皮下注射 0.1% 盐酸肾上腺素 1ml，小儿酌减，如无效每隔半小时可重复注射该药 0.5ml
破伤风（TAT）过敏试验	①用 1ml 注射液取 TAT 药液（1500U/ml）0.1ml，加生理盐水稀释至 1ml（1ml 内含 TAT 150U） ②取上液皮内注射 0.1ml（内含 TAT15U），20 时分钟后判断皮肤结果 ③阳性判定：皮肤红肿，硬结直径大于 1.5cm，红晕范围直径超过 4cm，有时出现伪足或有痒感，全身过敏性反应与青霉素类似	③给予氧气吸入，必要时进行人工呼吸，并肌内注射尼可刹米、洛贝林，可插入气管导管，喉头水肿导致窒息时可行气管切开 ④静脉注射地塞米松 5～10mg 或静脉滴注氢化可的松 200～400mg 加 5%～10% 葡萄糖溶液；应用抗组织胺类药，肌内注射盐酸异丙嗪 25～50mg 或苯海拉明 40mg ⑤扩充血容量，静脉滴注 10% 葡萄糖，血压不回升遵医嘱给予多巴胺或去甲肾上腺素

续表

项目	操作方法	过敏反应处理措施
破伤风脱敏注射法	①取原液 0.1ml 加生理盐水 0.9ml ②取原液 0.2ml 加生理盐水 0.8ml ③取原液 0.3ml 加生理盐水 0.7ml ④将余量稀释至 1ml ⑤按上述每隔 20 分钟肌内注射一次	⑥若呼吸心搏骤停,立即行心肺复苏抢救 ⑦密切观察病情,记录患者生命体征、神志和尿量等病情变化

二、换药

项目	护理内容	注意事项
用物准备	治疗盘 1 个,消毒用品一套,引流条,纱布,胶布	①交待下次换药时间
方法	①洗手、戴口罩,先换清洁伤口,后换污染伤口 ②轻轻地揭去敷料,由内向外消毒皮肤,污染伤口由外向内消毒。用盐水棉球或皮肤创面冲洗消毒液沾去伤口脓液	②在换药中要仔细观察伤口,是否有坏死组织和异物、肉芽组织是否健康、引流是否通畅、肿胀是否减轻、分泌物是否减少等,并及时记录 ③视伤口深度,置入合适的引流条,而后覆盖纱布固定

三、拆线

项目	护理内容	注意事项
用物准备	治疗盘 1 个,镊子 2 把,线剪 1 把,消毒用品一套	①注意观察伤口愈合情况,如果愈合欠佳,可间断拆线
方法	①伤口缝线周围消毒,口内伤口应隔离口水 ②左手用镊子夹住线头,并拉出少许,右手持剪刀紧靠皮肤剪断缝线,从对侧抽出缝线 ③再次消毒创口,视愈合情况考虑是否包扎	②防止线头遗留

第三节 颌面外科门诊手术治疗与护理

一、牙再植术的护理

（一）概述

牙再植术包括植入牙、移植牙、种植牙三种。

（二）适应证

牙齿撕脱性损伤。

（三）禁忌证

1. 心脏病 以下情况应视为牙再植禁忌证或暂缓手术治疗。

（1）有心脏病史，半年内有复发。

（2）近期心绞痛频繁发作。

（3）心脏病合并高血压者，应控制血压至150/100mmHg 以下再行牙再植术。

2. 高血压 血压高于 180/100mmHg 者，服用降压药控制后再植牙，异常血压最好在监护下进行牙再植术。

3. 糖尿病 空腹血糖控制在 7mmol/L 以下再行牙再植术。

4. 造血系统疾病 长期使用抗凝药物者，应检查凝血，了解凝血时间和功能。

5. 非合作儿童、精神类疾患者 应在镇定麻醉下进行牙再植术。

（四）护理

1. 主要护理问题

（1）焦虑：与患者对手术的恐惧，担心愈后有关。

（2）知识缺乏：与缺乏牙再植术的相关知识及治疗方案有关。

（3）舒适的改变：与疼痛有关。

（4）潜在并发症：术区出血、术后感染。

2. 护理目标

（1）患者焦虑程度减轻，配合医护治疗及护理。

（2）患者了解牙再植术的相关知识及治疗方案，正确认识牙再植的效果。

（3）患者诉说不适感减轻或消失。

（4）术后未发生相关并发症，或并发症发生后能得到及时治疗与处理。

3. 术前护理措施

项目	护理内容
心理护理	①热情接待患者，解释牙再植的手术方法、注意事项 ②教会患者自我放松的方法 ③针对患者个体情况进行心理护理
器械准备	常规器械和固定器械
患者准备	①询问有无药物或其他过敏史、有无其他全身疾病等 ②协助医生完善相关术前检查 ③遵医嘱协助患者签手术同意书 ④帮助患者取正确舒适的治疗体位
离体牙处理	①用手或上前牙钳夹住牙冠，用冲洗器抽吸好生理盐水冲洗 牙根的表面污垢，如果污物附着在根面不易冲洗掉，可用湿纱布沾生理盐水小心轻柔地把污物蘸掉，注意不要损伤牙周膜 ②将清洗好后的离体牙浸泡于无菌生理盐水中备用
术区护理	①检查脱位牙槽窝及周围的情况 ②口腔卫生不好者应洁治

4. 术中护理措施

项目	护理内容
病情观察	随时监测生命体征,如为外伤患者,应首先确认全身状况,如:是否有头晕、恶心、呕吐和短暂意识丧失等。如发现有颅脑损伤等情况,应暂缓牙科治疗,首先救治危及生命的全身损伤
传递器械与吸唾	①检查脱位牙槽窝及周围软组织创伤的情况 ②口腔卫生不好者应洁治。必要时术前30分钟可给予阿托品类药物,以减少唾液的分泌 ③再植牙固定一般选相邻左右各两颗牙作为固定基牙,采取弹性固定方式,目前临床最常应用弹力纤维、钛链、托槽等固定装置
调𬌗	最后检查调整再植牙与对𬌗牙的咬合关系,或使用全牙列𬌗垫,使再植的牙在静止和运动的情况下与对𬌗牙无早接触,以保证再植牙在愈合中不受外力的损伤

5. 术后护理措施

项目	护理内容
辅助检查	协助摄 X 线片,作为以后复查对比
抗生素	嘱患者按时服用抗生素,必要时静脉点滴,以预防感染
口腔护理	保持口腔卫生,用含葡萄糖酸氯己定和甲硝唑等成分的漱口水漱口,术后即可用软毛牙刷刷牙
饮食护理	术后 1 周内进流食,2 周后过渡为软食,1 个月后改为普食
术后复诊	①术后每 2 周复诊 1 次,监测牙固定情况和咬合是否正常等,根据再植牙的具体情况进行相应的牙髓处理,并根据患者情况及时调整 ②牙离体时间< 60min 且牙保存在某种生理介质中,则在术后 2 周拆除牙固定装置;如果牙离体时间> 60min 且处于干燥状态保存,则在术后 4 周拆除牙固定装置

【并发症及处理】

常见并发症	临床表现	处理
牙髓坏死	①患牙一般没有自觉症状 ②可见有牙冠变色，呈暗黄色或灰色，失去光泽 ③牙冠可存在深龋洞或其他牙体硬组织疾患，或是有充填体、深牙周袋等。也可见有完整牙冠者 ④牙龈红肿、窦道等根尖周炎症	①无症状者保存患牙 ②根管治疗
牙髓腔变窄或消失	①发生率占牙脱位的 20% ～ 25%。牙髓腔内钙化组织加速形成，是轻度牙脱位的反应，严重的牙脱位常导致牙髓坏死 ②牙根未完全形成的牙受伤后，牙髓常能保持活力，但也更易发生牙髓腔变窄或闭塞	①无症状者不处理 ②根管治疗
牙根外吸收	①坏死牙髓的存在能促使牙根的吸收 ②牙根吸收最早在受伤 2 个月后发生 ③约有 2% 病例并发牙内吸收	及时摘除坏死牙髓并用氢氧化钙制剂充填根管
边缘性牙槽突吸收	嵌入性和脱出性脱位牙特别易丧失边缘牙槽突	

【特别关注】

（1）手术后饮食护理。

（2）术后并发症的早期观察及处理。

（3）术后固定器保持方法。

（4）术后刷牙方法。

【前沿进展】

采用弹性固定行牙再植趋势

应用弹力纤维、弹性钛链及托槽等材料，对脱落牙进行再植和固定。这种弹性固定方法既能较准确固定再植牙，又能保持牙齿生理动度，避免坚固固定引起的牙根吸收，效果好，成功率高，对周围组织损失小，术后并发症少，值得在临床广泛应用。

【知识拓展】

挽救儿童受伤脱落的恒牙

由于刚萌出的恒牙牙周和牙槽骨等牙周组织较脆弱、牙根尚未完全形成、牙根较短，所以儿童在剧烈运动或嬉戏玩耍时，常会因意外的碰撞把牙齿撞掉，即全脱出。脱落后的牙齿不要丢弃，争取牙齿再植。

牙齿再植贵在即刻，一定要分秒必争，要马上找到脱落的牙齿，尽可能不要触碰牙齿的根部，拿着牙冠部，就近用凉开水、生理盐水或自来水冲洗干净后，立即参考邻牙的形状和排列，将脱落牙塞入原来牙窝中，嘱患儿小心地合上嘴，带患儿到医院就诊。或置于口腔舌下的唾液中，也可放入新鲜的牛奶（最好是4℃左右）、生理盐水中。若脱落牙沾满泥土，可用凉开水、生理盐水或自来水冲洗，切勿用力擦洗、用刷子刷或用器械搔刮根面，这样会破坏牙根表面的牙周组织而影响再植效果。不能手拿或用纸、手绢等物品包裹脱落的牙齿就诊，因为牙齿完全脱离牙槽窝后，长时间暴露于空气中，干燥的环境会使牙根面的牙周膜细胞坏死，从牙齿脱落到植回原来牙槽窝中的时间长短，是再植能否成功的关键，时间越短成功率越高。保存好的脱落牙在30分钟内植回牙槽窝中，治疗效果和预后是比较满意的，超过90分钟，成功率就大大降低了。

二、牙拔除术的护理

（一）概述

牙拔除术是口腔颌面外科最基本应用最广泛的手

术，也是治疗某些牙病或由其引起的局部或全身疾病的手段。牙拔除术与其他外科手术一样，能造成局部软硬组织不同程度的损伤，产生出血、肿胀、疼痛等反应以及不同程度的体温、脉搏、血压的波动。另外对患者还可以产生明显的心理影响。因此，护士应充分了解患者的心理状况，做好术前准备工作及术中配合，协助医生完成治疗工作。

（二）适应证

（1）牙体病损：牙体硬组织龋坏严重，采用现有方法无法恢复和利用者。

（2）根尖周病：指不能用根管治疗和根尖切除等方法治愈者。

（3）隐裂牙：牙根纵裂及颌创伤性磨牙根折，过去均属拔牙适应证，现在则应根据具体情况决定拔除或保留。

（4）阻生牙：常发生冠周炎或引起邻牙牙根吸收龋坏者应予拔除。

（5）牙周病：晚期牙周病、牙周骨组织已大部分被破坏，牙极为松动者。

（6）牙外伤：牙根中 1/3 折断者。

（7）错位牙：致软组织创伤而又不能用正畸方法矫正的错位牙，应拔除。

（8）额外牙：使邻牙迟萌、错位萌出、牙根吸收或导致牙列拥挤并影响面容美观的额外牙，应予拔除。

（9）埋伏牙：引起邻牙疼痛及牙根吸收时，应予拔除。

（10）滞留牙：影响恒牙萌出者，应拔除。

（11）治疗需要：因正畸治疗需要进行减数的牙，因义齿修复需要拔除的牙囊肿，良性肿瘤累及的牙，恶性肿瘤放疗前，为预防并发症而需要拔除的牙。

（12）骨折累及的牙：因颌骨骨折或牙槽突骨折所累及的牙，应根据牙本身的情况决定尽可能保留。

（13）髓壁内吸收牙。

（14）融合牙及双生牙。

（三）禁忌证

（1）心脏病：以下心脏病情况为拔牙禁忌证或暂缓拔牙。

1）有近期心肌梗死病史。

2）近期心绞痛频繁发作。

3）心功能Ⅱ～Ⅲ级或有端坐呼吸、发绀、下肢水肿等症状。

4）心脏病合并高血压者，应控制血压后再拔牙。

5）三度或二度Ⅱ型房室传导阻滞，双束支阻滞、阿斯－综合征病史者。

（2）高血压：血压高于 180/110mmHg 者，服用降压药，血压控制在 150/100mmHg 以下再拔牙，异常血压最好在监护下进行牙拔除术。

（3）造血系统疾病：严重贫血者、白细胞减少症、白血病、恶性淋巴瘤、出血性疾病等患者。

（4）糖尿病：空腹血糖 > 8.88mmol/L，糖尿病严重者，暂缓拔牙，空腹血糖控制在 7mmol/L 以下为宜。

（5）甲状腺功能亢进者：拔牙应在本病控制后，静息脉搏在 100 次 /min 以下，基础代谢率在 +20% 以下方可进行。

（6）肾脏疾病。

（7）急性肝炎应暂缓拔牙。

（8）妊娠和月经期应暂缓拔牙。

（9）感染急性期。

（10）恶性肿瘤。

（11）长期使用抗凝药物停药待凝血酶原时间恢复接近正常时方可拔牙。

（12）长期使用肾上腺皮质激素治疗。

（13）神经精神疾患采取相应的治疗后，方可拔牙。

（四）护理

1. 主要护理问题

（1）焦虑/恐惧：与患者对拔牙的恐惧、担心预后有关。

（2）舒适的改变：与疼痛有关。

（3）潜在并发症：术区出血、术后感染等。

2. 护理目标

（1）患者焦虑/恐惧程度减轻，配合治疗及护理。

（2）患者诉说不适感减轻或消失。

（3）术后未发生相关并发症，或并发症发生后能得到及时治疗与处理。

3. 术前护理措施

项目	护理内容
心理护理	①解释拔牙手术的手术方式、注意事项及术后反应 ②鼓励患者表达自身感受，减轻患者紧张情绪 ③教会患者自我放松的方法，分散注意力、呼吸放松等方法 ④针对个体情况进行针对性的心理护理
术前常规准备	①询问患者病史：有无药物或其他过敏史、患者有无全身疾病，术前监测患者的生命体征和血压是否正常 ②协助完善相关术前检查：拍牙片、血常规检查等 ③必要时术前进行麻醉药物或抗生素皮试过敏试验 ④签手术同意书：向患者及家属介绍术中可能发生的情况，取得患者及家属的合作 ⑤协助患者采取正确的治疗体位：系上胸巾、调节椅位和灯源，拔除上颌牙时，患者头部应稍后仰，张口时上颌牙的𬌗面与地面呈45°，拔除下颌牙时，患者张口时下颌牙的𬌗平面与地面平行

续表

项目	护理内容
术前常规 准备	⑥术区准备：检查患者口腔黏膜及口腔情况、有无义齿等， 并协助患者用漱口液漱口，消毒术区，并准备麻醉药物
用物准备	①一次性口腔器械盘 ②局麻药：2%利多卡因注射液5ml或阿替卡因肾上腺素注 射液1.7ml
器械准备	①牙龈分离器 ②牙挺 ③牙钳 ④刮匙或其他特殊器械

4. 术中护理措施

项目	护理内容
护士体位	护士应位于患者左侧，及四手操作法中2～4点的工作位
术中配合	护士严格遵守和执行无菌技术操作，准确传递器械，应适时 调节灯光，保证术野清晰，并及时吸出唾液、血液
观察病情	密切观察患者病情变化，如患者的意识、呼吸、面色等，如 果发现异常，及时报告医生，并配合处理
术中告知	需要增隙、去骨或劈开时，要告知患者，使其有思想准备。 若为下颌牙齿，需用左手拖住患侧下颌角处，以保护颞颌 关节。根据手术需要，采用增隙法、闪击法、冲击法等不 同的击锤方法

5. 术后护理措施

项目	护理内容
病情观察	拔牙区有无出血、患者有无不适等症状
整理用物	清洁治疗台
心理护理	介绍拔牙后的注意事项、饮食以及可能出现的并发症及处理 方法等

续表

项目	护理内容
健康宣教	①术后棉球压迫止血半小时，如果出现出血量多，颜色暗红，可能为术后出血需要到医院就诊止血 ②术后1小时可进温凉软食，不宜吃太热、太硬的食物，避免患侧咀嚼 ③拔牙后24小时内不刷牙，不能用力漱口，可以喝水，勿用舌舔伤口，以免破坏牙窝内血凝块，影响伤口愈合。24小时内可以冰敷颊部，可以减轻疼痛及肿胀等不适 ④术后当天出现逐渐肿胀，连续加重，至第三天后肿胀达到顶峰，第四天开始逐渐消退，四天后基本恢复正常 ⑤若有缝线，一周以后拆线 ⑥拔牙术后当天进流食或半流食，第二天半流食，三天后基本可以正常饮食，少食辛辣刺激和活血化瘀的食物 ⑦拔牙后伴随肿胀会出现张口受限，一般1～2周后可自行缓解。如果张口受限程度较重，可以理疗。无效时来诊 ⑧拔牙术后可能出现发热现象，一般不超过38℃，多饮水可自行消退，无需特殊治疗

【并发症及处理】

常见并发症	临床表现	处理
反应性疼痛	拔牙处疼痛	①尽量减少手术创伤 ②保持口内血凝块 ③适当给予口服镇痛剂
术后肿胀	拔牙部位肿胀，质地松软有弹性	①切口尽量不要越过移行沟底 ②缝合不要过紧 ③术后术区冷敷、加压包扎 ④必要时肾上腺皮质激素与麻醉药混合后术区局部注射 ⑤已发生肿胀者，应给予抗生素预防感染

续表

常见并发症	临床表现	处理
开口困难	开口受限	①尽量减少手术创面 ②热含漱 ③理疗
出血	①原发性出血：拔牙当日，取出压迫棉球后，牙槽窝仍有活动性出血 ②继发性出血：当日无出血，因其他原因引起出血	①了解患者全身情况，必要时做血液相关检查 ②原发性出血首先用棉球或明胶海绵压迫止血，半小时后仍有出血者可用双极电凝止血 ③继发性出血采用局部搔刮、缝合方法 ④广泛性渗血或出血不止者可用碘仿海绵、止血纱布或碘仿纱条等填塞
感染	①创口不适 ②炎性肉芽组织增生 ③脓性分泌物	①局麻下，彻底搔刮冲洗，去除异物及肉芽组织 ②严重者切开，引流出脓液，结合抗菌药物
干槽症	①拔牙后2～3天剧烈疼痛，并向耳颞部下颌下区或头顶部等放射 ②一般镇痛药物不能止痛 ③腐臭味强烈	①彻底清创 ②3%过氧化氢液棉球反复擦拭 ③生理盐水冲洗牙槽窝 ④碘仿纱条填入拔牙创口
皮下气肿	①局部肿胀 ②无压痛 ③有捻发感	以预防为主，皮下气肿可缓慢自行吸收

【特别关注】

（1）术前患者的检查和准备。

（2）术后患者饮食护理。

（3）术后并发症的早期观察及处理。

【前沿进展】

牙拔除术微创化趋势

应用微动力技术，在患者基本没有痛感的状态下去除骨组织、分割牙齿，拔除阻生智齿及其他比较难拔除的患牙，这种方法对周围组织的损伤小，不会损伤邻近的牙齿。

近几年，随着微创概念进入口腔医疗领域，微创拔牙开始应用于临床。所谓微创拔牙是指拔牙操作中不使用骨凿和牙挺对患牙进行劈开和撬动，而是用专用的高速涡轮机头（反角式）和专用长钻针先将牙冠和牙根分开取出牙冠，再用微创拔牙刀切断牙周膜，挤压牙槽骨，从而轻柔地拔除牙根。这种操作不需要用牙挺撬动的力量，微创拔牙刀刀刃锋利，可切断牙周膜，非常容易接触需要拔除的牙齿或残根，保护牙槽骨的完整性，损伤极小，拔牙创口可以很快愈合，从而减轻了患者的疼痛感和畏惧感，提高患者对治疗的认同感和对医生的信任度，对改善医患关系具有促进意义。

【知识拓展】

牙医发展史

牙医的开始早在中世纪（500～1000年）的欧洲医学中，那时的外科和牙科手术，一般都是由受过教育的僧侣实行。理发师经常协助僧侣手术，因为理发师去寺庙替僧侣剃头用的工具（理发尖刀和剃须刀）有利于手术。在1130～1163年，教皇法令禁止僧侣从事任何类型的手术和拔牙。1400年皇家法令禁止在法国理发师练习所有外科手术以及拔牙。1530年由 Artzney Buchlein

编写的《各种牙齿疾病大全》，是历史上第一本完全用于牙科的书，并在德国出版。该书主要是为外科医生而著，它包括许多实际问题，如口腔卫生、拔牙、钻孔的牙齿和安置填料的黄金等方法。被称为外科之父的法国人 Ambrose Pare 在 1575 出版《全集》一书。这本书更全面地介绍了牙医拔牙和治疗蛀牙及颌骨骨折等实用信息。而中国早在 700 年医疗文案就提及使用一种叫"银浆"的混合物治疗牙科疾病。在古代拔牙，由于没有麻醉剂，患者承受了不少痛苦，直到 1844 年美国一名牙科医生荷瑞斯。威尔斯将氧化亚氮吸入用于拔牙术，获得良好的效果，从而减轻了患者的痛苦。

三、颌间固定术的护理

（一）概述

颌间固定是指利用牙弓夹板将上下颌牙齿固定在一起的方法，是颌面外科最常用的固定方法。它的优点是能使移位的骨折段保持在正常咬合关系上愈合。

（二）适应证

上、下颌骨骨折、下颌骨植骨及颌骨畸形手术后。

（三）禁忌证

（1）合并颅脑及其他脏器损伤者，应先救命，后治伤。

（2）心脏病、高血压、糖尿病患者未得到控制者。

（四）护理

1. 主要护理问题

（1）疼痛：外伤后伤口疼痛。

（2）组织完整性缺损：外伤致皮肤黏膜破损骨折。

（3）吞咽困难：疼痛、咬合错乱、下颌制动。

（4）舒适的改变：与疼痛有关。

（5）潜在并发症：术区出血，术后感染等有关。

（6）焦虑、恐惧：与患者突然遇到伤害、担心预后有关。

2. 护理目标

（1）疼痛减轻或消失。

（2）皮肤黏膜及骨折处愈合。

（3）恢复正常咬合关系和功能。

（4）患者诉说不适感减轻或消失。

（5）术后未发生相关并发症，或并发症发生后能得到及时治疗与处理。

（6）患者焦虑/恐惧程度减轻，配合治疗及护理。

3. 术前护理措施

项目	护理内容
器械准备	一次性治疗盘、金属丝、正畸托槽、钢丝剪、钳成品牙弓夹板等
术前常规准备	①询问患者疾病史，有无药物过敏史 ②患者的生命体征，患牙所致的疼痛、咀嚼功能障碍等 ③协助完善相关术前检查、化验，如有传染性疾病做好防护工作 ④做好心理护理 ⑤术前清洁牙，如有软组织损伤时先进行清创处理 ⑥协助患者采用正确的治疗体位 ⑦调整好灯光，保证光源集中在手术视野

4. 术中护理措施

项目	护理内容
术中配合	严格遵守和执行无菌技术操作，主动准确地传递器械
观察病情	观察患者病情变化，发现异常，立即停止操作，配合医生处理

5. 术后护理措施

项目	护理内容
疼痛护理	观察患者颌间固定术疼痛情况，必要时口服止痛药
口腔护理	①观察患者口腔黏膜完整性，有无因结扎丝造成的破损 ②观察患者牙龈有无充血、水肿、破损，避免牙弓夹板捆绑太紧 ③观察患者的颌间固定位置是否正常，有无松脱，组织有无移位，咬合关系是否正常，发现异常及时报告医生 ④保持口腔卫生，口腔冲洗 3 次 / 天
营养护理	①应提供含有高蛋白质、高维生素的饮食，可选用流食，如肠内营养粉剂、豆浆、鱼汤、肉汤、蔬菜汤等，半流质饮食可选用豆腐、肉松、鱼松、粥、面条等 ②必要时鼻饲饮食，代金管流质饮食
健康宣教	①颌间固定时间一般为 4～6 周，禁忌用力咀嚼 ②颌间固定患者出院后可用儿童牙刷清洁口腔，进食后清洁口腔 ③拆除固定装置后需进行张口训练、促进功能的恢复

【**特别关注**】

（1）患者口腔黏膜完整性。

（2）患者牙龈有无充血、水肿、破损。

（3）颌间固定位置、咬合关系是否正常。

【**前沿进展**】

颌间牵引钉的应用

牙弓夹板作为一种传统的颌间牵引固定方法已经在临床上得到广泛应用，但使用牙弓夹板作颌间牵引固定存在以下缺点，如术前使用患者疼痛难忍，术中捆扎牙弓夹板又会造成手术时间的延长，所以目前临床上常在术中安置颌间牵引钉，是在牙槽骨上植入纯钛的专用牵引钉，之后用橡胶圈交叉牵引，借助外力作用，对抗口内升、降颌肌群的张力而达到正常的颌位关系。颌间牵引钉的使用既不会延长手术时间，又减轻了患者的痛苦，并且利于术后口腔卫生的保持。

（高玉琴）

第十二章　口腔颌面部感染患者的护理

第一节　口腔颌面部感染概论

一、概述

感染（infection）是指各种生物性因子在宿主体内繁殖及侵袭，在生物因子与宿主相互作用下，导致机体产生以防御为主的一系列全身及局部组织反应的疾患。

口腔颌面部的解剖特点　由于口腔颌面部位于消化道与呼吸道的起端，通过口腔和鼻腔与外界相通。由于口腔、鼻腔、鼻旁窦的腔隙，牙、牙龈、扁桃体的特殊解剖结构和这些部位的温度、湿度均适宜细菌的寄居、滋生与繁殖，因此，正常时即有大量的微生物存在；此外，颜面皮肤的毛囊、汗腺与皮脂腺也是细菌最常寄居的部位，在这些部位遭受损伤、手术或全身抵抗力下降等因素影响下，均可导致正常微生物生态失调的内源性或外源性感染的发生。

颜面及颌骨周围存在较多相互连通的潜在性筋膜间隙，其间含疏松的蜂窝结缔组织，形成感染易于蔓延的通道，加之颜面部血液循环丰富，鼻唇部静脉又常无瓣膜，致使在鼻根至两侧口角区域内发生的感染易向颅内扩散而被称为面部的"危险三角区"。

面颈部具有丰富的淋巴结，口腔、颜面及上呼吸道感染，可顺应淋巴引流途径扩散，发生区域性的淋巴结炎，特别是儿童淋巴结发育尚未完善，感染易穿破淋巴结被膜，形成结外蜂窝织炎。

二、感染途径

口腔颌面部感染的途径主要有以下 5 条：

1. 牙源性 病原菌通过病变牙或牙周组织进入体内发生感染者，称谓牙源性感染。牙源性途径是口腔颌面部感染的主要来源。

2. 腺源性 面颈部淋巴结感染可穿过淋巴结被膜向周围扩散，引起筋膜间隙的蜂窝织炎。

3. 损伤性 继发于损伤后发生的感染。

4. 血源性 机体其他部位的化脓性病灶通过血液循环形成的口腔颌面部化脓性病变。

5. 医源性 医务人员操作未严格遵守无菌技术造成的继发性感染称为医源性感染。

三、病原菌

（1）需氧菌；

（2）厌氧菌属；

（3）其他：结核杆菌、梅毒、放线菌等。

四、诊断要点

（一）临床表现

1. 局部症状 局部表现为红、肿、热、痛和功能障碍、引流区淋巴结肿痛等典型症状。

2. 全身症状 患者畏寒、发热、头痛、全身不适、乏力、食欲减退、尿量减少、舌质红、苔黄、脉数等。

（二）辅助检查

（1）实验室检查白细胞总数增高，中性粒细胞比例上升，核左移等。

（2）穿刺法。

（3）面部 B 超或 CT 辅助检查。

（4）脓液的涂片及细菌培养。

（5）颌骨 X 线摄片。

五、治疗

1. 局部治疗 局部外敷中草药。

2. 手术治疗 手术切开引流。

3. 全身治疗 针对性地给予抗菌药物，维持水电解质平衡，减轻中毒症状。

第二节 智牙冠周炎患者的护理

一、概述

智牙冠周炎是指成人第三磨牙萌出不全或阻生时，牙冠周围软组织发生的炎症。临床上以下颌智牙冠周炎多见，故主要介绍下颌智牙冠周炎。

二、病因

（1）由于人类进化原因。

（2）食物碎屑极易嵌塞于盲袋内引起。

（3）当冠部牙龈因咀嚼食物而损伤形成溃疡。

（4）全身抵抗力低下。

三、诊断要点

（一）临床表现

（1）炎症初期，一般患者全身无明显反应，患者自觉患侧磨牙后区肿痛不适，进食、咀嚼、吞咽活动时，疼痛加重。

（2）病情发展，局部可呈自发性跳痛或沿耳颞神经分布区出现放射性疼痛。

（3）当感染侵及咀嚼肌时，出现不同程度的张口受限，甚至出现"牙关紧闭"。

（4）口腔不清洁，龈袋有分泌性口臭。

（5）全身症状可有不同程度的畏寒、发热、头痛、全身不适。

（二）辅助检查

（1）实验室检查；

（2）X线摄片。

四、治疗

（一）局部冲洗

智齿冠周炎治疗以局部冲洗为重点。常用冲洗液为生理盐水，1%～3%过氧化氢溶液等反复冲洗龈袋至冲洗液清亮为止。擦干局部，用探针蘸少许碘甘油入龈袋，每日1～3次。

（二）全身治疗

针对性地给予抗菌药物和全身支持治疗。

（三）切开引流术

脓肿形成后，应及时切开引流。

（四）冠周龈瓣切除术

急性炎症消退后，对可能萌出牙位正常的智牙，在局麻下行智牙冠周龈瓣切除术，消除盲袋。

（五）下颌智牙拔除术

炎症控制后，对于必须拔除的下颌智牙，应尽早拔除。

五、护理

（一）主要护理问题

1. 急性疼痛 与炎症反应有关。

2. 吞咽障碍 与吞咽疼痛有关。

3. 语言沟通障碍 与局部疼痛肿胀、张口受限有关。

4. 口腔黏膜受损 与局部疼痛肿胀、张口受限，长期禁食、口腔不洁有关。

5. 知识缺乏 缺乏冠周炎疾病早期预防及治疗相关知识。

（二）护理目标

（1）患者疼痛减轻或消失。

（2）恢复正常的吞咽功能和语言交流。

（3）口腔清洁卫生，无不适感。

（4）患者能叙述预防冠周炎发生的有关知识。

（5）情绪稳定能树立战胜疾病的信心，配合治疗和护理。术前护理措施、术后护理措施、并发症及处理与牙拔除术同。

【特别关注】

（1）术前患者的检查和准备；

（2）术后患者饮食护理；

（3）术后并发症的早期观察及处理。

【前沿进展】

笑气吸入清醒镇静法下实施心电监护拔牙术趋势。

高血压、心脏病等心血管病患者拔牙时有一定的危险性，心电监护下拔牙可以有效降低危险的发生。而通过大量的研究调查发现，心血管病患者拔牙的危险多是由于紧张害怕而引起的，紧张害怕可导致心率波动、血压上升、心律不齐、心肌缺血等，严重者可以导致死亡，正是这一特殊性使得医患双方面临较大的压力。而笑气是无刺激性气体，不增加气道分泌物，对呼吸几乎无影响，无肌肉松弛作用，患者自主呼吸，保护性反射活跃；在不缺乏氧气的情况下，笑气对心脏、血管几乎无影响。笑气清醒镇静法下实施心电监护拔牙术减轻了患者的焦虑和紧张不安，使其在清醒、放松、舒适的情况下配合治疗，减轻压力，对于不愉快的经历有一定的遗忘作用，该法安全、有效、危险性小，可在临床推广应用。

【知识拓展】

智齿

现代人类的颌骨，由于退化造成牙骨量不调，常是牙量大于骨量，颌骨不能容纳32个牙齿，因此，智齿的埋伏、阻生、错位、牙体畸形等，殊为常见。殷代人的$\frac{8|8}{8|8}$4个智齿，位置及形状正常者多在90%以上。错位者极少，在20岁以上的殷代个体中，70%～85%以上的智齿已经萌出，这和现代人的情况是完全不同的。

第三节　口腔颌面部间隙感染

一、概述

口腔、颜面、颈部深面的知名解剖结构，均有致密的筋膜包绕。这些筋膜之间又有数量不等而彼此连续的疏松结缔组织或脂肪组织填充。由于感染常沿这些阻力薄弱的结构扩散，故将其视为感染发生和扩散的潜在间隙。临床上根据解结构和感染部位，将其分为 11 种不同名称的间隙感染，包括眶下间隙感染、颊间隙感染、颞下间隙感染、颞间隙、咬肌间隙感染、翼下颌间隙感染、舌下间隙感染、咽旁间隙感染、下颌下间隙感染、颏下间隙感染、口底多间隙感染。

由于间隙和解剖部位各异，感染涉及间隙的多寡不一，以及感染来源和病原菌的不同，每个病员的局部及全身表现也各具特征，治疗方法自然也各有侧重，临床上需区别对待，但对下面就各间隙的临床特点及局部处理原则予以分别叙述。

二、病因

（一）眶下间隙感染

（1）上颌尖牙及第一前磨牙和上颌切牙的根尖化脓性炎症和牙槽脓肿所致；

（2）上颌骨骨髓炎的脓液穿破骨膜；

（3）上唇底部与鼻侧的化脓性炎症扩散至眶下间隙引起。

（二）颊间隙感染

（1）上、下颌磨牙的根尖脓肿或牙槽脓肿穿破骨膜，浸入颊间隙；

（2）颊部皮肤损伤、颊黏膜溃疡继发感染，或颊、颌上淋巴结的炎症扩散所致。

（三）颞间隙感染

（1）咬肌间隙、翼下颌间隙、颞下间隙、颊间隙感染扩散引起；

（2）耳源性感染、颞部疖痈以及颞部损伤继发感染。

（四）颏下间隙感染

（1）从相邻间隙，如翼下颌间隙等感染扩散而来；

（2）可因上颌结节、卵圆孔、圆孔阻滞麻醉时带入感染；

（3）由翼下颌间隙等或拔牙后感染引起。

（五）咬肌间隙感染

（1）主要来自于下颌智齿冠周炎，下颌磨牙的根尖周炎、牙槽脓肿；

（2）亦可相邻间隙如颏下间隙感染扩散；

（3）偶有因化脓性腮腺炎波及者。

（六）翼下颌间隙感染

（1）下颌智牙冠周炎及下颌磨牙根尖周炎症扩散所致；

（2）下牙槽神经阻滞麻醉消毒不严格或拔下颌智齿创伤过大，也可引起翼下颌间隙感染；

（3）相邻间隙，如颏下间隙、咽旁间隙炎症也可波及。

（七）舌下间隙感染

（1）下颌牙的牙源性感染；

（2）口底黏膜损伤、溃疡；

（3）舌下腺、下颌下腺导管的炎症等。

（八）咽旁间隙感染

（1）多为牙源性，特别是智齿冠周炎；

（2）腭扁桃体炎和相邻间隙感染所致。

（九）下颌下间隙感染

（1）主要来自于下颌智齿冠周炎，根尖周炎、牙槽脓肿；

（2）相邻间隙如颏下间隙感染扩散；

（3）偶有因化脓性腮腺炎波及者。

（十）颌下间隙感染

多发于淋巴结炎症。

（十一）口底多间隙感染

（1）感染可来自下颌牙的根尖周炎、牙周脓肿、骨膜下脓肿等；

（2）下颌下腺炎、淋巴结炎、急性扁桃体炎，口底软组织和颌骨的损伤等。

三、诊断要点

（一）眶下间隙感染

1. 临床表现

（1）眶下区皮肤发红、张力增大，眼睑水肿、睑裂变窄、鼻唇沟消失。

（2）脓肿形成后，眶下区可触及波动感。

（3）不同程度疼痛。

2. 辅助检查

（1）实验室检查；

（2）穿刺方法；

（3）X线摄片。

（二）颊间隙感染

1. 临床表现

（1）肿胀、疼痛为主。

（2）感染波及颊脂体时，可形成多间隙感染。

2. 辅助检查　见眶下间隙感染部分。

（三）颞间隙感染

1. 临床表现

（1）肿胀。

（2）病变区表现有凹陷性水肿、压痛、咀嚼痛和不同程度的张口受限。脓肿形成后，可触及波动感。

（3）深部脓肿可引起骨髓炎，甚至导致脑膜炎、脑脓肿等并发症。

2. 辅助检查　见眶下间隙感染部分。

（四）颞下间隙感染

1. 临床表现

（1）颧弓上、下及下颌支后方微肿，有深压痛，伴有不同程度的张口受限。

（2）同侧眼球突出、运动障碍头痛、恶心等症状时，应警惕海绵窦静脉炎的可能性。

2. 辅助检查　见眶下间隙感染部分。

（五）咬肌间隙感染

1. 临床表现

（1）下颌支及下颌角为中心的咬肌区肿胀、变硬、压痛，伴有明显的张口受限。

（2）不易自行溃破，也不易触及波动感，脓液长期蓄积，易形成下颌支部的边缘性骨髓炎。

2. 辅助检查　见眶下间隙感染部分。

（六）翼下颌间隙感染

1. 临床表现

（1）先有牙痛史，继而出现张口受限、咀嚼食物及吞咽疼痛；

（2）口腔检查可见翼下颌皱襞黏膜水肿，下颌支后缘稍内侧可有轻度肿胀、深压痛。

2. 辅助检查　需穿刺才可确诊。其他见眶下间隙感染部分同。

（七）舌下间隙感染

临床表现

（1）一侧或双侧的舌下肉阜或颌舌沟区口底肿胀，黏膜充血，舌体被挤压抬高、疼痛等。

（2）张口受限和呼吸不通畅。

（3）脓肿形成后在口底可扪及波动。

（八）咽旁间隙感染

1. 临床表现

（1）局部症状表现为咽侧壁红肿、腭扁桃体突出等。

（2）吞咽疼痛、进食困难、张口受限；若伴有喉头水肿，可出现声音嘶哑，以及不同程度的呼吸困难和进食呛咳。

（3）可导致严重的肺部感染、败血症和颈内静脉血栓性静脉炎等并发症。

2. 辅助检查　采用穿刺方法确诊。

（九）下颌下间隙感染

临床表现

（1）下颌下淋巴结炎为早期表现。

（2）下颌下区丰满。

（3）下颌下三角区肿胀，下颌骨下缘轮廓消失，有凹陷性水肿。

（4）可伴有口底后份肿胀，舌体运动疼痛，吞咽不适等症状。

（十）颏下间隙感染

1. 临床表现

（1）早期仅局限于淋巴结的肿大。

（2）颏下三角区皮肤充血、发红肿胀、疼痛等。

2. 辅助检查　见舌下间隙感染部分。

（十一）口底多间隙感染

1.临床表现

（1）化脓性病原菌局部特征与下颌下间隙或舌下间隙蜂窝织炎相似。

（2）腐败坏死性细菌引起的口底蜂窝织炎，则表现为软组织的广泛性水肿，范围可上及面颊部，下至颈部锁骨水平；严重者甚至可到胸上部。

（3）舌体运动受限，语言不清，吞咽困难，更有甚者呼吸困难，不能平卧。

（4）严重的患者，烦躁不安，呼吸短促，口唇青紫、发绀，以致出现"三凹"征，此时有发生窒息的危险。

2.辅助检查 见舌下间隙感染部分。

四、治疗

（一）眶下间隙感染

（1）脓肿未形成之前，局部外敷中药，如六合丹；

（2）脓肿形成，应及时切开引流；

（3）炎症控制后应处理病灶牙。

（二）颊间隙感染

脓肿形成，应及时切开引流

（三）颞间隙感染

（1）切开引流；

（2）发生骨髓炎时，行死骨及病灶清除术。

（四）颞下间隙感染

（1）大剂量抗生素治疗；

（2）切开引流。

（五）咬肌间隙感染

（1）全身应用抗生素；

（2）局部可用物理疗法或外敷中药；

（3）脓肿形成，及时切开引流；

（4）感染控制后，及早对病灶牙进行治疗或拔除。

（六）翼下颌间隙感染

（1）感染初期，全身使用足量的抗生素；

（2）脓肿形成，及时切开引流。

（七）舌下间隙感染

切开引流。

（八）咽旁间隙感染

采用口内或口外切开引流术。

（九）下颌下间隙感染

切开引流。

（十）颏下间隙感染

脓肿形成后，可在颏下肿胀区行切开引流

（十一）口底多间隙感染

（1）静脉应用足量抗生素；

（2）进行全身支持疗法；

（3）积极早期行切开减压及引流术。

五、护理

（一）主要护理问题

1. 急性疼痛　与炎症反应有关。

2. 有体温失调的危险　与疾病有关。

3. 知识缺乏　缺乏眶下间隙感染疾病早期预防及治疗相关知识。

4. 焦虑　担忧预后不佳有关。

5. 舌下间隙感染、咽旁间隙感染、口底多间隙感染 除了：①与眶下间隙感染部分 1、2、3、4、5 同；②体液不足：与吞咽困难，摄入过少有关；③有窒息的危险：与感染引起口底肿胀有关；④口腔黏膜受损：与疾病有关，口腔自洁能力下降。

（二）护理目标

（1）疼痛减轻或消失。

（2）体温恢复正常。

（3）患者能叙述预防眶下间隙感染疾病发生的有关知识。

（4）情绪稳定能树立战胜疾病的信心，配合治疗和护理。

（5）感染控制，无并发症发生。

（6）舌下间隙感染、咽旁间隙感染、口底多间隙感染：①1、2、3、4、5 点与上同；②增加患者的液体摄入量，脱水症状和体征消失；③患者缺氧、呼吸困难症状缓解或消失；④口腔黏膜受损症状缓解或消失。

（三）术前护理措施

项目	护理内容
心理护理	1）解释眶下间隙感染脓手术的必要性、手术方式、注意事项以及该疾病治疗的时间
	2）教会患者增强自身抵抗力战胜疾病的方法
	3）鼓励患者树立战胜疾病的信心
	4）鼓励患者家属和朋友给予患者关心和支持
	给予高蛋白、高热量、高维生素、低脂、易消化、少渣食物
营养胃肠道准备	1）饮食：急诊全麻手术，术前至少禁饮食 4 小时以上；急诊局部麻醉手术，术前禁食即可，但不能空腹手术
	2）口腔清洁：术前清洁口腔
	3）术前排空大小便

续表

项目	护理内容
术前常规准备	1）监测患者生命体征有无异常
	2）询问患者病史：有无药物或其他过敏史、患者有无全身疾病等
	3）必要时术前行麻醉药物或抗生素等药物过敏皮试试验
	4）协助完善相关术前检查：拍片、血常规检查、血糖等
	5）签手术同意书：向患者及家属介绍术中可能发生的情况，取得患者及家属的合作
	6）对于舌下间隙感染、咽旁间隙感染、下颌下间隙感染、颏下间隙感染、口底多间隙感染患者术前应观察患者呼吸情况，必要时给予持续低流量吸氧，床旁备气管切开包和负压引流装置
	7）局部麻醉手术者
	8）护士协助患者采取正确的治疗体位
	9）术区准备：检查患者口腔黏膜及口腔情况、有无义齿等，并协助患者用漱口液漱口，消毒术区，并准备麻醉药物
	10）器械准备：根据手术方式准备器械
	11）整好灯管：保证光源集中在手术野

（四）术后护理措施

项目	护理内容
全麻术后护理常规	1）了解麻醉和手术方式、术中情况、切口和引流情况
	2）患者神志意识观察
	3）持续低流量吸氧
	4）持续心电监护
	5）床档保护防坠床
	6）严密监测生命体征
体位	1）全麻清醒前：去枕平卧位，头偏向一侧
	2）全麻清醒后：半坐卧位
	3）术后第一天后可以下床活动
	注意：活动能力应当根据患者个体化情况，循序渐进，对于年老或体弱患者应当根据本人情况进行活动

续表

项目	护理内容
呼吸道管理及护理	1）严密观察患者的呼吸情况
	2）及时有效抽吸呼吸道内分泌
	3）给予持续低流量吸氧
	4）观察患者口底、舌体肿胀程度以及舌体动度
	5）必要时舌体上缝一针，用线将舌头拉出来，以防患者呼吸困难或窒息
伤口观察及护理	观察伤口有无渗血渗液，及肿胀度等
管道观察及护理	1）输液管保持通畅，留置针妥善固定，注意观察穿刺部位皮肤
	2）观察创口引流条或引流管是否松落
	3）每日更换引流条或引流管，观察引流物的颜色、形状和量
	4）引流条或引流管拔出时间：根据伤口分泌物的颜色、形状和量决定
基础护理	做好定时翻身、患者清洁和口腔护理等工作
健康指导	1）饮食：全麻清醒后 6 小时后，即可用代金管进流质饮食
	2）介绍颌面部间隙感染脓肿切开术后的注意事项
	3）复查：出院后 3 个月复查

【并发症及处理】

常见并发症	临床表现	处理
伤口出血	1）引流条或引流管持续有新鲜血液流出，2h 内引出鲜红色血液 > 100ml 或 12h>250ml	1）保守治疗：用止血、制酸药
	2）伤口敷料持续有新鲜血液渗出	2）保守治疗无效者应及时再行再次手术
伤口愈合不良	1）引流条或引流管内一直有分泌物流出	1）换药
	2）伤口内一直有死骨	2）增加营养
	3）伤口不愈合	3）增加患者体质
眶周肿胀	1）不能眼睛	静脉输入消肿药物三天如：地塞米松注射液等
	2）眶周淤血	

【特别关注】

（1）手术后呼吸保持通畅。

（2）术后定期换药。

（3）术后营养护理。

（4）术后并发症的早期观察及处理。

【前沿进展】

颌面部感染术后患者心理护理新进展

颌面部感染疾病是一种需要长期换药治疗，其治疗时间长，见效慢，因此对于这类患者，常常存在以下几种心理方面的问题：①感染突然发生，患者没有心理准备，易产生焦虑及烦躁，另外患者对于反复检查和治疗，对疾病治疗缺乏信心；②长期的治疗，造成患者家庭的经济负担，另外患者对今后的工作、生活问题，产生种种担忧；③反复的换药、疗效不明显，患者对治疗缺乏信心，有效甚至产生轻生的念头等。而心理护理对感染术后患者尤为重要，帮助患者建立战胜疾病的自信心。因此，心理护理在临床上愈来愈受到重视。

【知识拓展】

口腔颌面外科学的发展历史

公元前 3 世纪，我国最早的医书《内经》中就有关于口腔生理、病理及其与全身疾病关系的记述。西晋（公元 265～316 年）史书就有唇裂修复术的记载，且已为国外学者所引证，这无疑是一个相当大的成就。唐朝医书《千金方》（公元 625 年）中对口腔脓肿就有切开引流的记述，其对颞下颌关节脱位整复手法的描述，基本符合现代解剖生理学的解释。宋朝（公元 960～1279 年）

医书《太平圣惠方》和《圣济总录》中已有牙再植术的内容。在古埃及、古印度、阿拉伯等医学专著中也都有所记载，但是，只有到了近代，伴随着西方产业革命和工业技术的发达，才得到更为广泛的发展。现代西方医学的经验总结，极大地丰富了口腔颌面外科学在实践和理论方面的内容。

第四节　颌骨骨髓炎患者的护理

一、概述

由细菌感染以及物理或化学因素，使颌骨产生的炎性病变，称为颌骨骨髓炎。根据颌骨骨髓炎的临床病理特点和致病因素的不同，可分为化脓性颌骨骨髓炎与特异性骨髓炎。近年来，由于颌面部恶性肿瘤放射治疗的广泛应用，致使放射性颌骨坏死伴发的骨髓炎有增多趋势。本节重点介绍化脓性颌骨骨髓炎。化脓性颌骨骨髓炎多发生于青壮年，主要发生于下颌骨。

二、病因

（1）细菌感染；

（2）物理因素；

（3）化学因素。

三、病原菌

（1）主要为金黄色葡萄球菌；

（2）其次是溶血性链球菌，以及肺炎球菌、大肠杆菌、变形杆菌等；

（3）其他化脓菌也可引起颌骨骨髓炎。在临床经常看到的是混合性细菌感染。

四、感染途径

（1）牙源性感染；

（2）损伤性感染；

（3）血源性感染。

五、诊断要点

（一）临床表现

1. 根据颌骨骨髓炎的临床发展过程分类 可分为急性期和慢性期两个阶段。

（1）急性期特点：全身发热、寒战；白细胞总数增高，中性多核粒细胞增多；局部有剧烈跳痛、口腔黏膜及面颊部软组织肿胀、充血，可继发颌周急性蜂窝织炎；病源牙可有明显叩痛及伸长感。

（2）慢性期的特点：全身症状轻；机体呈慢性中毒消耗症状；局部肿胀，皮肤微红；可出现多数瘘孔溢脓，肿胀区牙松动。

2. 根据感染的原因及病变特点分类 临床上将化脓性骨髓炎又分为两种类型。

（1）中央性颌骨骨髓炎：中央性颌骨骨髓炎多在急性化脓性根尖周炎及根尖脓肿的基础上发生。绝大多数发生在下颌骨，按临床发展过程又分为急性期和慢性期。

（2）边缘性颌骨骨髓炎：边缘性颌骨骨髓炎指继发于骨膜炎或骨膜下脓肿的骨密质外板的炎性病变，常在颌周间隙感染的基础上发生。下颌骨为好发部位。

（二）辅助检查

（1）X 线摄片检查。

（2）实验室检查：血常规检查、细菌培养。

六、治疗

（一）急性颌骨骨髓炎的治疗

1. 药物治疗　给予足量、有效的抗生素治疗，必要时全身支持疗法。

2. 外科治疗　引流排脓，祛除病灶。

3. 物理疗法　急性炎症初期，有一定效果。

（二）慢性颌骨骨髓炎的治疗

外科手术方法去除以形成的死骨和病灶后。

七、护理

（一）主要护理问题

1. 急性疼痛　与炎症反应有关。

2. 体温升高　与炎症急性期有关。

3. 口腔黏膜受损　与口腔内或面颊部可出现多数瘘孔溢脓有关。

4. 营养失调——低于机体需要量　咬合关系不良，影响患者进食种类有关。

5. 知识缺乏　缺乏骨髓炎疾病早期预防及治疗相关知识有关。

6. 焦虑　与担忧预后不佳有关。

7. 有感染的危险　与长期治疗不愈及患者全身状况较差有关。

（二）护理目标

（1）患者疼痛减轻或消失。

（2）患者维持正常体温。

（3）患者能保证足够的营养。

（4）患者主诉焦虑症状减轻，能说出正确应对方法，积极配合治疗及护理。

（三）术前护理措施

1. 心理护理

（1）解释化脓性颌骨骨髓炎手术的必要性、手术方式、注意事项以及该疾病治疗的时间。

（2）教会患者增强自身抵抗力战胜疾病的方法。

（3）鼓励患者树立战胜疾病的信心。

（4）鼓励患者家属和朋友给予患者关心和支持。

2. 营养　根据情况给予高蛋白、高热量、高维生素、低脂、易消化、少渣食物。

3. 胃肠道准备

（1）饮食：术前禁食 12h，禁饮 4h。

（2）口腔清洁：术前 1 天洁牙，术晨清洁口腔。

（3）术晨：排空大小便。

4. 呼吸道准备

（1）无上呼吸道感染症状。

（2）术前 3 天禁止抽烟。

（3）教会患者做深呼吸。

5. 术前常规准备

（1）术前行抗生素皮试。

（2）协助完善相关术前检查：心电图、B 超、出凝血实验等。

（3）术晨更换清洁病员服。

（4）术晨备皮：修面和剃胡子。

（5）术晨建立静脉通道，必要时术前 0.5 ～ 2h 静脉输入抗生素预防感染。

（6）术前与手术室人员进行患者病情、药物等的核对，护士护送患者入手术室。

（四）术后护理措施

项目	护理内容
全麻术后护理常规	了解麻醉和手术方式、术中情况、切口和引流情况
	患者神志意识观察
	持续低流量吸氧
	持续心电监护
	床档保护防坠床
	严密监测生命体征
体位	全麻清醒前：去枕平卧位，头偏向一侧
	全麻清醒后：半坐卧位
	术后第一天后可以下床活动
	注意：活动能力应当根据患者个体化情况，循序渐进，对于年老或体弱患者应当根据本人情况进行活动
呼吸道护理及观察	观察呼吸道是否通畅，观察呼吸的频率、动度等
	观察口腔情况：是否肿胀，出血等
	及时抽吸呼吸道内分泌物，保持呼吸道通畅
伤口观察及护理	观察伤口有无渗血渗液及肿胀度等
管道观察及护理	输液管保持通畅，留置针妥善固定，注意观察穿刺部位皮肤
	观察创口碘仿纱布、引流条或引流管是否松落
	每日更换引流条或引流管，观察引流物的颜色、形状和量
	引流条或引流管拔出时间根据伤口分泌物的颜色、形状和量决定
基础护理	做好晨晚间护理、定时翻身等工作
健康指导	饮食：代金管流质饮食
	活动：根据体力，适当活动，增强机体抵抗力
	复查：出院后根据伤口情况，决定每周换药的次数，康复后术后 3 个月复查

【并发症及处理】

常见并发症	临床表现	处理
出血	引流条或引流管持续有新鲜血液流出，2h 内引出鲜红色血液 >100ml 或 12h>250ml 伤口敷料持续有新鲜血液渗出	保守治疗：止血 保守治疗无效者应及时行再次手术
伤口愈合不良	引流条或引流管内一直有分泌物流出 伤口内一直有死骨 伤口不愈合	换药 增加营养 增加患者体质
病理性骨折	咬合不良 X 线显示	颌间结扎
张口困难	不能张口或张口过小	理疗和张口训练

【特别关注】

（1）术后呼吸道护理。

（2）术后伤口护理。

（3）术后营养指导。

（4）术后合理运动。

（5）术后并发症的早期观察及处理。

【前沿进展】

颌骨骨髓炎治疗趋势

传统的颌骨骨髓炎的治疗方法是用抗生素控制感染，手术去除已形成的死骨和病灶。但如果坏死的颌骨范围大，通过去除已形成的死骨和病灶的方法很难达到最终治疗的效果，患者易发生术后感染复发或颌骨病理性骨折等并发症，因此常需切除坏死的颌骨，以达到最终治疗的目的，但这种手术后患者外形常出现畸形或塌陷，严重者可能由于术后一侧颌骨的切除，造成患者呼吸困难，甚至引起患者窒息的可能，从而给患者带来痛苦。随着手术方式的不断改进，先后采用取出患者自身的肋骨、腓骨植入等方法以改善患者的外形，但是这大大增加了患者的痛苦，即患者同时必须做两个手术，对患者生理和心理都是一个重大的损害。现在随着医疗技术的不断提高，临床上主要是采用植入钛板、钛钉的方式来改善颌骨骨髓炎术后患者外形的，保证患者术后呼吸的畅通，保证患者的安全。因此，对于颌骨骨髓炎术后植入钛板、钛钉的方式在临床上越来越被接受和采纳。

【知识拓展】

骨髓炎名称起源

骨髓炎类似中医所说的附骨疽，《五十二药方》的月行疮与此相似。《内经》则称骨疽。《内经》指出其特点是"骨腐肉枯"，"烂肉腐肌为脓，内伤骨，为骨浊"，并有"日以益大"的特点，是疽的一种，因其生于骨，故称骨疽。从《小品方》开始称为附骨疽，分附骨急疽和一般附骨疽即于附骨急疽相对应的附骨缓疽，也是因其附骨成脓的特征而命名的。宋元时期多以部位命名，名称也就多不胜举。明代陈实功又称为多骨疽，以其疮内有死骨，以"铁钳取之，已而又生，"死谷多是其特点，故"人以为多骨痈也"（陈远公语）。外国医学早期则认为骨髓炎是骨髓里边发炎所致，故称骨髓炎，一直沿用至今。尽管现在已经知道骨髓炎并不完全指骨髓的炎症，而是指骨、骨膜、骨髓的炎症，但由于长期袭用，也就不再改动这一名称了。

第五节　面颈部淋巴结炎、面部疖痈、口腔颌面部特异性感染患者的护理

一、概述

面颈部淋巴结炎与口腔及牙源性感染有密切的关系，主要表现为下颌下、颏下及颈深部上群淋巴群；而疖是指单一毛囊及其附件的急性化脓性炎症，痈指相邻多数毛囊及其附件同时发生急性化脓性炎症；临床上以结核、梅毒、放线菌等引起颌骨特异性感染，常少见。但是近年来有增加的趋势。

二、病因

1. 面颈部淋巴结炎
（1）化脓性细菌；
（2）结核杆菌。
2. 面部疖、痈　金黄色葡萄球菌。
3. 颌面部特异性感染
（1）颌面骨结核：结核杆菌；
（2）颌面部放线菌病：放线菌；
（3）梅毒：苍白螺旋体。

三、感染途径

1. 面颈部淋巴结炎
（1）牙源性；
（2）口腔感染引起。
2. 面部疖痈　直接接触。

3. 颌面部特异性感染

（1）颌面骨结核：血液传播、直接接触。

（2）颌面部放线菌病：死髓牙的根尖孔、牙周袋等进入深层组织。

（3）梅毒：性行为、血液、直接接触。

四、诊断要点

（一）临床表现

1. 面颈部淋巴结炎

（1）化脓性淋巴结炎：淋巴结肿大、压痛、全身反应明显、白细胞总数急剧上升等感染症状。

（2）结核性淋巴结炎：淋巴结缓慢肿大，较硬、与周围组织粘连等，又称冷脓肿。

2. 面部疖、痈

（1）疖：皮肤红肿热痛，黄白色脓头等。

（2）痈：剧烈疼痛、多数黄白色脓头、脓血性样分泌物溢出等。

3. 颌面部特异性感染

（1）颌面骨结核：弥漫性肿胀、压痛、肿胀区皮肤充血发红等。

（2）颌面部放线菌病：早期无症状、炎症侵及深层咬肌时，出现张口困难、疼痛等。

（3）梅毒

1）后天梅毒：腭部溃疡、骨坏死、穿孔等；

2）先天梅毒：出生后 3 周～ 3 个月，甚至半年出现症状，口腔黏膜症状与后天梅毒同。

（二）辅助检查

1. 面颈部淋巴结炎　抽出脓液进行鉴别。

2. 面部疖、痈　实验室检查。

3. 颌面部特异性感染

（1）颌面骨结核

1）脓液涂片；

2）X 线检查。

（2）颌面部放线菌病

1）细菌学检查；

2）活体组织检查；

3）X 线检查。

（3）梅毒

1）实验室检查：血清学检查（VDRL、USR test、RPR test）、分泌物涂片等。

2）组织病理学检查。

3）X 线检查。

4）FTA-Abs test、PCR、RT-YPCR 等检查。

五、治疗

（一）面颈部淋巴结炎

化脓性淋巴结炎

（1）急性化脓性淋巴结炎：全身抗菌药物治疗；局部物理疗法；化脓者切开引流。

（2）结核性淋巴结炎：全身抗结核药物治疗，加强营养。

（二）面部疖痈

局部和全身相结合治疗。

（三）颌面部特异性感染

1. 颌面骨结核　全身支持、加强营养、抗结核药物治疗。

2. 颌面部放线菌病　抗生素治疗为主、必要时配合治疗。

3. 梅毒　青霉素 G 和砷铋剂联合治疗。

六、护理部分

与第四节颌骨骨髓炎患者的护理同。

【并发症及处理】

处理面部疖、痈易发生全身并发症外，其他同第四节颌骨骨髓炎患者的护理。

【特别关注】

（1）术后观察有无脑膜炎症状。

（2）术后注意隔离消毒，预防交叉感染。

（3）术后建议进行正规的抗结核治疗和梅毒治疗。

【知识拓展】

梅毒的起源

关于梅毒的起源说法很多，西方学者认为，在 14 世纪以前欧洲没有梅毒。梅毒的来源与传播与哥伦布航海发现新大陆有密切关系。1492 年哥伦布第一次航行到达美洲，当时雇佣的一些水手与美洲妇女发生过性关系，得了梅毒。1495 年哥伦布又率领水手从美洲返回西班牙时，梅毒便横渡大西洋传入西班牙、意大利、法国，进而迅速传遍了整个欧洲。16 世纪初，欧洲的商人又把梅毒从海路传入中国的广州，而后由南向北，由沿海到内地，在中华大地传播开来，到了明清以后的医学著作才开始有梅毒的记载。因为梅毒最早在我国广东流行，因此又称"广东疮"或"广疮"。而二期梅毒的皮损鲜艳且多呈铜红色，很像杨梅，所以又称"杨梅疮"。

（邓立梅　赵佛容）

第十三章 口腔颌面部损伤患者的护理

第一节 口腔颌面部软组织损伤

一、概述

口腔颌面部是呼吸道和消化道的起端，上接颅脑，下连颈部，血液循环丰富。口腔颌面部损伤时，常伴其他部位损伤和危及生命等并发症，因此在救治颌面部损伤时，应及早正确地做出伤情判断，及时有效地进行急救处理，减少患者的致残率及死亡率，提高治愈率。

二、病因

口腔颌面部损伤是口腔颌面外科的常见病和多发病，平时多因工伤、运动损伤、交通事故和生活中的意外伤害所致，其中交通事故所占比例已经达到60%。随着局部战争中大量使用高速小口径武器和高能爆炸性武器，使颌面战伤的发生率逐渐上升，占全身部位损伤的15%以上。

三、诊断要点

口腔颌面部软组织损伤根据损伤原因和伤情的不同可分为擦伤、挫伤、切割伤、刺伤、挫裂伤、咬伤及火器伤等。各类损伤的临床表现和处理方法及护理也各有特点，分别介绍如下。

（一）临床表现

1. 擦伤　是皮肤表皮破损，创面常附着泥沙或其他异物，有点片状创面或少量点状出血，皮肤感觉神经末梢暴露，十分疼痛。

2. 挫伤　是皮下及深部组织遭受力的挤压而无开放性伤口。伤区的小血管和淋巴管破裂，常有组织内渗血而形成淤斑，甚至发生血肿，局部皮肤变色、肿胀和疼痛。

3. 刺伤、割伤　被刺、割伤的皮肤和软组织有裂口，刺伤的创口小而伤道深，多为非穿通伤，切割伤的创缘整齐，若伤及大血管，可大量出血。

4. 撕裂或撕脱伤　为较大的机械力作用于组织，将组织撕裂甚至撕脱。创缘多不整齐，皮下及肌组织均有挫伤，常有骨面裸露。

5. 咬伤　宠物咬伤或熊、狼等野兽咬伤，可造成面颊或唇部组织撕裂、撕脱或缺损。

（二）辅助检查

（1）X线片检查；

（2）CT。

四、治疗

（1）冲洗伤口；

（2）清理伤口；

（3）缝合。

五、护理

（一）主要护理问题

1. 疼痛　与组织损伤有关。

2. 组织完整性受损 与外伤有关。

3. 潜在并发症——出血、感染、窒息 与颌面部解剖特点损伤程度及处理时机有关。

4. 营养失调 与疼痛长期不能进食、外伤引起代谢紊乱等因素有关。

5. 自我形象紊乱 与外伤后面部畸形、面容改变有关。

6. 恐惧 与突然遭到伤害有关。

7. 焦虑 与面部畸形、环境改变及担忧预后不佳有关。

8. 知识缺乏 与缺乏疾病相关知识有关。

（二）护理目标

（1）患者疼痛减轻或消失。

（2）促进患者受损的组织愈合。

（3）患者呼吸道通畅，出血停止，无感染发生。

（4）保证患者足够的营养，体重下降不明显或体重有所增加。

（5）患者能坦然面对自身形象的改变，并能参加正常的社交活动，树立恢复容貌的信心。

（6）患者主诉恐惧减轻，说出应对恐惧的方法，积极主动配合治疗和护理。

（7）患者焦虑减轻，说出应对焦虑的方法，积极主动配合治疗和护理。

（8）患者了解颌面部软组织损伤相关知识。

（三）术前护理措施

项目	护理内容
心理护理	①对无人陪伴的患者及时联系患者家属，在家属到来之前，应陪伴和照顾患者，缓解患者的孤独感 ②鼓励患者说出使其不安及担忧的问题，给予耐心解释和安慰，消除患者及家属的顾虑

项目	护理内容
心理护理	③鼓励患者说出使其不安及担忧的问题，给予耐心解释和安慰，消除患者及家属的顾虑 ④给患者讲解口腔颌面部外伤的特点，让患者了解面部畸形是暂时的，树立战胜伤痛的信心和勇气 ⑤保护和尊重患者的隐私，让患者逐渐适应日常生活、社会活动、人际交往等
饮食指导	①饮食种类：根据口腔颌面部损伤患者的特殊性，对饮食质量和种类也有特殊要求。应提供含有高蛋白质、高维生素的饮食，可选用流食或稀软食品，如肠内营养粉剂、豆浆、鱼汤、肉汤、蔬菜汤等，半流质饮食可选用豆腐、肉松、鱼松、粥、面条等，软食可选用软饭、馒头等 ②进食方法：根据患者损伤的部位和伤情不同，采用不同的进食方法。无颌骨骨折和口内无伤口者，一般可正常进食。口内伤口不大，已做缝合，张口轻度受限者，可用汤勺、吸管进食，颌间固定的患者，可由胃管进行肠内营养
术前常规护理	①核对患者病例及姓名，安排患者躺在治疗椅上，系好胸襟，调整椅位及光源 ②了解患者过敏史，备齐输液用品遵医嘱开放静脉并用药，观察用药后反应 ③备好清创缝合包和急救物品，麻药、明胶海绵、碘仿纱布和碘仿纱条、3%过氧化氢溶液、生理盐水、冲洗器、无菌治疗巾、无菌敷料、无菌手套、绷带、弹力绷带、油纱、氧气、吸引器及气管切开包，协助医生做好急救处理 ④常规术区备皮，清洁皮肤，术前生理盐水和3%过氧化氢溶液交替冲洗伤口，0.1%碘伏行皮肤消毒，生理盐水行黏膜消毒

（四）术中护理措施

项目	护理内容
术中护理	①严密观察生命体征和伤口情况，发现异常及时报告医生 ②及时吸出分泌物，保持呼吸道通畅，预防肺部感染

（五）术后护理措施

项目	护理内容
术后常规护理	①密切观察生命体征、意识变化，防止休克及窒息 ②取半卧位，以利于血液回流，减轻局部肿胀。如全麻患者按全麻患者术后护理
呼吸道护理	及时吸出分泌物，保持呼吸道通畅，预防肺部感染
伤口护理	①观察伤口有无渗血、渗液，有无肿胀，缝线有无脱落 ②进食后给予口腔护理，漱口水漱口，保持口腔清洁 ③遵医嘱给予抗生素治疗
疼痛护理	①保持环境安静、清洁 ②耐心听取患者诉说，理解患者对疼痛的反应 ③必要时遵医嘱使用镇静、止痛药物，观察用药后效果
术后瘢痕护理	①创口愈合，表面无结痂、渗出后，使用美皮护贴附于瘢痕表面 ②张力过大可以延长拆线时间或给予间断拆线
健康教育	①口内创口嘱患者保持口腔卫生，使用含葡萄糖酸氯已定和甲硝唑等合成分漱液漱口 ②对于全身情况较好的患者，鼓励患者早期活动，以改善局部或全身血液循环，促进康复 ③嘱患者不要抽烟、喝酒，烟及酒精对口腔黏膜有较强的刺激能延缓伤口的愈合 ④根据病情1～2天换药一次。一般5～7天拆线，如创口张力过大可以延长拆线时间或给予间断拆线

【并发症及处理】

常见并发症	临床表现	处理
伤口出血	①引流条或引流管持续有新鲜血液流出 ②敷料持续有新鲜血液渗出	①保守治疗：用止血、制酸药 ②保守治疗无效者再次手术
伤口愈合不良	①引流条或引流管内一直有分泌物流出 ②伤口不愈合	①换药 ②增加营养

续表

常见并发症	临床表现	处理
伤口感染	①局部表现：红、肿、热、痛等典型 ②全身症状	①局部治疗：保持局部清洁，防止感染扩散 ②手术治疗：脓肿切开引流 ③全身治疗：全身支持治疗

【特别关注】

（1）伤口愈合护理；

（2）伤口感染的护理；

（3）面部色素沉着。

【前沿进展】

颊部贯通伤处理原则

现今治疗原则是尽量关闭穿通口和消灭创面。无组织缺损或缺损较少，可将黏膜、肌肉和皮肤分层缝合。若皮肤缺损较大或无口腔黏膜缺损或缺损较少时，应严密缝合口腔伤口。颊部皮肤缺损应立即进行皮瓣转移或游离皮瓣修复，或做定向拉拢缝合，遗留的缺损待后期修复。如颊部全层组织缺损较大，不要勉强拉拢缝合，以免造成畸形和张口受限，而应将创缘的皮肤与口腔黏膜相对缝合，消灭创面。遗留的洞形缺损，后期再做修复。伤情许可时也可在清创后用带蒂皮瓣、吻合的游离皮瓣及植皮术早期修复洞穿缺损。

【知识拓展】

面部外伤后，谨防色素沉着

面部常因不慎受到一些损伤，如擦伤、抓伤、烫伤等，如果处理不当，往往会留下瘢痕和色素沉着斑，从而影响面部美观。其实，面部皮肤外伤后，瘢痕和色素沉着斑是可以预防的，但必须注意以下几点：

1. 清洗伤口　面部外伤后，要及时用冷开水洗净伤口；若是烫伤，需立即用大量清洁冷水冲洗局部，以最大限度地减少对深层组织的高温伤害。

2. 防止伤口感染　是避免伤口留下瘢痕的关键，可用酒精每日清洗伤口，一日 2 次，直至创面结痂。不要用碘酒消毒，以免引起色素沉着。

3. 饮食　伤后大量饮酒，或摄入辣椒、羊肉、蒜、姜、咖啡等刺激性食物，会促使瘢痕增生；而多吃水果、绿色蔬菜等含有丰富维生素 C、维生素 E 以及人体必需氨基酸的食物，则有利于皮肤尽快恢复正常。

4. 自然脱痂　创面皮肤结痂后会发痒，此时不可用手去人为地撕脱，以免造成永久性色素沉着斑。

5. 保护嫩肤　不能用任何化妆品去遮盖，可用维生素 A、维生素 D 丸液或维生素 E 丸液保护皮肤，使之柔软和滋润。半个月后方可使用无刺激性化妆品，3 个月内应避免暴晒。

6. 口服药治疗　如果外伤后面部出现色素沉着，可服用维生素 C，每次 100mg；维生素 E，每次 100mg。一日 3 次，连服 1 ～ 2 个月，可以减少色素沉着，促进康复。

第二节　牙和牙槽突损伤患者的护理

一、概述

　　牙和牙槽突损伤在和平时期、战争时期都较常见。可以单独发生，也可以伴发于颌面部及其他部位的损伤，一般前牙及上颌牙槽突损伤几率较多，多见于跌打损伤和意外损伤。

二、病因

1. 牙挫伤 常为直接或间接的外力作用，使牙周膜和牙髓受损伤。

2. 牙脱位 牙受到较大暴力撞击，可使牙部分脱位或完全脱位。

3. 牙折 常因暴力咬到硬食物所致，前牙较多见。一般分为冠折、根折、冠根联合折。

4. 牙槽突骨折 因外力（如碰撞）直接作用于牙与牙槽骨所致。多见于上颌前部。

三、诊断要点

（一）临床表现

1. 牙挫伤 出现不同的牙周炎和牙髓炎的症状和体征，甚至发生牙髓坏死。

2. 牙脱位 常有疼痛、松动、移位和出现咬合障碍并伴有牙龈撕裂和牙槽突骨折等表现。

3. 牙折 冠折轻微的表现过敏感觉；重者刺激症状较明显。根折时牙齿有松动和叩痛。

4. 牙槽突骨折 当摇动损伤区的牙时，可见邻近数牙及骨折片随之移动。骨折片可移位而引起咬合错乱。

（二）辅助检查

（1）X 线片检查；

（2）CT。

四、治疗

（一）牙挫伤

（1）1～2 周内应使患牙休息。

（2）牙有松动者用牙弓夹板辅助固定。

（3）必要时降低咬合以减轻患牙的粭力负担。

（4）若有牙髓坏死时，应进一步进行根管治疗。

（5）1个月、3个月、6个月、12个月定时复诊。

（二）牙脱位

1. 部分脱位　局麻下复位，再结扎固定4周。牙髓已坏死，应及时做根管治疗。

2. 嵌入性牙脱位　在复位后2周应做根管治疗术。

3. 完全脱位牙　在半小时内再植，90%患牙可避免牙根吸收。

（三）牙折

1. 冠折　缺损少，牙本质未暴露的冠折，可将锐缘磨光。牙本质已暴露，可行脱敏治疗。

2. 根折　首先促进其自然愈合，即使牙似乎很稳固，也应尽早用牙弓夹板固定。

（四）牙槽突骨折

采用牙弓夹板、金属丝结扎和正畸托槽方丝弓等方法固定骨折。

牙挫伤、牙脱位和牙槽突骨折用钛板钛钉固定。

五、护理

（一）主要护理问题

1. 急性疼痛　与外伤后牙髓暴露有关。

2. 有误吸的危险　与松牙或脱落的牙误吸入气管有关。

3. 牙齿异常　与牙齿松动脱落等有关。

4. 恐惧　与突然遭到伤害有关。

5. 营养失调　与疼痛长期不能进食、外伤引起代谢紊乱等因素有关。

（二）护理目标

（1）患者疼痛减轻或消失。

（2）维持呼吸道通畅。

（3）患者恐惧减轻，积极主动配合护理。

（4）患者能坦然面对自身形象的改变，并能正常社交，树立恢复容貌的信心。

（5）达到身体营养均衡。

（三）术前护理措施

项目	护理内容
心理护理	倾听患者诉说，解释治疗过程，使患者配合治疗，促进其康复
术前常规准备	①询问患者病史：有无药物过敏史及其他过敏史等 ②进行术前抗生素药物过敏试验 ③协助患者采取正确的治疗体位 ④做好收治牙损伤患者的准备工作 ⑤术区准备 ⑥将固定牙用的器械及材料（钢丝、颌板等）进行消毒备用 ⑦调整光源，保证术野清晰

（四）术中护理措施

项目	护理内容
术中护理	①术中配合医生，护理人员严格遵守和执行无菌技术操作 ②准确传递器械 ③协助医生进行口腔清创缝合术、离体牙再植术等 ④及时吸唾，调节光源，保持术野清晰 ⑤及时观察患者术中反应，指导患者配合

（五）术后护理措施

项目	护理内容
术后护理	①妥善安置患者，询问患者术后感觉
	②观察患者的病情及伤口渗血、疼痛情况
	③健康宣教指导患者饮食、咀嚼、服药、复诊、口腔保健等
	④观察目标牙齿与颌板吻合状态

【并发症及处理】

常见并发症	临床表现	处理
牙髓坏死	①牙髓冷热刺激无反应 ②牙冠变色	根管治疗
髓腔变窄或消失	冷热刺激反应不敏感	①无症状时保守治疗 ②出现牙髓症状时根管治疗
牙根外吸收	外吸收边界粗糙，呈蚕食状，通根管前，仍能寻找到根管的原始轮廓	对因治疗或根管治疗
边缘性牙槽突吸收	X线咬合片显示丧失边缘牙槽突	早期诊断早期治疗，控制病情，保留患牙

【特别关注】

（1）牙和牙槽突损伤护理。

（2）牙和牙槽突损伤并发症的处理及护理。

【前沿进展】

牙槽突损伤治疗新进展

牙槽突损伤常伴唇及牙龈撕裂、肿胀、牙松动、牙折或牙脱位等。骨折片移位可引起咬合错乱。现今治疗应在局部麻醉下将牙及牙槽突复位到正常的解剖结构，然后采用正畸托槽、方弓丝等方法固定骨折。伴有牙脱位及牙髓坏死的，应和牙髓病医生共同处理。随着信息化的发展，也应注意颌板和数字化颌板的数据采集工作。

第三节　颌面部骨折患者的护理

一、概述

颌面部骨折有一般骨折的共性，如出血、肿胀、疼痛、骨折移位、感觉异常和功能障碍等。但由于其解剖和生理特点，临床表现和诊治方法与其他部位骨折又有所不同，最大的不同是上下颌骨形成的咬合关系，如处理不当，会影响咀嚼功能。

二、病因

平时损伤的原因多由交通事故，工伤事故，跌打损伤及运动损伤，少部分可由医源性损伤（如阻生牙劈冠）所致。其中交通事故引起的颌骨骨折比例逐年增高，成为主要原因。而战时多由弹片或破片所致。

三、诊断要点

（一）临床表现

1. 下颌骨骨折

（1）骨折段移位：主要因咀嚼肌的牵拉引起；

（2）咬合关系紊乱：是颌骨骨折最常见的体征；

（3）骨折段异常动度；

（4）下唇麻木；

（5）张口受限；

（6）牙龈撕裂。

2. 上颌骨骨折

（1）面型的改变："碟面型"等；

（2）骨折段移位：一般常出现向一侧的后下方向移位；

（3）咬合关系紊乱；

（4）眶及眶周变化：眶周淤斑（"眼镜症状"），上、下睑及球结膜下出血，或有眼球移位而出现复视等；

（5）颅脑损伤：可出现脑脊液漏（颅前凹骨折）等；

（6）口鼻腔出血。

3. 鼻骨骨折

（1）移位和畸形；

（2）鼻出血；

（3）鼻通气障碍；

（4）眼睑部淤斑；

（5）脑脊液鼻漏。

4. 眼眶骨折

（1）骨折移位；

（2）眼球内陷；

（3）复视；

（4）眶周淤血、肿胀；

（5）眶下区麻木。

5. 颧骨及颧弓骨折

（1）颧面部塌陷畸形；

（2）张口疼痛和张口受限；

（3）复视；

（4）神经症状：损伤的神经支配区域有麻木感；

（5）淤斑。

6. 全面部骨折

（1）多伴有全身重要脏器损伤：首诊时有明显的颅脑损伤诊将；腹腔脏器导致的腹腔出血、休克；颈椎、四肢和骨盆的骨折。

（2）面部严重变形。

（3）咬合关系紊乱。

（4）功能障碍。

注：头颈部创伤均有不同程度的颈椎"挥鞭"样损伤，会出现手臂麻木等症状。

（二）辅助检查

（1）X线摄片；

（2）CT；

（3）三维CT重建。

四、治疗

（1）先救命，后治伤。

（2）尽早进行骨折段的复位与固定，恢复患者原有的咬合关系。

（3）功能和外形兼顾。

（4）合并软组织损伤的处理。

（5）骨折线上牙的处理。

1）应尽量保留牙；

2）牙已松动、折段、牙根暴露或有炎症及龋坏者等，则应拔除，防止感染。

（6）局部治疗和全身治疗相结合。

五、护理

（一）主要护理问题

（1）急性疼痛：与外伤骨折有关。

（2）组织完整受损：外伤致皮肤黏膜破损、骨折。

（3）吞咽困难：疼痛、咬合错乱、咀嚼功能障碍、下颌制动致吞咽不适。

（4）有误吸的危险：与颌面外伤后血性分泌物或异

物吸入有关。

（5）存在潜在的出血、感染、窒息并发症危险，与下列因素有关。

（6）自体形象紊乱：与外伤后面部畸形、容貌改变及功能受损有关。

（7）创伤后综合征：与外伤后社会支持不足或角色转移等适应不良有关。

（8）恐惧及焦虑。

（9）营养失调。

（10）知识缺乏。

（二）护理目标

（1）患者疼痛减轻或消失，感觉舒适。

（2）患者皮肤及骨折处愈合。

（3）患者恢复正常的咬合关系和咀嚼功能，能够正常进食。

（4）保持呼吸道通畅。

（5）并发症得到预防或早期发现及时处理。

（6）患者能坦然面对自身形象的改变，并参加正常的社交，树立恢复容貌的信心。

（7）患者感受到家属、朋友、护士等的社会支持，能够正视现状，适应角色转换。

（8）患者主诉焦虑和恐惧减轻，说出应对方法，积极主动配合治疗和护理。

（9）患者能保证摄入足够的营养，体重下降不明显或体重有所增加。

（10）患者了解口腔颌面部相关的诊治、预后护理的相关知识。

（三）术前护理措施

项目	护理内容
心理护理	①介绍颌面部骨折相关的治疗、护理和预后知识，减轻患者焦虑和恐惧 ②耐心解释手术相关注意事项，使患者能够积极地配合手术
术前常规准备	①评估患者健康史、手术史、药物过敏史及身心状况 ②协助检查患者各项常规检查是否完成 ③手术前注意保暖，防止感冒 ④注意休息，加强营养，成人术前 12 小时禁食、4 小时禁饮 ⑤皮肤准备，剃须，备皮范围大于切口周围 5～10cm ⑥遵医嘱给予术前用药，注意用药后反应 ⑦必要时，颌骨骨折患者术前 1 天进行上下颌牙弓夹板固定

（四）术中护理措施

项目	护理内容
术中护理	①切观察患者病情变化 ②调整光源，确保术野清晰，根据手术进展准确传递器械

（五）术后护理措施

项目	护理内容
全麻术后护理	按全麻术后护理常规
呼吸道管理及观察	①保持呼吸道通畅，及时吸出鼻腔口腔分泌物 ②舌后坠者，将舌牵出口外固定，床边备口咽导气管、舌钳子 ③颌间结扎患者应注意呼吸。床边备负压吸引装置、钢丝剪，必要时剪断结扎丝，以防止呕吐物的误吸，避免窒息

续表

项目	护理内容
伤口处理	24 小时内冷敷；24 小时后热敷
检查咬合关系	发现异常及时通知医生
保持口腔清洁	①口腔冲洗：生理盐水 100ml 口内左右侧冲洗 ②含漱法：吸入漱口液 10～15ml，含漱 2～5 分钟后吐出。餐后、睡前使用 ③擦拭法：适用于昏迷患者及不能配合口腔冲洗的患者，方法同口腔护理
功能训练	根据病情按照循序渐进的原则，指导患者进行相应的张口训练
心理护理	术后及时反馈手术完成情况，对其进行鼓励和支持，以免其心理负担过重。建立良好的护患关系，鼓励患者表达其感受，学会放松，使其逐渐适应

【并发症及处理】

常见并发症	临床表现	处理
窒息	患者烦躁不安、口唇发绀、鼻翼煽动和呼吸困难。严重者出现"三凹"体征	①解除呼吸道阻塞 ②头偏向一侧，用舌钳将后坠舌牵出
颅脑损伤	出现相应损伤部位颅脑症状	①患者应卧床休息，减少运动 ②观察患者神志意识、瞳孔及生命体征的 ③外耳道及鼻有脑脊液漏时，禁止做填塞与冲洗 ④有颅内压增高时，可用降颅内压和镇静药物，但禁用吗啡 ⑤必要时进行气管切开

续表

常见并发症	临床表现	处理
休克	早期精神紧张、兴奋或烦躁不安 四肢发冷、心跳呼吸加快、尿量减少等症状休克期表情淡漠、反应迟钝，严重时出现意识模糊、昏迷。四肢冰凉、少尿或无尿、严重时全身皮肤黏膜明显发青	①恢复组织的灌注量 ②创伤性休克处理原则为安静、镇痛、止血和补液，可用药物协助维持血压 ③对失血性休克，可快速输液、输血
颈椎损伤	头颈部疼痛，手臂麻木等	较轻颈椎骨折或脱位采用非手术治疗，如使用颌枕带牵引，颈托或颈领限制颈椎过度活动；明显压缩移位者做持续颅骨牵引复位
全身症状	同其他感染	①全身治疗：全身抗生素治疗，并加强营养，适当休息 ②脓肿形成：重新切开引流

【特别关注】

（1）颌面部骨折手术后的饮食护理。

（2）术后并发症早期观察及处理。

（3）术后张口受限。

【前沿进展】

颌面部骨折治疗新进展

颌面部骨折的固定目前已从钢丝结扎等相对不稳定的固定逐步由生物相容性较好的钛金属的坚强内固定所取代。Spiessl（1976）采用预攻螺丝固定下颌骨矢状劈开截骨术，将国际内固定研究协会理论引入颌骨创伤外科，使得坚定内固定术得以广泛的应用。Eills（1996）

通过对钛钉和钢丝结扎固定的对照研究，发现后者先充满骨痂然后成骨，而前者骨断端间有骨质直接沉积。坚定内固定术可避免和减少了对颌间固定的依赖性，利于患者恢复健康，尽早达到功能状态。近二十年来迅速发展的坚定内固定术达到了功能与形态并举的效果。

【知识拓展】

生物可降解性骨固定材料与颌骨骨折

颌骨骨折固定材料的研究发展很快，从不锈钢丝、不锈钢夹板、钴合金和钛等金属材料，逐渐向可降解材料过度，固定方法也有显著进步。金属丝结扎是颌骨固定最常用的方法，其固定方式是把颌面部骨折断端稳固连接在一起，这种固定方法仅能从单一平面发挥对接作用。而生物可降解性骨固定材料组织相容性良好，特别适合作为体内短期存在的植入物，在骨断端愈合后，骨固定材料开始降解吸收，并不妨碍骨折愈合。1971 年人们采用聚乳酸（PLA）缝合线固定下颌骨骨折，此后，把可吸收性聚合物研制成骨夹板，并用于颌骨骨折及正颌外科手术。Getter lee 等用聚左旋乳酸（PLLA）夹板做狗下颌骨骨折固定的实验研究，由于 PLLA 术中可以改变夹板的形状，夹板和螺钉可通过加热熔为一个整体，使骨端的固定更加牢固，在 32～40 周时骨断端完全愈合。生物可降解性骨固定材料虽然无须做第二次手术取出夹板，给患者减少了痛苦，但是机械强度还不如金属夹板，少数有发生迟发性炎症反应的报道。今后在提高机械强度、预防迟发性炎症反应、控制降解速度等方面尚需进一步研究。

（高玉琴）

第十四章 口腔颌面部肿瘤患者的护理

第一节 口腔颌面部恶性肿瘤患者的护理

一、概述

口腔颌面部的恶性肿瘤以癌为最常见，肉瘤较少，其中又以鳞状细胞癌为最多见，其次为腺癌及未分化癌，基底细胞癌及淋巴上皮癌较少见。口腔颌面部恶性肿瘤以舌、颊、牙龈、腭、上颌窦为常见，常向区域淋巴结转移，晚期可发生远处转移。发生于黏膜或皮肤的鳞状上皮癌，一般可分为3级：Ⅰ级分化较好，Ⅲ级分化最差；未分化癌的恶性程度最高。恶性肿瘤一般无胞膜，因此边界不清，肿块固定，与周围组织粘连而不能移动。临床上可表现为溃疡型、外生型及浸润型三种。

二、病因

目前认为与颌面部恶性肿瘤发病有关的因素如下。

（一）外来因素

（1）物理因素；

（2）化学因素；

（3）生物性因素；

（4）营养因素。

（二）内在因素

（1）神经精神因素；

（2）内分泌因素；

（3）机体免于状态；

（4）遗传因素；

（5）基因突变。

（三）其他因素

年龄、地区、民族、风俗等。

三、病理

大体分型分为：鳞状细胞癌（占 80% 以上）、腺性上皮癌、未分化癌。

按组织学分型分为：浸润型、外生型、溃疡型。

转移方式包括：淋巴转移（最主要）、直接浸润、血行转移。

四、诊断要点

（一）临床表现

1. 唇癌　早期为疱疹样结痂的肿块，随后出现火山口状溃疡或菜花状肿块。

2. 舌癌　是最常见的口腔癌，好发于男性，多发生于舌侧缘。早期无症状或仅有轻度疼痛，晚期可累及口底、下颌骨、舌根及扁桃体等部位。易发生经淋巴结转移。

3. 牙龈癌　多为鳞癌，好发于双尖牙及磨牙区。早期浸润牙槽突骨膜及骨质引起牙松动和疼痛，继续侵犯唇颊沟、口底、腭侧黏膜等。

4. 口底癌　原发于口底黏膜的鳞癌。可出现明显的疼痛、流涎、舌体运动受限，并有吞咽困难及语言障碍。易发生区域淋巴结转移。

5. 颊黏膜癌　90% 以上为鳞癌。早期无明显症状，侵及颊肌和咀嚼肌可引起张口受限。晚期可穿破颊部皮肤形成窦道，常发生颈淋巴转移。

6. 腭癌 是仅限于硬腭的原发癌。细胞多高度分化，发展缓慢，表现为疼痛性溃疡。

7. 口咽癌 大多为鳞癌，少数为腺上皮癌。鳞状上皮癌溃疡型和浸润型多见，表现为溃疡周围与基底有浸润性硬块。而腺上皮癌常表现为实质肿块型，表面无溃疡，周围与基底有浸润性硬块。

8. 面部皮肤癌 主要为基底细胞癌，早期为暗灰色色素沉着，进而形成溃疡基底及周围轻度浸润，重者可侵及深部肌肉和骨质。

9. 上颌窦癌 以鳞癌最常见，好发于 50～60 岁，早期无明显自觉症状，发展到一定程度常出现鼻阻塞、分泌物增多、鼻泪管阻塞、眼球突出、疼痛等症状。

10. 中央性颌骨癌 原发于颌骨内的较为少见的上皮性的恶性肿瘤。多发于 40～60 岁男性。好发部位为下颌骨磨牙区。早期无自觉症状。晚期浸润骨皮质，影响咀嚼肌而致张口受限，有区域性淋巴结转移，预后较差。

11. 骨源性肉瘤 起源于骨间质的高度恶性肿瘤，颌骨骨源性肉瘤以骨肉瘤最常见。临床表现是：发病年龄轻，病程较快，皮肤表面有血管扩张及充血，可发生远部转移，以肺、脑为多。

12. 软组织肉瘤 病程快，多呈现为实质性肿块，表皮或黏膜血管扩张充血，晚期伴有溃疡或出血，肿瘤浸润正常组织后可引起一系列功能障碍症状，如呼吸不畅、张口受限及牙关紧闭等。

13. 恶性淋巴瘤 是发生于淋巴结和淋巴结以外的淋巴组织以及单核巨噬细胞系统的恶性肿瘤，在临床上缺乏特异性表现。

14. 恶性黑色素瘤　早期多表现为皮肤痣及黏膜黑斑，发生恶变时，则迅速增大，此病常发生广泛转移。

15. 浆细胞肉瘤　又称骨髓瘤，局部剧烈疼痛为本病的主要症状。随病情发展可并发病理性骨折。晚期出现进行性贫血、低热或恶病质。

16. 中线致死性肉芽肿　以炎症溃疡、坏死为主要表现，并破坏骨质造成口腔、鼻腔穿孔，常伴有发热、贫血及特殊臭味。

17. 颌骨转移性肿瘤　表现为持续性、进行性加重的下唇感觉异常、麻木、局部肿胀、疼痛及牙齿松动等。

（二）辅助检查

（1）影像学检查：X线、CT、MRI、UT、放射性核素检查等。

（2）穿刺及细胞学检查。

（3）活体组织检查。

（4）肿瘤标志物检查。

五、治疗

1. 手术

（1）根治性手术：切除癌灶和可能浸润的组织、清扫淋巴组织。

（2）姑息性手术。

2. 化疗

3. 其他　放疗、激光治疗、低温治疗、中医治疗、生物基因治疗等。

六、护理

（一）主要护理问题

1. 急慢性疼痛 与手术创伤及留置各种导管有关。

2. 呼吸功能受损 与气管切开、麻醉插管，以及术后咳嗽无力、排痰不畅有关。

3. 吞咽困难 与肿瘤疼痛和手术有关。

4. 语言沟通障碍 与气管切开、插管、咽部不适、手术切除部分口腔组织有关。

5. 自我形象损害 与术后身体部分缺失或功能丧失有关。

6. 营养不良 与肿瘤恶病质及术后吞咽困难有关。

7. 潜在并发症 皮瓣血流灌注改变，与血管吻合不良、皮瓣蒂扭曲、皮瓣血运受阻有关。

（二）护理目标

（1）患者疼痛减轻或消失。

（2）患者呼吸道通畅。

（3）患者能进行有效沟通。

（4）患者能正确面对自身形象的改变，采取应对措施，恢复自身形象。

（5）患者焦虑症状减轻或消失，积极主动配合治疗和护理。

（6）患者逐步恢复自理能力。

（7）皮瓣血流灌注良好。

（8）患者营养不良状态改善，或不发生营养失调。

（三）术前护理措施

1. 完善各项术前准备

（1）完善术前各项检查，解释手术的必要性、疾病相关知识及术后注意事项，有效缓解患者的焦虑、恐惧心理；

（2）补充营养；

（3）做好手术区域皮肤准备；

（4）做好个人卫生及肠道准备；

（5）术前 12 小时禁食、4 小时禁饮。

（6）术晨排空膀胱或留置导尿。

2. 口腔清洁

（1）术前常规用漱口液漱口和刷牙；

（2）术前 2 ～ 3 天给予洁牙。

3. 术前指导

（1）指导患者练习术床上大小便、有效呼吸和咳痰的方法等；

（2）教会患者术后沟通方法。

（四）术后护理措施

项目	常规护理内容
全麻术后护理常规	①了解麻醉和手术方式、术中情况、切口和引流情况 ②持续低流量吸氧 ③持续心电监护 ④使用床挡防坠床，勤翻身防压疮 ⑤严密监测生命体征
体位	①全麻未醒：平卧位，头偏向一侧 ②全麻已醒：半坐卧位
呼吸道管理及护理	①观察患者呼吸频率、节律及动度，有无鼾声、喘鸣、面色发绀等 ②保持呼吸道通畅，及时有效地抽吸呼吸道内分泌物 ③保留人工气道，应维持其良好的通气状态 ④鼓励患者深呼吸、咳嗽，帮助叩击背部，以利痰液引流

项目	常规护理内容
伤口护理	①观察伤口有无渗血渗液，及肿胀度等 ②观察伤口周围组织有无肿胀等症状
管道观察及护理	①观察创口引流条或引流管是否固定 ②每日更换引流条或引流管，观察引流物的颜色、形状和量 ③引流条或引流管拔出时间：根据伤口分泌物的颜色、形状和量决定 ④观察留置尿管是否通畅，并观察尿液的量、色和性状等 ⑤输液管保持通畅，留置针妥善固定，注意观察穿刺部位皮肤
游离组织瓣移植术后护理	①术后患者平卧保持正中位，两侧沙袋固定头部，制动 3～7 天 ②密切观察皮瓣的颜色、温度、皮纹、质地、血管充盈情况、针刺出血状况等 ③术后可适当应用扩血管药物及抗凝药 ④功能锻炼：肢体功能锻炼、语言功能的训练、吞咽功能的锻炼
疼痛的护理	①准确及时评估患者疼痛的原因、部位、性质、强度 ②鼓励患者表达疼痛的感受，并给予解释安慰，分散患者注意力 ③必要时给予止痛剂
口腔清洁	保持口腔清洁，每日进食后用生理盐水 100ml 冲洗口腔，并用漱口液漱口
心理护理	耐心倾听患者及家属想法和问题，及时解答等
基础护理	做好定时翻身、患者清洁等工作
健康指导	①饮食：全麻清醒后 6h 后，即可用代金氏管或安置胃管进流质饮食 ②介绍术后的注意事项（如运动、服药方法、药物不良反应、化疗、放疗不良反应及处理方法等） ③定期复诊和进行相应的化疗、放疗

【并发症及处理】

并发症	处理及护理
呼吸道梗阻	呼吸痰，侧卧，找出梗阻原因，对症处理
出血及血肿	明确出血点，缝合或压迫止血，保持伤口引流通畅，给予止血药，评估出血量
疼痛	心理护理，调整伤口敷料，给予止痛药
感染	伤口换药，细菌培养，对症给予抗生素，加强营养
面形改变	心理护理，后期修复
张口受限	利用张口器正确方法练习张口度
咀嚼功能障碍	告知患者进食有利于保护伤口，减少刺激，又能满足营养要求及饱腹感的饮食，择期修复

【特别关注】

（1）术后呼吸道管理；

（2）术后饮食护理；

（3）皮瓣的观察。

【前沿进展】

头颈恶性肿瘤的生物基因靶向疗法

目前，临床治疗癌症的方法主要是手术切除和放、化疗，但是，放、化疗在杀死癌细胞的同时，给人体正常细胞也带来了严重的损伤。随着人们在分子水平对肿瘤的生物特性研究的深入，人们开始尝试采用生物方法针对肿瘤发展进程中的不同层面进行治疗并且已经取得了令人欣喜的效果，一些能够特意地阻断肿瘤生长的生物制剂已逐渐走向临床。由于这些生物制剂可针对肿瘤代谢的特殊环节，因此具有很高的靶向性，也就被称为肿瘤的生物靶向性治疗。

生物治疗是继手术、放疗和化疗后发展的第四类癌症治疗方法，通过激发机体的免疫反应来对抗、抑制和杀灭癌细胞。与传统的治疗方法不同，生物治疗主要是调动人体的天然抗癌能力，恢复机体内环境的平衡，相当于中医的"扶正培本，调和阴阳"。

肿瘤在生长过程中，会产生刺激因子，使人体长出新生血管，为肿瘤提供营养。靶向治疗就是要阻断这个刺激因子，让肿瘤得不到足够的营养，限制它的发展，最终"饿死肿瘤"。

基因治疗是以改变人的遗传物质为基础的生物医学治疗，是将人的正常基因或有治疗作用的基因通过一定方式导入人体靶细胞，直接针对疾病的根源——异常的基因本身而发挥治疗作用，从而达到治疗疾病的目的。

生物基因靶向治疗是一种具有突破性意义的靶向性生物基因治疗方法，将给肿瘤癌症患者带来新生的希望。这一划时代的生物基因靶向治疗将大大减少患者在治疗中的副作用，减轻痛苦，在提高生活质量的同时，使生命得以有效延长。

目前，生物基因治疗主要包括白介素、干扰素应用，LAK细胞、自身杀伤细胞回输，以及肿瘤抑制基因 $p53$ 应用，在头颈部恶性肿瘤治疗中起着积极的作用。

【知识拓展】

口腔癌与全身健康的关系

口腔癌和全身健康存在密切的关系。

患有口腔癌的患者，往往出现口腔局部疼痛、溃疡等症状，这些症状对进食有很大影响，因而患者容易出现营养不良、全身消瘦等表现。除此以外，晚期口腔癌往往出现远处转移，转移到肺部时，会对人的呼吸造成影响；肝脏转移、脑转移的患者均会出现不同程度的全身表现。另外，对于一些患有糖尿病的患者，口腔癌往往出现口腔溃疡等症状，这些情况的出现，一般伴有局部的炎症或感染，而局部炎症及感染往往会使血糖的控制变得困难，加重糖尿病的症状。

除此以外，口腔癌的患者可能出现口腔内牙齿的松动；口腔癌的手术也可能切除患者的牙齿及颌骨，这意味着这些患者的咀嚼功能会受到影响。患者咀嚼无力，影响食物的消化，这也加重了胃肠道的负担，因而，这些患者容易出现消化道的问题。

口腔癌还同患者的心理健康有密切的关系。口腔癌患者心理压力大，容易出现抑郁、焦虑等症状。对于行手术治疗的口腔癌患者，口腔功能及面部外形受到一定影响，其生活质量有一定下降，容易出现心理问题。反过来，心理健康也对口腔癌的发生发展有一定影响。心情愉悦的患者口腔癌的发展可能较慢，在接受了正规治疗后，其治疗效果相对于存在较大心理压力的患者要好。心理疾病能够提高人体部分激素的分泌，刺激口腔癌的生长并降低口腔癌的治疗效果。

第二节　口腔颌面部良性肿瘤和瘤样病变患者的护理

一、概述

口腔颌面部良性肿瘤和瘤样病变在临床上常见色素痣、牙龈瘤、纤维瘤、牙源性肿瘤、脉管瘤与脉管畸形、神经源性肿瘤、嗜酸性粒细胞增生性淋巴肉芽肿、骨源性肿瘤八种，本章主要讲述牙源性肿瘤、脉管瘤与脉管畸形、神经源性肿瘤、骨源性肿瘤四种良性肿瘤的护理。

二、病因

发病原因较复杂,与恶性肿瘤患者的发病原因大致同。

三、诊断要点

(一)临床表现

1. 牙源性肿瘤

(1)牙瘤:早期无自觉症状,缓慢增大的骨质膨隆压迫神经,发生继发感染。

(2)成牙骨质细胞瘤:肿瘤生长缓慢,肿瘤增大时,可压迫神经发生神经症状,并可继发感染。

(3)成釉细胞瘤:下颌骨多于上颌骨。生长缓慢,初期无明显自觉症状,逐渐增大,颜面出现畸形。

(4)牙源性黏液瘤:多发生于颌骨,软组织极为少见。一般生长缓慢,呈局部浸润性生长。早期无明显症状,直到肿瘤逐渐增大,颌骨呈现畸形时,才被注意。

2. 脉管瘤与脉管畸形

(1)血管瘤:增长期最初表现为红斑并高出皮肤,高低不平似杨梅或草莓状,约在 4 周以后快速生长,可导致畸形及影响运动功能。

(2)静脉畸形:一般无自觉症状。位置较深,皮肤或黏膜颜色正常,表浅病损呈现蓝色。

(3)动脉畸形:病损高起呈念珠状,扪诊有震颤感,听诊有吹风样杂音。若压闭全部供血动脉,病损区的搏动和杂音则消失。

(4)微静脉畸形:多发生于面部皮肤。外形不规则,大小不一,与皮肤表面平或高出皮肤,周界清楚。

(5)淋巴管畸形:好发于舌、唇、颊及颈部。

3. 神经源性肿瘤

（1）神经鞘瘤：生长缓慢的无痛性圆形或卵圆形肿物，包膜完整，质地坚韧。穿刺可抽出红褐色液体。肿瘤可将颈动脉向外侧推移，触诊可有搏动。

（2）神经纤维瘤：生长缓慢，边界不清，质地柔软，虽瘤体内血运丰富，颜面部主要表现为皮肤大小不一的棕色斑、灰黑色小点状或片状病损。可有家族史。

4. 骨源性肿瘤

（1）骨化性纤维瘤：下颌骨多见。生长缓慢，早期无自觉症状，不易被发现，肿瘤逐渐增大后，致颌骨膨隆引起面部畸形及牙齿移位。

（2）骨巨细胞瘤：常发生在颌骨的中央部，故又称为中央性巨细胞瘤。早期一般无自觉症状，晚期可发生病理性骨折等。

（二）辅助检查

1. 牙源性肿瘤　X 线检查。

2. 脉管瘤与脉管畸形　超声、动静脉造影、瘤腔造影或 MRI 等检查。

3. 神经源性肿瘤　穿刺。

4. 骨源性肿瘤　X 线检查。

四、治疗

1. 牙源性肿瘤　手术切除。

2. 脉管瘤与脉管畸形

（1）手术切除。

（2）放射治疗。

（3）冷冻。

（4）硬化剂注射。

（5）激光照射。

3. 神经源性肿瘤　手术切除

4. 骨源性肿瘤　手术切除

五、护理

（一）主要护理问题

1. 知识缺乏　患者及家属不了解疾病病因、治疗、预后相关知识。

2. 焦虑　患者害怕手术及担心预后。

3. 自我形象紊乱　肿瘤影响患者容貌。

4. 疼痛　病变部位伴发感染疼痛、肿瘤压迫神经及手术后伤口疼痛。

5. 皮肤完整性受损　肿瘤并发感染致皮肤、黏膜破损。

6. 语言沟通障碍　较大肿瘤影响患者语言功能。

7. 营养不良——低于机体需要量　较大肿瘤影响患者进食。

8. 潜在并发症　出血　较大的脉管畸形疾病容易因外力引起出血。

（二）护理目标

（1）患者及家属了解疾病病因、治疗、预后相关知识。

（2）患者焦虑症状减轻或缓解，掌握有效的应对方法。

（3）患者用语言或行为表现出外表的接受。

（4）患者疼痛减轻或缓解，掌握1～2种放松缓解疼痛的方法。

（5）受损皮肤愈合良好。

（6）患者能与医护进行有效的沟通。

（7）患者可摄入足够的营养满足日常机体需要量。

（8）患者无出血发生。

（三）术前护理措施

（1）心理护理：建立有效的沟通方式。

（2）协助完善各项化验检查。

（3）创舒适安静的住院环境，使患者处于较佳的精神状态。

（4）口腔清洁。

（5）饮食护理。

（6）疼痛护理。

（7）病情观察。

（8）术区皮肤准备。

【术后护理措施】

（1）术后护理常规与恶性肿瘤部分大致相同。

（2）颌面部良性肿瘤和瘤样病变患者特殊护理。

项目	护理内容
脉管瘤与脉管畸形患者特殊护理	
股动脉穿刺部位	①行经股动脉血管造影术或造影栓塞术术后平卧24小时，腹股沟穿刺部位沙袋压迫24小时 ②观察患者伤口出血、渗血情况，脉管疾病部位疼痛情况 ③严密观察生命体征、肢体感觉和活动度的变化 ④观察股动脉穿刺处的加压情况，出现疼痛、恶心时，及时给予药物对症治疗
伤口护理	①伤口位于口底、舌、咽旁部位的患者术后注意呼吸、伤口肿胀情况，必要时床旁备气管切开包 ②观察伤口渗血情况，术后避免压迫、撞击术区，结痂处不要用手撕、抠，防止伤口出血 ③防止皮肤引起感染

【并发症的处理及护理】

并发症	处理及护理
出血及血肿	明确出血点，缝合或压迫止血，保持伤口引流通畅，给予止血药，评估出血量
疼痛	心理护理，调整伤口敷料，给予止痛药
感染	伤口换药，细菌培养，对症给予抗生素，加强营养
咀嚼功能障碍	告知患者进食有利于保护伤口，减少刺激，又能满足营养要求及饱腹感的饮食，择期修复

【特别关注】

（1）术后呼吸道的管理；

（2）术后饮食的护理；

（3）相关知识的宣教；

（4）脉管疾病造影栓塞术后的护理；

（5）安全护理；

（6）皮肤护理。

【前沿进展】

对肿瘤认识和治疗的整体观念

口腔颌面癌瘤的发生是全身机体免疫失调状态下，癌基因和抑癌基因失调所造成的。例如癌肿可以产生血管生成因子，在其周围形成新生血管以至可以早期血道转移。应该认识到癌病是全身疾病的局部表现之一。最新提出的"替代医学"认为，人体健康的根本条件是机体整体及其微观各系统内部和系统之间的有机调节以维持其平衡状态，这种调节是通过神经，内分泌和免疫三个系统的平衡达到的。在微观上是由分子水平上的基因正常稳定来实现。因而，在治疗策略上应包括两个方面，首先是去除病因，消除病变；第二是恢复和维持基因稳态，协助提高机体的自我康复。较具体的治疗措施是大力推行生物学（包括分子生物学）—心理学—社会学的新医学模式。即通过化疗，手术，放疗，免疫等去除和杀灭肿瘤细胞，恢复机体由于肿瘤所致的机体失衡。并迅速提高机体免疫力，恢复创伤和提高康复能力。由于心理因素在癌瘤发生发展中起一定作用，应积极进行包括药物在内的精神心理治疗，恢复和提高病者的心理承受能力和抗癌心理免疫力。癌肿治疗靠综合性措施，需花费较多社会资源。治疗和康复除医务人员和患者家庭成员外，应延伸到社会的层面，尽可能多的社会力量支持。

第三节　口腔颌面部囊肿患者的护理

一、概述

常见的软组织囊肿有皮脂腺囊肿、皮样囊肿，甲状舌管囊肿，鳃裂囊肿，舌下腺囊肿等；颌骨囊肿有牙源性颌骨囊肿（如根端囊肿、含牙囊肿）和非牙源性颌骨囊肿（如面裂囊肿、血外渗性囊肿）。

二、诊断要点

临床表现

1. 皮脂腺囊肿　发展缓慢，呈圆形，与周围组织界限明显，活动，质软，无压痛。

2. 皮样、表皮样囊肿　生长缓慢的无痛性肿块，呈圆形，囊肿与周围组织、皮肤或黏膜均无粘连，触诊时囊肿坚韧而有弹性，似面团样。

3. 甲状舌管囊肿　多见于1～10岁的儿童，生长缓慢，呈圆形，质软，周界清楚与表面皮肤及周围组织无粘连。

4. 腮裂囊肿 囊肿表面光滑，大小不定，生长缓慢，触诊时肿块质地软、有波动感，但无搏动。

5. 舌下腺囊肿 呈淡黄色、半透明的柔软包块。囊肿增长缓慢，增大时可扩展至对侧、颏下或同侧颌下部。

6. 根端囊肿 一般无明显自觉症状，呈球形膨胀，生长缓慢。触诊时有"乒乓球"样弹性感。

7. 黏液囊肿 约黄豆大小，呈半透明的无痛小疱。破裂后可流出黏液，肿胀消退，但不久又可复发。

8. 含牙囊肿 多发生于下颌骨第三磨牙，其他依次为上颌尖牙、上颌第三磨牙和下颌前磨牙区。

9. 角化囊肿 颌骨骨质肿胀。可侵犯神经出现下唇麻木感常有阳性家族史。

10. 面裂囊肿 颌骨骨质的膨胀。

11. 血外渗性囊肿 患者可有明显损伤史。血友病也可引起颌面骨的血外渗性囊肿，称为血友病假瘤。

三、治疗

（1）手术切除。

（2）颌骨囊肿的治疗

1）囊肿刮治术，囊肿范围较大、骨质破坏较多患者，为预防发生病理性骨折，术后需做颌间结扎；

2）病变范围过大或多次复发的角化囊肿，可行颌骨截骨，同期游离骨植入修复。

四、护理

（一）主要护理问题

1. 知识缺乏 患者及家属不了解疾病病因、治疗、预后相关知识。

2. 自我形象紊乱　囊肿致患者面部畸形导致。

3. 疼痛　病变部位并发感染或侵犯神经导致疼痛。

4. 吞咽障碍　较大舌下腺囊肿影响患者吞咽功能。

（二）护理目标

（1）患者及家属了解疾病病因、治疗、预后相关知识。

（2）患者用语言或行为表现出对外表的接受。

（3）患者疼痛减轻或缓解，掌握 1～2 种有效的应对方法。

（4）患者进食量能满足每日机体需要量。

（5）患者能与医护进行有效的沟通。

（6）患者可摄入足够的营养满足日常集体需要量。

（三）术前护理措施

（1）协助完成各项化验检查。

（2）创造舒适安静的住院环境。

（3）保持口腔清洁。

（4）饮食指导：少量多餐，观察患者进餐量及质量，及时给予相应饮食调整。

（四）术后护理措施

口腔颌面部囊肿患者常规护理

项目	常规护理内容
全麻术后患者护理常规	①了解麻醉和手术方式、术中情况、切口和引流情况
	②患者神志意识观察
	③持续低流量吸氧
	④持续心电监护
	⑤床档保护防坠床
	⑥严密监测生命体征
体位	①全麻清醒前：去枕平卧位，头偏向一侧
	②全麻清醒后：半坐卧位
	③术后第一天后可以下床活动

项目	常规护理内容
呼吸道管理及护理	①严密观察患者的呼吸情况 ②及时有效抽吸呼吸道内分泌物 ③观察患者口底、舌体肿胀程度以及舌体动度 ④甲状舌管囊肿注意观察患者呼吸情况
伤口护理	①观察伤口有无出血、渗血、渗液及肿胀度等，尤其对于甲状舌管囊肿术后患者应观察伤口肿胀度 ②对行口底皮样囊肿摘除术患者，注意观察口底肿胀情况 ③舌下腺囊肿术后伤口常规放置橡皮引流条 2～3 天，注意观察伤口引流、肿胀情况
口腔护理	给予口腔护理，保持口腔清洁
饮食护理	给予患者相应的饮食指导

【并发症及处理】

与颌面部良性肿瘤同。

【特别关注】

（1）手术后呼吸保持通畅。

（2）术后定期换药。

（3）术后营养护理。

（4）术后并发症的早期观察及处理。

【前沿进展】

肿瘤治疗需要创新观念

20 世纪初口腔癌治疗采用原发灶与区域淋巴引流部位的根治性切除，这一单一模式曾称经典准则，已经取得一定疗效。20 世纪 40 年代治疗口腔癌生物学模式形成，采用手术、放疗、化疗和免疫治疗四大治疗手段。至

20世纪80年代后期，已转变为生理—心理—社会医学模式，自然科学与人类科学有机结合起来，收到较为理想的临床治疗效果。除肿瘤外科基本理念，基本原则之外，近年来发展的微创外科，分子外科，计算机辅助外科或导航外科及克隆技术，干细胞，组织工程和各种新生物材料的开发应用，为临床肿瘤外科医师提供了广阔的用武之地。近代医学的发展史已经告诉人们新理论新技术创立和开发都是新观念所带动的，既要开展纵深的临床基础和理论研究，又要开展独创的临床应用研究。提倡创新，要从跟踪创新转向原始创新。关注边缘学科，提倡协同攻关，这样才能使口腔颅颌面肿瘤治疗有跨越性发展。

【知识拓展】

皮脂腺囊肿——"粉瘤"

"粉瘤"学名叫皮脂腺囊肿，就是在皮肤上出现一个圆形的小包 可大可小，小包摸起来发软，可以活动，与周围组织的界线也比较清楚，在小包的中央往往还有一个小黑点。一般长了"粉瘤"没有什么不舒服的感觉 但如果"粉瘤"发生感染就会出现疼痛、流脓的症状。

"粉瘤"是由于皮脂腺排泄管阻塞，皮脂腺被逐渐增多的内容物膨胀而形成的一种囊肿，如果切开囊肿，可见白色凝乳状皮脂腺分泌物。如果发现面部有"粉"后注意服用几天抗生素、保持创口清洁。

（毕小琴）

第十五章　唾液腺疾病患者的护理

一、概述

唾液腺（又称涎腺）分为大、小两种。大唾液腺有三对，即腮腺、下颌下腺和舌下腺。小唾液腺位于口腔、咽部、鼻腔及上颌窦黏膜下层，按其所在解剖部位唇、舌、颊、腭、磨牙后等部位分别称为腭腺、唇腺、磨牙后腺及颊腺等。大小涎腺均能分泌唾液，通过导管排向口腔，唾液对于吞咽、消化、味觉、语言、口腔黏膜防护以及龋病预防有着密切的关系。其种类有唾液腺炎症、唾液腺损伤和涎瘘、舍格伦综合征、唾液腺瘤样病变、唾液腺肿瘤。本节重点介绍唾液腺炎症和唾液腺瘤样病变患者的护理、唾液腺肿瘤患者的护理。

二、病因

（一）唾液腺炎症

主要有急性化脓性腮腺炎、病毒性腮腺炎、特异性感染。

1. 急性化脓性腮腺炎

（1）致病菌主要是金黄色葡萄球菌；

（2）严重的全身疾病，导致机体免疫力下降；

（3）严重代谢紊乱，导致唾液流量减少；

（4）腮腺区损伤或邻近组织急性炎症时扩散。

2. 病毒性腮腺炎　主要由病毒引起。

3. 特异性感染　较常见的为结核、放线菌病等。其中结核主要是腮腺区的淋巴结发生结核性感染，肿大、破溃后累及腺实质。放线菌病是由伊氏放线菌感染所致。

4. 涎石病和下颌下腺炎

（1）下颌下腺为混合型腺体，分泌的唾液黏滞，富含粘蛋白，钙的含量高出腮腺 2 倍，钙盐容易沉积。

（2）下颌下腺导管自下而上走行，腺体分泌液逆重力方向流动。

（3）导管长，在口底后部有一弯曲部，使唾液易于淤滞。

（二）唾液腺瘤样病变

1. 外渗性黏液囊肿　系导管破裂、黏液外漏至组织间隙所致。

2. 潴留性黏液囊肿　由于导管系统的部分阻塞所致、微小涎石、分泌物浓缩或导管系统弯曲等因素所致。

（三）唾液腺肿瘤

发病原因较复杂。

三、诊断要点

（一）临床表现

1. 唾液腺炎症

（1）急性化脓性腮腺炎

1）炎症早期：患侧腮腺区轻微疼痛、肿大、压痛，导管口轻度红肿、疼痛等。

2）腺组织坏死期：此期疼痛加剧，呈持续性疼痛或跳痛，触痛明显。多数患者全身中毒症状明显，出现高热、脉搏、呼吸加快，白细胞数增加，体温可高达 40℃以上等。

3）脓肿穿破腮腺深面通过颅底进入颅内，引起颅脑症状，肿胀压迫面神经可引起暂时性面瘫。

（2）涎石病和下颌下腺炎

1）发生于下颌下腺时，有时可出现同侧舌或舌尖痛，并放射至同侧耳部及耳内。

2）进食时患侧腺体迅速肿胀、疼痛，进食后症状可逐渐减轻、消退。

3）双手触诊时可触及硬块并有压痛。

4）导管开口处轻度红肿，挤压腺体有少许脓性分泌物溢出。

5）唾液腺结石阻塞引起腺体激发感染，并反复发作。下颌下腺因包膜不完整，组织疏松，炎症扩散到邻近组织，可引起下颌下间隙感染。

2. 唾液腺瘤样病变

（1）单纯型：位于口底的一侧，呈浅蓝色，扪之柔软，有囊性感。囊肿逐渐长大可将舌抬起，引起吞咽、语言及呼吸困难。

（2）口外型：表现为下颌下区肿物，触诊柔软，与皮肤无粘连，低头时因重力关系肿物稍有增大。

（3）哑铃型：为上述两种类型的混合。

3. 唾液腺肿瘤　良性肿瘤多为生长缓慢的无痛性肿块，常无自觉症状，无粘连，无功能障碍，可活动，表面光滑或呈结节状。恶性肿瘤多有疼痛症状，呈浸润性生长，与周围组织有粘连，甚至浸润神经组织并导致神经功能障碍。

（二）辅助检查

（1）急性化脓性腮腺炎：实验室检查、血常规检查。

（2）涎石病和下颌下腺炎：X线摄片检查、下颌横断殆片和下颌下腺侧位片。

（3）唾液腺瘤样病变：穿刺。

（4）唾液腺肿瘤：B 超检查。

四、治疗

（1）主要以手术治疗为主。

（2）急性化脓性腮腺炎。

1）针对发病原因，纠正机体脱水及电解质紊乱，维持体液平衡。

2）全身治疗，选用有效抗生素消炎治疗。

3）其他保守治疗：早期可用热敷、理疗、药物外敷，温热盐水、碳酸氢钠溶液等漱口液漱口均有助于炎症的消散。

4）切开引流：脓液形成后切开引流。

五、护理

（一）主要护理问题

（1）体液不足：体液丢失过多及摄入不足致体液不足。

（2）体温过高：致病菌毒素吸收入血致体温过高。

（3）疼痛：化脓性感染、腮腺区肿胀导致腮腺区疼痛。

（4）活动无耐力：高热及入量不足造成疲倦导致患者活动无力。

（5）焦虑/恐惧：患者对疾病知识缺乏了解，病情重、疾病进展快导致焦虑/恐惧情绪。

（6）营养失调：与进食时患部肿胀，疼痛，影响进食有关。

（7）吞咽障碍：与疼痛有关。

（8）语言沟通障碍。

（9）自我形象紊乱。

（10）潜在的并发症：脓毒血症、颅内感染、窒息等。

（二）护理目标

（1）患者体液维持平衡状态。

（2）疼痛减轻或消失。

（3）患者体温维持在正常范围，当体温高时及时发现并给予相应的处理。

（4）患者基本生理需要得到满足，不发生跌伤等意外情况。

（5）患者焦虑、恐惧减轻或缓解。

（6）并发症得到有效的预防或及时发现、及早处理。

（7）吞咽功能和语言交流得到改善或恢复正常。

（三）术前护理措施

（1）体位：取半卧位，有利于伤口引流。

（2）做好皮肤准备，有活动义齿要取下，避免术中义齿脱落，引起误吸及窒息。

（3）加强营养，进食营养丰富，易消化食物，保证营养供给。

（4）保持病室安静。

监测体温变化，必要时采取物理降温，或遵医嘱给予药物降温。高热期卧床休息、限制活动。

（5）口腔护理：保持口腔清洁，术前洁牙，使用含漱液漱口，预防术后伤口感染。

（6）增加唾液的分泌：进食酸性饮料或食物刺激，以增强口腔自洁作用。

（7）疼痛护理：遵医嘱给予止痛药物。

（8）观察腮腺脓肿形成指征。

（9）心理护理：做好术前心理准备，向患者讲清手术目的及手术的必要性，消除恐惧紧张情绪，使其有充分的心理准备。

（四）术后护理措施

项目	护理内容
全麻术后护理常规	①患者神志意识观察
	②持续心电监护
	③严密监测生命体征
	④床档保护防坠床
体位	①全麻清醒前：去枕平卧位，头偏向一侧
	②全麻清醒后：半坐卧位
	③术后第一天后可以下床活动
呼吸道管理及护理	①严密观察患者的呼吸情况
	②及时有效抽吸呼吸道内分泌物
	③观察患者口底、舌体肿胀程度以及舌体动度观察伤口有无渗血渗液，及肿胀度等
伤口观察及护理	①严密观察切口渗血、渗液等情况，保持切口敷料清洁、干燥
	②注意观察切口周围肿胀情况，必要时可使用冰敷，减少术后切口的水肿
管道观察及护理	①输液管保持通畅，留置针妥善固定，注意观察穿刺部位皮肤
	②观察创口引流条或引流管是否松落
	③每日更换引流条或引流管，观察引流物的颜色、形状和量
	④引流条或引流管拔出时间：根据伤口分泌物的颜色、形状和量决定
面神经功能观察	①观察面神经各支功能是否正常
	②若出现双眼闭合不全，需加强眼部护理
基础护理	①做好定时翻身、患者清洁等工作
	②保持室内温、湿度适宜，每周消毒病室至少一次，减少探视
健康指导	①饮食：全麻清醒后6h后，即可进流质饮食或软食。腮腺肿瘤术后禁忌酸、辛辣等刺激性食物
	②介绍术后的注意事项，尤其对腮腺肿瘤术后患者
	③复查：出院后1～3个月复查

【并发症及处理】

常见并发症	临床表现	处理
伤口出血	①引流条或引流管持续有新鲜血液流出，2h内引出鲜红色血液>100ml或24h>500ml ②伤口敷料持续有新鲜血液渗出 ③切口敷料渗血较少，引流条或引流管易堵塞，切口周围肿胀明显，为切口内出血	①保守治疗：用止血、制酸药 ②保守治疗无效者应及时行再次手术 ③立即打开敷料检查，必要时手术探查
伤口愈合不良	①引流条或引流管内一直有分泌物流出 ②伤口内一直有死骨 ③伤口不愈合	①换药 ②增加营养 ③增加患者体质
涎瘘（腮腺肿瘤患者术后并发症）	①伤口不愈合 ②伤口周围红肿热痛等局部感染表现	①局部加压包扎 ②口服阿托品片 ③进清淡饮食，严禁吃辛辣刺激性和酸性食物 ④必要时静脉输入抗生素消炎治疗 ⑤无炎症时可行放射治疗
面神经功能受损（腮腺肿瘤患者术后并发症）	①永久性面瘫 ②暂时性面瘫	①注意保护眼睛，睡眠时涂红霉素眼膏，以防眼睛结膜受损 ②进行被动面神经功能训练，防止面部肌肉萎缩 ③做好心理护理，防止产生抑郁症

【特别关注】

（1）手术后呼吸保持通畅。

（2）术后定期换药。

（3）术后营养护理。

（4）术后并发症的早期观察及处理。

【前沿进展】

组织补片用于腮腺肿瘤手术中的新趋势

腮腺肿瘤手术通常采用 S 形切口，即自耳屏前方直向下，绕耳垂下方至颞乳突尖，再转向下经颌下区，在下颌角下方 1.5cm 处转向前行，至舌骨平面在腮腺嚼肌筋膜浅面将皮瓣掀起。术后并发症多为味觉出汗综合征、耳垂麻木等。

而味觉出汗综合征是腮腺肿瘤术后常见的一种后遗症，其可能机制为外伤或手术切断了分布于腮腺的副交感神经纤维和分布于汗腺及皮肤血管的交感神经纤维，两神经断端经过一段时间后发生交叉再生联合，受味觉刺激并有咀嚼运动时，副交感神经兴奋，出现术区皮肤出汗和潮红现象。国外学者根据这个学说采用胸锁乳突肌瓣、颞筋膜瓣、前臂游离皮瓣、大腿外侧的阔筋膜瓣、生物材料等作覆盖物，阻止两神经断端的游走或错位再生，从而预防味觉出汗综合征的发生，收到一定的预防效果。但是，这些肌瓣或阔筋膜取材时需要增加手术切口，术中创伤大，出血增多，术后遗留额外疤痕等，许多患者尤其是年轻患者不易接受。现临床上采用组织补片在减少腮腺肿瘤患者术后味觉出汗综合征的发生，防止耳垂区凹陷和术区感觉降低的出现，减少患者的痛苦，具有一定的临床应用价值。

【知识拓展】

面瘫的自我治疗方法

面瘫的主要原因是面神经炎，是面神经的非细菌性非化脓性炎症，是一种常见病，多发病。多因局部受风吹或着凉而起病，故通常认为可能是局部营养神经的血管因受风寒而发生痉挛，导致面神经组织缺血、水肿、受压而致病。也有些原因是因为外伤、手术致面神经损伤。面瘫的治疗包括药物治疗、针灸和理疗等。轻、中度病例经积极治疗，多可在 1～2 个月内恢复。重症病例恢复多不完全。主要遗留的症状为抬眉不完全或没有恢复，口周围肌包括提上唇肌、口轮匝肌及下唇方肌恢复不完全及留有后遗症：联带运动、挛缩、上睑下垂、倒错、鳄鱼泪及面肌痉挛。在治疗期间，患者在接受针灸、药物等中西医综合治疗的同时，回到家里还应积极配合自我按摩和表情肌康复训练，则会起到事半功倍的效果，使面瘫早日康复。而腮腺恶性肿瘤的患者常因手术切除部分面神经而导致永久性面瘫，这就更要学会面部的自我按摩和表情肌功能训练，以防止面部肌肉萎缩和畸形。

（一）自我按摩

1. 全面部按摩 患者先将两掌心相互摩擦至掌心发热，贴于两侧面颊，自下而上推擦至眉间，然后分开向两眉梢，再经耳前向下至下颌。如此反复推擦数十次，至面颊部发热为度。

2. 穴位按摩 用较轻的手法按揉患侧阳白、四白、太阳、迎香、下关、颊车、颧髎、牵正、地仓、承浆等穴，用较重的手法按揉颈部的风池穴，上肢的合谷及下肢的足三里、太冲等穴，每穴揉按 0.5～1 分钟。

3. 捏拿面部肌肉　一手固定健侧面部,并稍向下用力使歪斜的口眼外观得以纠正,另一手在患侧面部按三线一圈进行面肌的捏拿。三线指承浆—翳风、地仓—听宫、迎香—太阳三条线,捏拿时,拇食二指分别按在两个穴位上,然后轻轻用力,慢慢向中间合拢,反复多次,直至木僵的面肌变得柔软、潮红。一圈是指用中指、无名指在患侧眼眶周围缓缓打圈,反复多次。

（二）表情肌康复训练

患侧面部表情肌出现运动后,进行有效的表情肌康复训练可明显地提高疗效。面瘫时主要累及的表情肌为枕额肌额腹、眼轮匝肌、提上唇肌、颧肌、提口角肌、口轮匝肌和下唇方肌。进行这些主要肌肉的功能训练,可促进整个面部表情肌运动功能恢复正常。在训练时应根据患者的不同症状选择下述的治疗方法,每日训练2～3次,每个动作训练10～20次。具体训练方法如下:

1. 抬眉　训练患者上提健侧与患侧的眉目,有助于抬眉运动功能的恢复。

2. 闭眼　训练患者开始时轻轻地闭眼,两眼同时闭合10～20次,如不能完全闭合眼睑,露白时可用示指的指腹沿着眶下缘轻轻的按摩一下,然后再用力闭眼10次,有助于眼睑闭合功能的恢复。

3. 耸鼻　训练有少数患者不会耸鼻运动,在训练时应注意往鼻子方向用力。

4. 示齿　训练患者口角向两侧同时运动,避免只向一侧用力练成一种习惯性的口角偏斜运动。

5. 努嘴　训练进行努嘴训练时,用力收缩口唇并向前努嘴,努嘴时要用力。口轮匝肌恢复后,患者能够鼓腮,刷牙漏水或进食流口水的症状随之消失。训练努嘴时同时训练了提上唇肌、下唇方肌及颏肌的运动功能。

6. 鼓腮　训练鼓腮漏气时，用手上下捏住患侧口轮匝肌进行鼓腮训练。患者能够进行鼓腮运动，说明口轮匝肌及颊肌的运动功能可恢复正常，刷牙漏水、流口水及食滞症状消失。此方法有助于防治上唇方肌挛缩。

除了面瘫的自我按摩及表情肌的训练方法，面瘫的患者还应做到以下三点：一是经常热敷或用中药煎汤熏蒸患部，以改善局部血液循环，消除水肿，促进神经功能恢复；二是注意少看电视、电脑，以减少眼轮匝肌的负担，保护眼睛；三是要少吃凉的东西，特别是冰镇的食品。如此医生全力尽心治疗，患者积极配合，医患互动定会提高面瘫的治愈率，缩短治疗的时间，使患者早日康复。

（刘　蕊　吕菊红）

第十六章 颞下颌关节疾病患者的护理

第一节 颞下颌关节强直患者的护理

一、概述

颞下颌关节强直是指由于疾病、损伤或外科手术而导致的关节固定，运动丧失。颞下颌关节强直在临床上可分为关节内强直和关节外强直。关节内强直是由于一侧或两侧关节内发生器质性病变，最后造成关节内的纤维性或骨性粘连，导致长期开口困难或完全不能开口，简称关节强直。关节外强直病变发生在关节外上下颌间皮肤、黏膜或深层组织，又称为颌间挛缩，也称假性关节强直。

二、病因

1. 关节内强直

（1）炎症：多由于邻近器官的化脓性炎症扩散而来。其中以化脓性中耳炎最常见，中耳与颞下颌关节紧密邻近，在儿童岩鼓裂处只有很薄的软组织隔开，当患化脓性中耳炎时，脓液可直接扩散到关节。下颌骨髓炎等也可扩散到关节。少见的感染来源是患肺炎等高热病后，引起脓毒血症、败血症等所致的血源性化脓性关节炎。

（2）关节损伤：多数在儿童期由于下颌骨损伤，尤其是颏部的对冲性损伤造成。使用产钳，损伤了关节也可引起关节强直。类风湿关节炎也可导致颞下颌关节强直。

2. 关节外强直　常见病因是损伤,如上颌结节、下颌升支部位的开放性骨折或火器伤,均可在上下颌间形成挛缩的瘢痕。临床上还可见其他口腔内手术是创面处理不当而后遗关节外瘢痕挛缩:鼻咽部、颞下窝肿瘤放射治疗后,颌面软组织广泛的纤维性变,也可造成颌间瘢痕挛缩。

三、病理

（一）关节内强直

1. 纤维性强直　关节窝、关节结节和髁突的骨和纤维软骨及关节盘逐渐破坏,被有血管的纤维组织所代替,最后相互间完全被纤维组织长入骨髓腔;有时关节周围也还有大量结缔组织增生。

2. 骨性强直　纤维性强直进一步骨化所致。关节窝、关节结节和髁突之间发生骨性愈着,髁突变得粗大,关节附近也有骨质增生,以致关节窝、关节结节和髁突的原有外形完全消失,融合成一致密骨痂。骨痂的范围可能很广,有的波及下颌切迹;有的整个下颌支与颧弓可完全融合。

（二）关节外强直

上下颌间组织坏死脱落,在愈合过程中有大量结缔组织增生,最后形成挛缩的瘢痕。

四、诊断要点

（一）临床表现

1. 关节内强直

（1）进行性开口困难;

（2）面下部发育障碍畸形；

（3）关系错乱；

（4）髁突活动减弱或消失。

2. 关节外强直

（1）开口困难；

（2）口腔或颌面部瘢痕挛缩或缺损畸形；

（3）髁突活动减弱或消失。

3. 混合性强直 具有关节内、外强直症状。

（二）辅助检查

（1）X 线检查；

（2）CT 检查。

五、治疗

均采用外科手术分期序列治疗为主。

第一期：放置牵张器，牵张成骨解决骨量不足。

第二期：拆除牵张器，实施关节重建，解决张口受限。

第三期：正畸正颌治疗，恢复咬合关系。

六、护理

（一）主要护理问题

1. 知识缺乏 与不了解颞下颌关节强直相关知识有关；

2. 急性疼痛 与外伤骨折有关。

3. 呼吸道梗阻的危险 由于上呼吸道狭窄，造成打鼾并有呼吸暂停；

4. 营养不良 与张口受限进食困难有关；

5. 自我形象紊乱 与关节强直造成的面部畸形有关。

（二）护理目标

（1）患者对颞下颌关节强直疾病相关知识了解。

（2）保持呼吸道通畅，不发生窒息。交流障碍得到缓解或消除

（三）术前护理措施

1. 心理护理 了解患者的担忧与困扰，简单介绍手术麻醉方式，讲解成功案例，减轻或消除患者紧张恐惧心理，帮助患者树立对手术的信心。

2. 饮食护理 为患者准备营养丰富的半流质或流质饮食，提高其身体对手术的耐受性。

3. 口腔卫生的准备 嘱患者进行刷牙等常规清洁外，术前3天含漱复方氯已定等漱口液，对有一定开口度的患者进行牙周洁治及龋齿的治疗。对完全张口受限的患者可待术后张口度恢复后进行。

4. 皮肤准备 协助患者术晨清洁面部皮肤，男患者要剃须，患侧耳周发际上10cm备皮；密切观察睡眠呼吸暂停现象，并酌情处理；

5. 协助完善相关术前检查 心电图、出凝血等实验室检查。

（四）术后护理措施

项目	颞下颌关节强直患者常规护理内容
全麻术后护理常规	①了解麻醉和手术方式、术中情况、切口和引流情况
	②患者神志意识观察
	③持续低流量吸氧
	④持续心电监护
	⑤床档保护防坠床
	⑥严密监测生命体征

续表

项目	颞下颌关节强直患者常规护理内容
体位	①全麻清醒前：去枕平卧位，头偏向一侧
	②全麻清醒后：半坐卧位
	③术后第一天后可以下床活动
	注意：活动能力应当根据患者个体化情况，循序渐进，对于年老或体弱患者应当根据本人情况进行活动
呼吸道管理及观察	①带气管插管者应及时有效地清除呼吸道内的分泌物，确保管道通畅
	②观察呼吸道是否通畅，观察呼吸的频率、深度等
	③观察口腔情况：术后口底，咽旁及颌周组织反应性肿胀，口内伤口有无出血及舌后坠等
	④及时抽吸呼吸道内分泌物，保持呼吸道通畅
疼痛的护理	根据疼痛数字分级法及时准确的评估患者疼痛及耐受程度，并遵医嘱给予相应的处理
伤口观察及护理	观察伤口有无渗血渗液及肿胀度等
管道观察及护理	①输液管保持通畅，留置针妥善固定，注意观察穿刺部位皮肤
	②观察创口碘仿纱布、引流条或引流管是否松落
	③每日更换引流条或引流管，观察引流物的颜色、形状和量
	④引流条或引流管拔出时间：根据伤口分泌物的颜量决定
口腔护理	保持口腔清洁，口腔冲洗 3 次/天
饮食指导	术后遵医嘱鼻饲饮食或流食
牵张器护理	①观察牵张器是否固位好
	②观察牵张器处伤口是否渗血
	③牵张器处伤口用 75% 的酒精消毒，每日 2 次
	④避免外伤造成牵张器断裂。
功能恢复训练	拆线后 7～10 天开始做张口训练
健康指导	①张口训练时间、方法等
	②饮食：清淡有营养的软食、进食顺序为：流质、半流质、饮食、普食过程
	③复查时间：3 个月，半年至一年后可进行二期整复手术，如颏成形手术或正颌手术等

【并发症及处理】

常见并发症	临床表现	处理
呼吸道梗阻	①胸闷气短，三凹征 ②呼吸短促、大汗	①及时清除呼吸道的分泌物，必要时气管切开 ②吸氧 ③应用消肿、止血药物
伤口出血	①引流条或引流管持续有新鲜血液流出，2h内引流鲜红色血液>100ml或12h>250ml ②伤口敷料持续有新鲜血液渗出 ③手术区耳后肿胀明显	①保守治疗：止血 ②保守治疗无效，再次手术
伤口感染	①疼痛 ②发热	①口腔冲洗3次/日 ②应用抗感染药物
再次发生关节强直	张口困难	进行二次手术

【特别关注】

（1）术后呼吸道管理；

（2）术后饮食护理；

（3）术后张口训练。

【前沿进展】

个体化人工关节在颞颌关节强直治疗中的应用

3D打印技术使用三维数据制造实体模型的一种方法，在20世纪80年代首先用于工程领域，于1990年首次用于医学领域，经过20多年的发展，现已广泛应用于口腔临床中。3D打印技术是通过计算机断层扫描和核磁共振成像技术采集患者个人数据，并将获得的数据导入三维重建软件，设置不同密度组织的阈值，构建出形态曲面，重建三维模型，最终 3D 打印机将模型打印出来。应用 3D 打印技术制作个体化人工关节，治疗由于颞颌关节强直引起的小下颌及偏颌畸形，因其操作精确，人工关节个体化符合个人需要，手术及治疗时间缩短，如今，已引起海内外广大颅面外科及整形修复外科医师的高度重视，是一项很有应用前景的新技术。

【知识拓展】

"鸟嘴"畸形形成

　　人类有一对唯一的联动关节即双侧颞下颌关节，它关系到下颌骨的运动，颞下颌关节位于耳前，就是我们俗称的"挂钩"。颞下颌关节除了与下颌骨的运动有密切关系外，还与下颌骨的生长发育有关。颞下颌关节的组成有下颌骨髁状突、关节凹、关节盘及关节囊，其中下颌骨髁状突是下颌骨生长发育的中心，即生发中心。

　　所谓"鸟嘴"畸形，是指在儿童生长发育阶段，由于某种原因破坏了髁状突生发中心或导致颞下颌关节强直，引起下颌骨发育不良而造成小下颌畸形，双侧下颌骨发育短小；下颌内缩后退，无颏部突起，而正常发育的上颌相对显得前突，表现鸟嘴状小颌畸形面容，鸟嘴畸形患者同时还伴有张口困难、咬合关系错乱，严重者还伴有呼吸障碍。鸟嘴畸形对患者的面容和口腔咀嚼功能有很大影响。容貌畸形给患者带来沉重的心理负担，严重者会产生心理和精神障碍；咬合关系错乱，降低了咀嚼功能，影响消化系统功能，同时影响全身其他系统的健康。

　　"鸟嘴"畸形可以通过外科手术重建关节功能，恢复张口及咬合，并对面颌畸形进行整复。

第二节 阻塞性睡眠呼吸暂停综合征
患者的护理

一、概述

阻塞性睡眠呼吸暂停综合征（OSAS）是指睡眠时上气道阻塞或塌陷，引起的呼吸暂停和通气不足，还伴有打鼾、睡眠结构紊乱、白天嗜睡等病症；由于睡眠中反复发作呼吸暂停和低通气造成频发的低氧血症和高碳酸血症，常导致心肺血管和其他重要生命器官的病变，甚至发生睡眠中猝死。因此，OSAS 是一种潜在致死性疾患，日益受到医学界和社会的重视。

二、病因

（1）鼻腔或鼻窦疾患；

（2）口咽部组织肥厚；

（3）颅颌面畸形，特别是小下颌畸形；

（4）上气道肿瘤或下颌骨缺失；

（5）肥胖。

三、病理

（1）上气道软组织塌陷和上气道结构异常造成的上气道梗阻。

（2）呼吸中枢的调节机制发生障碍等多种因素有关。

四、诊断要点

（一）临床表现

（1）睡眠中严重打鼾、呼吸暂停或憋气；

（2）晨起头痛，日间嗜睡、泛酸；

（3）性格改变，记忆力减退、行为障碍；

（4）蛋白尿、夜尿增多；

（5）心律失常、心肌梗死、系统性高血压、心功能衰竭、中风、猝死。

（二）辅助检查

（1）多导睡眠图仪监测：多导睡眠图仪（PSG）监测是诊断 OSAS 最权威的方法，它不仅可判断其严重程度，并可全面定量评估患者的睡眠结构，睡眠中呼吸紊乱、低血氧情况，以及心电、血压的变化。PSG 检查应在睡眠呼吸试验中进行至少 7h 的数据监测。

（2）X 线线投影测量；

（3）鼻咽纤维镜检查；

（4）CT 或 MRI 等检查；

（5）血细胞计数及血气分析；

（6）心电图及肺功能检查。

五、治疗

（一）非手术治疗

（1）调整睡眠姿势；

（2）药物治疗；

（3）减肥；

（4）经鼻持续气道正压通气（CPAP）：此法是目前治疗 OSAS 最有效地非手术治疗方法，CPAP 犹如一个上气道的空气扩张器，可以防止吸气时软组织的被动塌陷，并刺激颏舌肌的机械感受器，使气道张力增加，可单独作为一种疗法，也可和外科手术配合使用。但一般患者难以长期坚持。

（二）手术治疗

1. 扁桃体、腺样体切除术 这类手术仅用于青春期前有扁桃体、腺样体增生所致的儿童 OSAS 患者，一般术后短期有效，随着青春发育，仍可复发。由于鼻中隔弯曲、鼻息肉或鼻甲肥大引起鼻气道阻塞者可行鼻中隔成形术，鼻息肉或鼻甲切除来减轻症状，也是一种辅助性手术。

2. 舌成形术 有舌体肥大、巨舌症、舌根后移、舌根扁桃体增大者可行舌成形术。

3. 腭垂、腭、咽成形术 此手术是切除腭垂过长的软腭后缘和松弛的咽侧壁黏膜，将咽侧壁黏膜向前绷紧缝合，以达到缓解软腭和口咽水平气道阻塞的目的，但不能解除下咽部的气道阻塞，因此一定要选好适应证。

4. 正颌外科手术 已较广泛地用于 OSAS 的治疗，特别对伴有下颌发育不足的 OSAS 患者，有着十分显著的治疗效果。

（1）下颌前徙术：主要采用双侧下颌支矢状劈开术（SSRO）来前徙下颌骨。这对伴有明显的下颌后缩或小下颌的 OSAS 患者有显著效果。由于咬合关系的限制，往往需要配合术前术后正畸治疗。

（2）颏前徙术：通过颏成形术将颏部向前移动。该手术前移舌根的量有限，因此只对中轻度 OSAS 患者有效。

（3）颏部前徙和舌骨肌群切断、悬吊术：这种手术同时前徙了颏部的下半部骨段和舌骨，旨在充分前移舌根部时不改变咬合关系，对面型影响也不大。

（4）双颌前徙术：采用 Le Fort I 型手术和 SSRO 手术一并前徙上下颌骨，可在不改变原有咬合关系的情况下扩大上气道，改善通气功能。

（5）颌骨牵张成骨：上述传统正颌手术有着治疗效果肯定、手术一次完成的优点。然而下颌骨的前徙幅度受到一定限制，而且颌骨前徙幅度越大，术后复发倾向越明显。DO技术使传统正颌手术无法治疗的严重颅颌面畸形得以成功矫治。重度小颌畸形合并OSAS病例通过下颌体部和下颌升支的骨牵张延长，获得了满意的疗效。采用DO技术可大幅度前徙颌骨，而且是软硬组织一并延长，术后复发倾向明显减小，疗效稳定。

六、护理

（一）主要护理问题

1. 气体交换受损　与扁桃体肥大等影响通气有关；

2. 有窒息的危险　与全麻术后咽部肿胀、分泌物或呕吐物误吸有关；

3. 睡眠形态紊乱　与呼吸道阻塞引起打鼾、憋气等有关；

4. 自我形象紊乱　与面部畸形有关；

5. 疼痛　与手术伤口有关。

（二）护理目标

（1）打鼾缓解或消失，睡眠中呼吸暂停得到改善或恢复正常，睡眠质量提高。

（2）保持呼吸道通畅，不发生窒息。

（3）日间嗜睡改善或消失，记忆力增强，精神情绪稳定，恢复正常生活。

（4）自我形象改善，增强生活信心，正常参加社会交往。

（三）术前护理措施

（1）心理护理：患者及家属对OSAS的手术会产生

不同的心理状态，做好患者及家属的心理疏导，介绍手术目的和手术的必要性，消除恐惧、紧张、焦虑情绪，积极配合手术治疗。

（2）睡眠护理：OSAS 患者睡眠时随时可能发生呼吸骤停，护理人员应加强巡视病房，患者尽量有家属陪伴，嘱患者采取侧卧位睡姿，可防止咽部软组织和舌体后坠堵塞气道，减轻胸部和颈部脂肪对气道造成压力，从而有助于减轻憋气症状。告知患者慎用镇静剂和安眠药，以免导致窒息的发生。

（3）了解患者心脑血管功能，及时行专科会诊，将其调至可耐手术状态。

（4）皮肤准备：做好手术区皮肤准备，口外切口者须理发，男患者应剃须，并清洁皮肤。

（5）清洁口腔：做好口腔清洁，术前含漱口液漱口，注意做好牙周洁治、充填龋洞和拔除病牙等口腔疾病治疗，预防术后伤口感染。必要时洁牙。

（6）术前 12 小时食、4 小时禁饮，术前一日行抗生素皮试。术前一日行抗生素皮试。

（7）如有咀嚼功能障碍者，可视情况给予软食或流食，保证营养供给。

（8）协助患者完成相关检查，如血、尿、便、胸透、心电图检查，CT 断层扫描。

（9）纤维鼻咽喉镜检查，多导睡眠图仪检查（PSG）。

（四）术后护理措施

阻塞性睡眠呼吸暂停综合征术后患者的常规护理内容与颞下颌关节强直患者相同，但主要有以下几个方面的特殊护理要点。

项目	阻塞性睡眠呼吸暂停综合征患者特殊护理内容
呼吸道的管理与护理	①保持呼吸道通畅，及时有效地清除口鼻腔内的分泌物 ②气管插管者应给予气道湿化液持续滴入，持续低流量吸氧 ③严密观察患者口底、舌体肿胀度，舌体的动度等
伤口护理	①伤口有无出血、渗血、渗液等 ②颌面部肿胀情况 ③伤口引流是否通畅，引流物的量、色、性状等
心脑血管疾病	①持续心电监护，严密观察生命体征 ②观察患者有无胸闷，口唇青紫；头痛呕吐及心律失常 ③床旁备气管切开包，抢救车及呼吸机等
睡眠姿势	嘱患者半卧位或侧卧位，利于减轻睡眠呼吸暂停和打鼾

（五）健康宣教

（1）指导患者睡眠时摇高床头或侧卧休息，保持呼吸道通畅；

（2）肥胖是最主要的致病因素，告知患者进行身体锻炼，控制饮食，减轻体重。

【并发症及处理】

常见并发症	临床表现	处理
呼吸道梗阻	①肿胀 ②胸闷 ③呼吸短促	①带气管插管 ②术后冰敷 24h ③应用激素，减轻肿胀 ④雾化吸入

【特别关注】

（1）术后呼吸道管理；

（2）术后饮食护理；

（3）睡眠的观察。

【前沿进展】

低温等离子消融术治疗 OSAS

低温等离子消融术是新兴的微创外科技术，低温等离子射频发生仪将射频电流引病变部位，达到消融病变组织，从而达到治疗鼻、咽与喉等上气道疾病的目的。射频消融术通过穿刺将电极插入到病变部位，通过仪器释放高频电流，在小的范围内迅速产生高温，从而导致病变组织失水坏死，从而消除病变，达到改善临床症状，治疗疾病的目的；术中损伤小，出血少，治疗时间短。OSAS 采用低温等离子消融治疗的优点是安全、痛苦小，出血少，特别是在舌体消融上优点更突出。这种手术主要适用于软组织肥大的患者，不适合于颌骨畸形的患者。

【知识拓展】

健康杀手——阻塞性睡眠呼吸暂停综合征

自 1973 年美国 Guileminault 首次提出阻塞性睡眠呼吸暂停综合征（obstructive sleep apnea syndrome，OSAS）的概念后，国外对此征迅速开展研究，取得不少进展。

阻塞性睡眠呼吸暂停和低通气综合征（OSAHS），通俗简称鼾症，为夜间睡眠时反复发生的上气道狭窄或阻塞，引起血氧饱和度下降，伴有晨起口干、恶心、头痛或头晕、日间嗜睡、易疲乏、记忆力减退、注意力下降等症状，并易诱发高血压、心脏病、心脑血管疾病、糖尿病、肾功能障碍和内分泌失调等多器官疾病的综合征。其主要的病因为上气道解剖结构狭窄和上气道周围神经肌肉活性改变。阻塞性睡眠呼吸暂停和低通气综合征患者常见的就诊原因是鼾声影响他人休息和白天困倦嗜睡影响工作。

许许多多患者因长期睡眠暂停，已出现严重的日间嗜睡或反应迟钝等症状，但仍未引起重视，或误认为日间嗜睡是因睡眠不足或疲劳所致，或羞于说出而否认或淡化其症状，所以许多患者是在家属的强烈要求下就诊的。

（刘　蕊　马　婕）

第十七章 唇腭裂患者的护理

一、概述

唇裂和腭裂是口腔颌面部最常见的先天性畸形，表现为不同程度的唇部、腭部的软硬组织裂开及表情、咀嚼、吞咽、呼吸、语音等功能障碍。患病率约为1:1000。根据我国出生缺陷检测中心1996～2000年调查显示，新生儿唇腭裂的患病率为1.624:1000，有上升趋势；男女性别比为1.5:1，男性多于女性。

二、病因

确切病因尚不明确，目前认为可能与遗传及母体怀孕期间胚胎受环境因素影响有关，可归纳为：

（1）遗传因素；

（2）营养因素；

（3）感染和损伤；

（4）内分泌的影响；

（5）药物因素；

（6）物理因素；

（7）烟酒因素。

三、病理机制

胚胎发育在第五周时，由于某些有害因素的影响，一侧上颌突未能与其同侧的中鼻突发生融合，则形成单侧唇裂；左右上颌突均未能与同侧的中鼻突发生融合，则形成双侧唇裂（图17-1）。胚胎发育在第九周时，如果一侧外侧腭突未能与对侧的外侧腭突、前方的内侧腭突和上方的鼻中隔相互融合，则可发生单侧的腭完全裂；如两侧外侧腭突彼此未能相互融合或与内侧腭突均未能相互融合，则可发生双侧的腭完全裂（图17-2）。

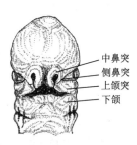

图 17-1　中鼻突与上颌突融合示例图

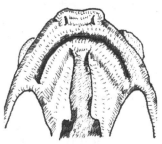

图 17-2　腭及鼻腔发育示例图

四、临床分类

目前，在我国临床上多采用的是根据裂隙的部位和裂开的程度分类的两种临床分类方法。

（一）国际分类法

1. 单侧唇裂　单侧不完全性唇裂，裂隙未裂至鼻底。单侧完全性唇裂，整个上唇至鼻底完全裂开。

2. 双侧唇裂　双侧不完全性唇裂，双侧裂隙均未裂至鼻底。

双侧完全性唇裂，双侧整个上唇至鼻底完全裂开。

双侧混合型性唇裂，一侧完全裂、另一侧不完全裂。

3. 软腭裂　仅软腭裂开，有时只限于悬雍垂，不分左右。

4. 不完全性腭裂 软腭完全裂开并伴有部分硬腭裂，但牙槽突完整，无左右之分。

5. 单侧完全性腭裂 裂隙自悬雍垂至切牙孔完全裂开，并斜向外直抵牙槽嵴，与牙槽突裂相连。

6. 双侧完全性腭裂 常与双侧唇裂同时发生，裂隙在前颌骨部分各向两侧斜裂直达牙槽嵴，鼻中隔、前颌及前唇部分孤立于中央。

（二）国内分类法

1. 唇裂分类（图 17-3）

（1）Ⅰ度唇裂：裂隙只限于红唇部。

（2）Ⅱ度唇裂：裂隙由红唇至部分上唇，但未裂至鼻底。

（3）Ⅲ度唇裂：整个上唇至鼻底完全裂开。

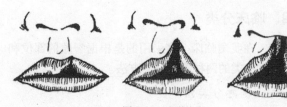

图 17-3 唇裂分类

2. 腭裂分类（图 17-4）

（1）Ⅰ度腭裂：只是悬雍垂裂。

（2）Ⅱ度腭裂：部分腭裂，未裂开到切牙孔。

（3）Ⅲ度腭裂：由悬雍垂到切牙孔全部裂开，包括牙槽突裂。

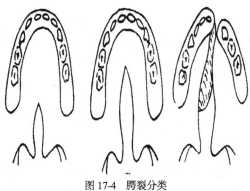

图 17-4 腭裂分类

五、诊断要点

临床表现：唇部、腭部、牙列的解剖形态及结构异常。可伴有吸吮、咀嚼、吞咽、呼吸、语音、听力等功能障碍。

六、治疗

1. 手术治疗 手术治疗内容包括唇粘连、初期唇腭裂修复、犁骨瓣、前鼻孔成形、鼓室置管、牙槽突植骨、唇腭裂术后的二期整复、继发畸形的正颌外科矫治等。

2. 手术前后的正畸治疗

3. 语音治疗

4. 赝复治疗

七、护理

（一）主要护理问题

1. 焦虑/恐惧/抑郁 与面部形态异常、功能障碍及手术等有关。

2. 语言不清 与疾病及手术有关。

3. 进食、吞咽困难 与疾病及手术有关。

4. 舒适的改变 与疼痛等有关。

5. 营养失调 与吸吮、吞咽等功能障碍有关。

6. 潜在并发症 潜在呼吸道梗阻、出血、感染、伤口裂开，与疾病、麻醉及手术有关。

（二）护理目标

（1）患者焦虑/恐惧/抑郁程度减轻，配合治疗及护理。

（2）患者营养状况得到改善或维持。

（3）患者主诉不适感减轻或消失。

（4）术后未发生相关并发症，或并发症发生后能得到及时治疗与处理。

（三）护理措施

【术前护理措施】

项目	术前常规护理内容
健康教育	①疾病相关知识介绍 讲解唇腭裂的病因及发病机制；让其正确认识到唇腭裂通常不伴发智力障碍；唇腭裂畸形可以通过手术整复达到或基本接近正常，是目前最具有治疗价值和治疗前途的一种先天性疾病；帮助家长克服自责、内疚、失望及愤怒等不良情绪，从而更好地照料患儿
	②治疗模式及治疗时机的知识宣教 指导家长在为孩子选择手术医院时应选择正规的专科医院，以尽可能避免手术创伤继发畸形对患儿的影响；了解手术的条件要求及治疗方式、治疗时机选择，尽可能为患儿提供正确科学合理的治疗
喂养指导	①不同喂养方式介绍 母乳喂养时，要选择正确体位，堵住唇裂部位，帮助唇部闭合；若腭裂严重者，可采用挤喂方式，使奶液缓慢进入患儿口腔（图17-5）

项目	术前常规护理内容
喂养指导	

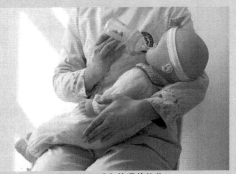

图 17-5 适宜的喂养体位

②奶瓶喂养，选择塑胶的，可以挤压的奶瓶；奶嘴选用质地柔软优质的乳胶，可将奶嘴剪成十字型的开口，也可将奶嘴扎4～5个小孔而扩大奶嘴流出孔；最好购买带有排气孔及节流器的"唇腭裂专用奶瓶"（图 17-6）

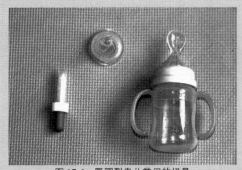

图 17-6 唇腭裂患儿常用的奶具

③汤匙喂养，选用平底匙而不宜采用深底匙，最初盛取少量食物，以后逐渐增加，应使患儿能够控制咀嚼时的感觉并逐渐学会怎样在腭裂的口腔中移动这些食物

④滴管喂食，对年龄较小患儿亦可采用合适的滴管，将奶液滴入患儿口内喂养

续表

项目	术前常规护理内容
喂养指导	⑤拍嗝的方法与正确睡姿 当患儿喝完奶后，由于胃里下部是奶，上部是空气，所以就会造成胃部压力，出现溢奶、吐奶现象，若不小心则可能将奶液误吸到气管内，引起窒息。因此应教会家长及时帮宝宝拍嗝，把气体排出。可采用直立式、端坐式、侧趴式等方式帮助患儿拍嗝排气。可于拍嗝后半小时左右，选择将其侧卧位或是头偏向一侧平卧位，以免因呕吐而引起窒息 ⑥不改变喂养习惯，根据笔者科室最新的临床调查总结，表明唇腭裂手术患儿不需要改变其喂养方式及喂养习惯，患儿仍然可以沿用术前的喂养习惯，比如仍然采用母乳喂养、奶瓶喂养等。此外应避免更换奶粉，以防止腹泻
入院护理及健康宣教	①介绍住院环境、作息时间、主管医生、护士等，以帮助患者及家长尽快熟悉病区环境 ②按照“唇腭裂患者术前准备事宜”导诊单(图 17-7)、以及“唇腭裂外科健康宣教列表”（图 17-8），逐一进行健康宣教

唇腭裂科患者术前准备事宜

床号： 姓名： 年龄： 住院号：

项目	时间	地点	注意事项	签字	项目	时间	地点	注意事项	签字
基金申请资料	入院当日	13楼护士站	需入院当时来申请，例无任何减免		心理咨询换卡	入院当日	13楼心理咨询室	换卡[illegible]	
入院宣教	入院当天 上午 11:00 或下午 4:00	13楼护士站	请准时到场		发育评估（小于14岁患者）	入院当天 上午 11:15 或下午 4:15	13楼生长发育评估室	[illegible]	
遗传学检查	入院当天 下午 4:40	13楼[illegible]室	需患儿父母到场		基金照相	入院当天 下午 4:30 术后出院当天： 上午 9:30	13楼照相室	与减免费用有关，未完成，后果自负	入院当天 出院当天
生活用品领取	入院当天 上午：11:00 或下午：5:30	13楼库房	领取热水瓶、盆子等		[illegible]课堂	周二、周五下午 4:30	13楼宣教室	患儿父母双方或一方到场	
术后伤口清洗	每日 10:30-11:30	在该自病房等待	由科室伤口治疗师清洗伤口						

提示：其他各项检查请咨询自己管床医生

1. 验血、验尿：二楼检验科 注意：检查前一晚12点后禁止吃东西喝水；（<2岁的患儿凌晨2点后给白糖水100ml后不吃东西喝水。）
2. 心电图、胸片：一楼放射科、心电图室；
3. 听力检查（腭裂患儿）：请在中西医院（附一院）1楼办卡，2楼挂听力中心的号，然后检查；
4. 语音评估与检查（所有腭裂患儿）：请自行到我科13楼语音室预约；
5. 其他特殊检查：如鼻咽纤维镜检查、周二下午2：30、周五上午10：30在语音室门口集合，具体请听从语音室老师安排

希望大家配合，以期手术！

图 17-7 “唇腭裂患者术前准备事宜” 导诊单

续表

项目	术前常规护理内容
入院护理及健康宣教	

图17-8　"唇腭裂外科健康宣教列表"

心理护理	①介绍同室病友及治愈情况，增强患者归属感及对治疗的信心 ②鼓励患者表达自身感受 ③教会患者自我放松的方法，可适当安排娱乐活动 ④针对个体情况进行针对性的心理评估与心理咨询 ⑤鼓励患者家属和朋友给予患者关心和支持 ⑥讲解有关疾病知识，治疗时机及治疗程序等 ⑦讲解有关麻醉及手术知识；介绍手术前后注意事项
术协助完成术前检查	帮助和引导患者进行胸片检查、心电图检查、血常规、血生化、凝血、感染性疾病筛查、尿常规、听力检查、鼻咽纤维镜检查、语音治疗、儿童生长发育评估、心理咨询、放松训练等相关诊断及治疗内容
胃肠道准备	①饮食　一般固体饮食（含牛奶）术前6～8小时禁食，术前4小时禁饮液体饮食（含果汁、糖水）；婴幼儿术前4小时可进100～300ml糖水 ②术前排空大小便

项目	术前常规护理内容
病情观察 及护理	①生命体征观察：重点观察体温变化 ②观察有无上呼吸道感染症状 ③专科护理风险评估及防范措施的制定（图 17-9）

图 17-9　唇腭裂专科护理风险评估及防范措施表

术前常规 准备	①部分患者遵医嘱进行抗生素皮试 ②核查相关术前检查的完善情况 ③术前漱口，麻黄素滴鼻 ④术前治疗牙周病及龋齿 ⑤术前备皮、成人应剪鼻毛

续表

项目	术前常规护理内容
术前常规 准备	⑥术前一晚可据情况沐浴更衣，剪短指、趾甲。去除身上金属 　物品、饰品及绳、链等物 ⑦个别患者遵医嘱肌注术前药（如止血药） ⑧术晨建立静脉通道 ⑨术前与手术室人员进行患者、药物核对后，送入手术室 ⑩病房观察室床单位准备：床旁备负压吸引、吸痰盘、吸氧装置、 　心电监护仪以及棉签、压舌板、电极片和手电筒等，准备接 　收术后患者

【术后护理措施】

项目	术后常规护理内容
全麻术 后常 规护 理	①准备好备用麻醉床、小垫枕、关节固定小夹板；多功能心电 　监护仪；床旁备中心负压装置、吸氧装置、吸痰装置；必要 　时备呼吸机、抢救车、气管插管盘。有条件的医院应设置麻 　醉苏醒室（PACU） ②与麻醉医师及手术医师交接术后患者，了解麻醉和手术方式、 　术中情况、切口和口内碘仿纱放置情况 ③持续低流量吸氧 $2 \sim 4$ L/min ④持续心电监护，严密监测生命体征 ⑤床档保护防坠床 ⑥适时进行复苏评分（Steward 评分），评分达 6 分，全麻清醒， 　小儿患者 $SpO_2 \geqslant 95\%$，成人 $SpO_2 \geqslant 90\%$，稳定 $2 \sim 4$ 小时 　后可遵麻醉医师医嘱将患者转出 PACU
伤口观 察及 护理	①伤口有无渗血、渗液、肿胀、腭部碘仿纱有无松脱等 ②唇裂当日敷料覆盖，次日暴露。用生理盐水清洁伤口，涂敷 　金霉素眼膏 ③减轻伤口局部张力：防止哭闹、忌抓挠、禁食奶瓶、禁食硬物、 　忌碰撞、或用唇弓制动 ④腭裂注意保持口腔清洁 ⑤拆线时间：唇裂术后 $5 \sim 7$ 天（使用可吸收线者不必拆线）； 　腭裂不必拆线；腭裂术后 $2 \sim 3$ 天拆除手术切口处碘仿纱布

续表

项目	术后常规护理内容
管道观察及护理	①全麻未醒时常规安置鼻咽或口咽通气道，及时有效地吸尽分泌物，保持通气道通畅
	②保持输液管通畅，留置针妥善固定，注意观察穿刺部位皮肤；注意输液速度的调整与控制
	③保持留置尿管通畅，观察尿量、颜色、性状，术后一日拔除尿管
药物的应用	①遵医嘱准确及时应用抗生素
	②遵医嘱给予镇痛、止吐药物
呕吐护理	①评估患者呕吐情况
	②做好口腔护理
	③提供安静舒适的环境
基础护理	做好口腔护理、尿管护理、定时翻身、患者清洁等
饮食护理	①术后当天麻醉清醒后4小时内禁食
	②清醒4小时后可饮温凉水50～100 ml/h，观察半小时后饮温糖水50～100ml/h，若无呕吐呛咳则可饮温牛100～150ml/次，6～8次/天
	③术后第一天可全量温凉流质，按需供给
	④腭裂术后第7～14天予半流质，5～6餐/日
	⑤腭裂术后1～3个月软食为主，少食多餐
	⑥腭裂术后3～6个月普食，避免坚硬、带刺食物

项目	不同类型唇腭裂手术后的护理内容
腭裂同期行中耳鼓膜切开置管术	①患侧卧位，双侧者取平卧位，头部适当制动
	②观察耳部伤口有无渗血、出血，有无脓液溢出，术后当日淡血性液体为正常；观察耳后有无红肿、压痛；询问患者有无头昏、耳鸣、听力下降等不适症状
	③外耳道的护理：保持外耳道清洁和防止管道堵塞，术后2周内可给予地塞米松，糜蛋白酶，加生理盐水混合液滴耳，2～3日/次
	④饮食护理：流质或软食，逐步过渡到普食，健侧咀嚼，饮食宜温热，忌过硬、过烫、辛辣刺激的食物

项目	不同类型唇腭裂手术后的护理内容
腭裂同期行中耳鼓膜切开置管术	⑤PE 管脱落，可不予特殊处理；若掉入鼓室，则应及时取出，但不必立即重新中耳置管，若鼓室内有积液，应考虑重新放置通气管。通气管留置时间最短为 6～8 周，最长可达半年或一年
	⑥需告知患者家属此期间保持外耳道清洁干燥，严格避免污水进入，洗头沐浴时，可将凡士林棉球或橡胶耳塞塞入外耳道，也可使用浴帽。半年内禁止游泳
	⑦中耳置管术后早期若继发急性化脓性中耳炎可表现为疼痛、流脓、持续发热、烦躁和哭闹
	⑧健康宣教：避免感冒；避免过度哭闹及剧烈运动，以免增大中耳腔内压力；指导正确的喂养方法，避免溢奶、呛奶
	⑨教会患者及家属正确滴鼻滴耳的方法，勿自行随便挖耳；提倡正确的擤鼻方法，用手指按住一侧鼻孔，稍用力向外擤出对侧鼻孔的鼻涕，用同法再擤另一侧；如果鼻腔发堵鼻涕不易擤出时，可先用氯麻滴鼻液滴鼻，待鼻腔通气后再擤
牙槽突裂植骨修复术	①适当抬高床头，取髂骨处可适当加压制动，术后 72 小时内避免过度活动
	②观察术区有无渗血、渗液，可冰敷面部以改善肿胀程度
	③观察植骨处有无出血及骨渣溢出，有无异味
	④观察髂骨取骨处伤口有无渗血及红、肿、热、痛等症状
	⑤疼痛护理：鼓励表达疼痛感受、必要时使用止痛药、予心理护理
	⑥基础护理：注意保暖，防感冒，鼓励早期适当活动
	⑦饮食护理：使用代金管喂食流质，避免食物残渣污染伤口；1 周左右恢复正常饮食，但应避免辛辣刺激性食物和硬质食物
	⑧口腔清洁：每次进食后先用温开水漱口，再用复方氯已定漱口液漱口以预防伤口感染
	⑨健康宣教：指导患者于植骨处愈合开始小心地清洗上颌牙齿，下颌牙齿和舌体在术后即可开始；一般术后 10～14 天可淋浴；术后 3 个月内应避免剧烈活动（如跑步、骑自行车、滑板等）；伤口完全恢复后可辅以正畸治疗；定期复查，术后 3 个月复查 X 线，以观察疗效

续表

项目	不同类型唇腭裂手术后的护理内容

Abbe 瓣转移修复术

①半坐卧位，以利于呼吸通畅，减轻唇部肿胀

②保持呼吸道通畅：由于上下唇粘连、口唇封闭，需及时有效地抽吸分泌物，避免呼吸道阻塞；术后可从两侧嘴角处各放一根通气管，以辅助通气（图17-10）；此外，需床旁备大剪刀、口、鼻咽通气道，紧急情况时可视情况将缝线剪开以畅通呼吸道

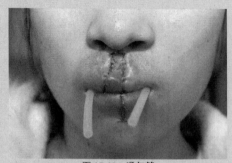

图 17-10　通气管

③密切观察呼吸情况：若患者自觉呼吸不畅或血氧饱和度较低者，应予间断低流量吸氧

④皮瓣观察：一般术后 1～2 天，需每 1～2 小时观察皮瓣血运情况，对皮瓣的颜色、肿胀程度、毛细血管充盈时间、弹性、温度、渗血情况等作出判断；正常情况下，皮瓣组织的皮肤颜色应红润，色泽较邻近组织相同或稍红，以棉签轻轻触后毛细血管充盈回复迅速，若皮瓣皱缩且颜色变淡或苍白，表示动脉供血不足；若皮瓣颜色青紫或暗黑，表示静脉回流受阻动脉供血不足，需遵医嘱使用扩血管药（如低分子右旋糖酐、硝酸甘油，丹参等）；静脉回流受阻者，应立即通知医生查看，一般可选择拆除一至两针缝线以利于引流；如果表皮或真皮坏死，应保持干燥，使其仅局限于干性坏死，待其完全分离后再行剪除

⑤ Abbe 瓣的护理：唇部切口应暴露，保持伤口清洁，有血痂者24 小时后用生理盐水清除

⑥基础护理：注意保暖，防感冒，鼓励适当活动

项目	不同类型唇腭裂手术后的护理内容
Abbe 瓣转移修复术	⑦饮食护理：使用代金式管进食，注意少量、缓慢喂食，喂食速度与患者吞咽保持一致，避免呛咳及误吸 ⑧口腔清洁进食后多饮水；以注射器注入并抽出生理盐水冲洗口腔 ⑨健康宣教：避免哭笑等动作以免增加唇部张力；教会家属正确使用代金氏管喂食流质，强调坐位进食，少量缓慢，注入管饲流质速度与吞咽一致，避免呛咳及误吸；口腔清洁：由于口唇封闭，患者口腔无法清洁，需每次进食后清洁口腔；拆线与断蒂时间：一般术后7天拆除唇部切口处缝线；10～14天左右行 Abbe 瓣断蒂术；断蒂一周后拆除再建组织瓣缝线
腭咽闭合不全矫治术	①可适当抬高床头取头侧卧位，以利于口内分泌物自然引流 ②保持呼吸道通畅：咽成形术术后伤口渗血、分泌物增多，应及时抽吸，必要时可以应用抑制腺体分泌的药物及应用止血药物 ③密切观察呼吸情况：咽成形术后，咽腔缩小，加之手术刺激引起水肿，以及术后疼痛等原因使患者呼吸受到影响；可嘱患者张口呼吸，可以一小块湿纱布遮盖口唇以湿润空气，避免咽干；注意调整患者体位，可适当抬高床头，侧卧位休息；若患者自觉呼吸困难或血氧饱和度较低者可经口腔低流量吸氧以防止缺氧 ④咽部手术术后出血多随患者吞咽而下，不易被发现，术后应特别留意观察：需要患者张口并发"啊"音，或以棉签，压舌板按压舌体才能充分暴露手术部位；此外，尚需留意观察患者有无频繁吞咽，以及结合血压的变化判断伤口是否出血。少量渗血可滴麻黄碱止血；或遵医嘱酌情使用止血药若凝血酶等；出血较多者则需重返手术室止血 ⑤疼痛护理：术后患者述咽喉部和颈部的疼痛最常见，应及时遵医嘱给予止痛药物、予雾化吸入、加强心理护理 ⑥基础护理：注意保暖，防感冒 ⑦饮食护理：术后当日可进食冷凉流质，第二日即可酌情进食软食 ⑧口腔护理：每次进食后均以温凉开水漱口，保持口腔清洁 ⑨健康宣教：术后打鼾者，应教会患者正确卧位，如睡觉时如睡觉时抬高床头，尽量避免头颈屈曲；若过度憋气家属应将其唤醒调整体位；告知患者打鼾现象会随着术后时间的推移而逐渐好转

续表

项目	不同类型唇腭裂手术后的护理内容
鼻中隔软骨及肋软骨取出植入术	①半坐卧位或适当抬高床头以减轻鼻部伤口肿胀；尽量避免头颈屈曲以保持呼吸道通畅；若过度憋气家属应将其唤醒调整体位；告知患者打鼾现象会随着术后时间的推移而逐渐好转 ②保持呼吸道通畅，由于术后采用油纱填塞而堵塞双侧鼻腔；个别患者因此出现情绪紧张从而加重呼吸困难，应加强心理护理；可嘱患者张口呼吸，可以一小块湿纱布遮盖口唇以湿润空气，避免咽干；必要时经口腔低流量吸氧 ③术后当日可用冰袋冷敷鼻部；术后 3 天可使用地塞米松磷酸钠注射液静脉滴注以消除鼻部肿胀 ④观察鼻部敷料的固位情况 通常术后 72 小时鼻腔内部采用油纱压迫止血；纱布压迫鼻翼止血时间不超过 48 小时；应注意观察压迫敷料的固位情况 ⑤取肋软骨处伤口的观察 应注意观察有无皮下气肿，局部是否有捻发感或气胸的发生；肋软骨取骨处术后可采用腹带加压 72 小时 ⑥饮食护理：饮食习惯不必改变，与术前一致 ⑦疼痛护理：鼓励表达疼痛感受、必要时使用止痛药、予心理护理 ⑧健康宣教：告知患者一个月内避免触摸，抓挠鼻部，避免鼻部受到外力的碰撞；告知患者佩戴鼻模可以防止鼻部瘢痕挛缩造成新的瘢痕，维持良好的鼻部和鼻孔的外形；教会患者正确安放硅胶鼻模的方法（图 17-11）

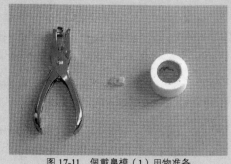

图 17-11　佩戴鼻模（1）用物准备

续表

项目	不同类型唇腭裂手术后的护理内容
鼻中隔软骨及肋软骨取出植入术	

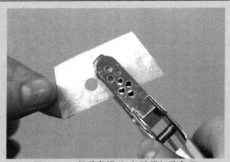

图 17-11 佩戴鼻模（2）胶带打孔备用

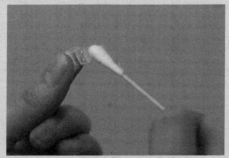

图 17-11 佩戴鼻模（3）涂抹凡士林

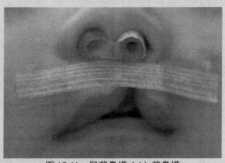

图 17-11 佩戴鼻模（4）戴鼻模

续表

项目	不同类型唇腭裂手术后的护理内容
鼻中隔软骨及肋软骨取出植入术	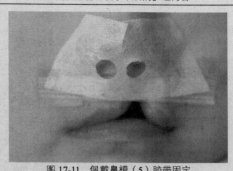

图 17-11　佩戴鼻模（5）胶带固定

【并发症及处理】

常见并发症	临床表现	处理
苏醒期延长	①全麻患者手术后超过2小时意识未恢复为苏醒期延迟 ②麻醉中低氧：吸入低氧、呼吸抑制、呼吸道部分梗阻（SpO_2<75%）及贫血（急性血红蛋白<50g/L时）均可出现意识障碍	①寻找原因：检查体温、血糖、电介质和血气，针对原因进行处理 ②拮抗剂的应用：分别应用拮抗麻醉性镇痛药、镇静药和肌松剂的残余作用 ③以上处理仍不醒要考虑一些特殊原因如颅脑疾病等
呼吸抑制	表现为呼吸浅快或减慢，严重者甚至昏迷和呼吸停止	①在全麻苏醒整个过程中，应密切观察患儿的呼吸频率、呼吸节律、潮气量等，既要注意防止患儿过度通气，又要纠正通气不足 ②可适当调快输液速度及吸氧，加速麻醉药物的代谢

续表

常见并发症	临床表现	处理
舌后坠	①舌后坠造成上呼吸道不完全性阻塞时,患儿会发出不同程度的鼾声 ②当舌后坠造成上呼吸道完全阻塞时,鼾声反而消失,患者 SpO_2 进行性下降	①立即托起患儿的下颌 ②放置口(鼻)咽通气道管 ③适量给氧
误吸和窒息	①表现为三凹征 ②双肺有啰音 ③ SpO_2 进行性下降	①及时有效抽吸呼吸道内分泌物 ②气管内插管或气管切开
喉痉挛	吸气性呼吸困难,干咳和哮鸣音、发绀	①面罩加压给氧 ②静脉给予肌肉松弛剂缓解痉挛 ③气管内插管或气管切开
低氧血症	①主要表现为血氧分压与血氧饱和度下降 ②皮肤黏膜颜色出现青紫、发绀	①寻找原因对症处理 ②氧治疗:未插管患者常规面罩吸氧,若术后发生严重低氧血症的自主呼吸患者采用上述方法不能纠正低血氧的可采用辅助呼吸 ③对于带管者,可根据低氧血症严重程度可选用间断加压呼吸或在麻醉性镇痛药、镇静药或肌松药作用下施行连续加压呼吸来改善患者的低氧血症
高热	①术后体温升高 > 38℃,伴有或不伴有寒战 ②可能表现为面部潮红,四肢及皮肤温度升高的现象	①注意保暖和保持环境温度适宜,随时查看患儿四肢温度;密切观察患儿体温变化 ②发现异常及时处理,避免高热、惊厥的发生(当体温 > 38.5℃时,应给予物理降温,包括温水擦浴、酒精擦浴、冰冰贴;当体温 > 39℃以上须药物降温,避免恶性高热发生

续表

常见并 发症	临床表现	处理
出血	①口内有较多新鲜血液流出 ②鼻腔出血 ③软腭血肿 ④伤口敷料持续有新鲜血液渗出	①保守治疗：应用止血药 ②鼻腔内滴入麻黄碱 ③肾上腺素棉纱压迫局部，填塞出血处 ④保守治疗无效者应及时行止血手术
咽喉部 水肿 和血 肿	①呼吸和吞咽困难 ②声音嘶哑 ③窒息	①术后予适量激素类药物 ②气管内插管

【特别关注】

（1）唇腭裂手术后饮食护理。

（2）唇腭裂术后的伤口护理。

（3）术后并发症的早期观察及处理。

（4）唇腭裂患者的语音治疗。

（5）唇腭裂患者及家长的心理健康。

（6）唇腭裂患者的随访与复诊。

【前沿进展】

唇腭裂的序列治疗

唇腭裂畸形不但影响患者的功能，还影响其容貌，并可导致患者及家人心理状态的改变。唇腭裂的治疗不单是手术修补其缺损畸形部位的形态，还要最大限度地恢复其生理、心理以及社会适应等功能。所以，唇腭裂的治疗不是单一的，而是复杂、长期的系统治疗工程。唇腭裂的序列治疗为：由多学科专家共同组成专门的序列治疗组（TEAM），在患者从出生到长大成人的每一个生长发育阶段的适当年龄，按照约定的程序，有计划地分期治疗其相应的形态、功能和心理缺陷，最终使患者无论在面部形态、功能及心理上均能达到与正常人一致或接近一致的目的。其中"序"是指治疗时间的顺序，"列"是指横向的各学科治疗方法的排列组合。序列治疗涉及的学科包括口腔颌面外科、口腔正畸科、牙体牙髓及牙周科、口腔修复科、耳鼻咽喉科、儿科、语言病理科、护理学、遗传学、心理学以及社会工作者等。在我国，序列治疗的发展还很不平衡，仅一些大学附属口腔医学院初步组建序列治疗组，但序列治疗工作内容并未全面开展，尤其是婴儿期的术前正畸治疗以及唇腭裂的语音治疗、心理治疗等方面尚未得到广泛开展；家长对序列治疗意义和内容还不完全理解与重视。未来唇腭裂序列治疗的发展方向将包括：促成更多的医院积极组建序列治疗组并开展序列治疗工作；扩大序列治疗的宣传与影响；积极发挥家属在序列治疗组中的作用；积极探索最小型化、最有效率、治疗效果最好的治疗组优化模式，使其显示出较单科治疗或独立性学科治疗更好的治疗效果；积极促进社会系统对唇腭裂患者及其家庭的支持，使患者更好地融入社会，实现真正意义上的身、心及社会功能的全面康复。

唇腭裂专科护理模式的建设与发展

随着唇腭裂序列治疗的全面、深入开展，唇腭裂的护理范围不断扩展，护理内容不断充实，其内容已不仅仅是传统的、针对手术进行的常规术前术后护理，还包括了为配合序列治疗而进行的所有相关专科护理工作。目前我国唇腭裂序列治疗的发展还很不平衡，序列治疗工作内容并未全面开展，家长对序列治疗的意义和内容还不完全理解与重视。笔者认为，在今后的工作中，护士在进一步扩大序列治疗对广大患者及其家长的影响、并积极发挥家属在序列治疗组中的作用方面，可以发挥生力军的作用。因为作为接受过全科医学基础知识专业训练的护士，其所掌握的医学基本理论、基本知识与基本技能，足以使其在唇腭裂专科治疗领域具有很强的可塑性与潜力，从而能够承担起唇腭裂序列治疗的更多重任。应该进一步建立并发展唇腭裂专科护理模式：即派送护士去相关专业机构接受专业培训，取得相应学科资质，从而成长为相关专业的技术人才，承担相应治疗工作。如护士经过专业培训后从事语音治疗、心理咨询与治疗、儿童生长发育评估、营养管理、遗传咨询与预防保健、伤口治疗的工作。这样的工作模式，符合中国国情，即：既省却了科室聘请专业儿科医生、营养管理师、心理咨询师的经济成本，同时也将唇腭裂专科医生从繁多的序列治疗相关领域解脱出来而专注于手术及医学治疗，另外，从护理专业领域的拓展方面来看，也符合护理发展面向更多人群、更多领域的主体方向。

【知识拓展】

唇裂手术知识拓展

美国迈阿密大学的 D. Ralph Millard Jr. 教授是当今最杰出的整形外科大师之一。他发明了以旋转 - 推进为原则的三个手术方法，另外，还写出了有关唇裂与腭裂修复的三部巨著，《裂之艺术》（Cleft Craft），对唇裂修复的贡献甚大。他于 1952 ～ 1954 年在韩国任美国海军陆战队军医时的一天傍晚的军营帐篷里，观察吊灯随风摆动的场景，联想到单侧唇裂的唇峰沿裂隙旋转错位的特点，设想如能通过在非裂隙侧做一旋转切口，使裂隙缘唇峰像灯摆一样旋转下降，不就可以解决在唇裂整复中存在的裂隙缘唇峰现将不足的难题。随后他将这一设计方案用于一韩国平民单侧唇裂患者身上，取得非常好的效果。回国后，他在1955年参加第一届在瑞典首都斯德哥尔摩召开的国际整形与再造外科医师学会，并获得了5分钟的发言时间。报告当时虽未引起轰动，但在1957年出版的大会论文集发表了他的新法。Millard在1968年发表其唇裂手术新方法后，又对该法不断进行改进，至1998年，他发表的有关文章至少有17篇之多，其方法有数次改进。后人分别称其手术方法为Millard一式法、Millard二式法、Millard三式法。现在，Millard旋转-推进法已是全世界都在采用的修复唇裂的较好方法之一。

腭裂早期手术的知识拓展

John Stephenson（1820）是加拿大蒙特利尔大学杰出的医学家，也是一位先天性软腭裂患者。他的毕业论文是他对于软腭裂手术治疗的亲身体会和意见，也是关于软腭裂手术的最早描述。

1819年9月他在巴黎医院参观，邂逅Roux教授。谈话间，Roux问他是否患有梅毒，他张口出示他的先天性软腭裂，并请Roux给他做手术。Roux欣然同意。下午4时，Stephenson面窗而坐。自己选择一个既便于呼吸，又利于口内血液流出的姿势。Roux把一线双针的两个缝针分别自裂缘的后面刺入，从前面穿出，如此共在软腭安置三条缝线，用刀将裂缘切除，然后将缝线拉紧结扎，使裂缘紧密对合。手术刚刚完毕，参观者即向Stephenson问话。他勉强回答。听者都说他的话音比手术前明显好转。手术后13月，Roux在巴黎皇家学院作报告，他让Stephenson在会上宣读他的病历，证明他的语言效果良好。手术后 22 日，Stephenson 渡海返回英国苏格兰。海上，他晕船呕吐。呕吐物未从鼻孔喷出。Stephenson 在他的毕业论文末写到，他的语言功能之所以未能完全恢复是由于他有腭裂语言的习惯。"习惯成自然"，很难改正。他认为腭裂手术应该在 4～6 岁实行。因此，最早提出腭裂"早期手术"的人即是患有腭裂的医学家 John Stephenson。

（龚彩霞）

第十八章 牙颌面畸形患者的护理

一、概述

牙颌面畸形是指因颌骨发育异常引起的颌骨体积、形态及上下颌骨之间，与颅颌面其他骨骼之间的关系异常和随之伴发的牙颌关系及口颌系统功能异常与颜面形态异常。牙颌面畸形不但影响面容美观，造成牙颌功能障碍，更重要的是影响儿童全身发育及健康。本节主要介绍牙颌面畸形的正颌外科治疗护理。

二、病因

牙颌面畸形的病因较为复杂，种类繁多，通常是由先天性的因素或后天性的因素，或者由二者联合影响所致。据国内外流行病学调查资料显示，人群中约有 40% 有错𬌗畸形，其中约 5% 为颌骨发育异常引起的牙颌面畸形。

（一）先天性的因素

可由基因遗传或胎儿发育期的母体内环境影响导致发育畸形，如先天性唇腭裂发育畸形（图 18-1）。

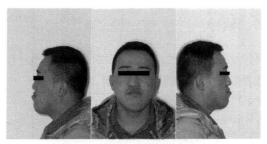

图 18-1　先天性唇腭裂发育畸形

（二）后天性因素

从婴儿到少年的生长发育阶段，任何引起牙颌系统发育障碍的因素均可导致牙颌面畸形的发生。如代谢障碍和内分泌功能失调、儿童时不良习惯、损伤及感染等所引起的颌面发育畸形。

三、诊断要点

（一）临床表现

（1）颜面部发育畸形，呈对称或非对称，畸形可单独或同时发生在上颌骨及下颌骨。

（2）殆异常：错殆、咀嚼功能异常。

（二）辅助检查

（1）牙颌模型分析；

（2）颜面及牙颌摄影；

（3）X线摄影；

（4）X线投影测量；

（5）全身和口颌专科检查；

（6）颅面三维 CT 或 MRI 检查。

四、治疗

牙颌面畸形患者的治疗必须按照严格的治疗程序进行，才能获得最佳预期效果，具体治疗程序如下。

（1）术前正畸治疗；

（2）手术治疗；

（3）术后正畸治疗。

五、护理

（一）主要护理问题

（1）社交孤立：与患者自卑心理、性格孤僻等有关。

（2）潜在并发症——呼吸道梗阻：与手术气管插管、术后伤口渗血，分泌物增加有关。

（3）有感染的危险：与手术创伤有关。

（4）语言沟通障碍：与手术后颌间固定、牵引、结扎语言表达困难有关。

（5）营养不良：与术后伤口疼痛、进食方式改变有关。

（6）焦虑：对手术及术后效果的担忧有关。

（二）护理目标

（1）患者焦虑/恐惧程度减轻，配合治疗及护理。

（2）术后患者呼吸道通畅，伤口无出血、渗血等发生。

（3）术后伤口愈合良好，无感染，患者体温正常。

（4）患者通过书面语言沟通方式，能够较好地表达自己的想法，并与医护人员进行有效沟通。

（5）患者营养状况得到改善或维持，体重保持不变或减轻较少。

（三）术前护理措施

项目	护理内容
心理护理	①解释正颌手术的必要性、手术方式、注意事项以及该疾病治疗的时间 ②教会患者增强自身抵抗力战胜疾病的方法 ③鼓励患者家属和朋友给予患者关心和支持 ④鼓励患者与相同疾病的患者多进行交流，得到更多的关心和支持 ⑤必要时，术前晚患者可口服安定 1mg
营养	根据情况给予高蛋白、高热量、高维生素、低脂、易消化、少渣食物，禁止吃辛辣刺激性食物

续表

项目	护理内容
胃肠道准备	①饮食术前晚上进清淡饮食，术前禁食 12 小时，禁饮 4 小时
	②口腔清洁术前 3 天用漱口液漱口，术晨清洁口腔，术前 30 分钟再次用含氯漱口液含漱 5 分钟
	③术晨排空大便，手术时间超过 4 小时以上者，建议在麻醉后，手术开始前在手术室安置留置尿管
呼吸道准备	①无上呼吸道感染症状
	②术前 3 天禁止抽烟
	③教会患者做深呼吸和咳嗽
术前常规准备	①术前行抗生素皮试
	②协助患者完善相关术前检查，术前协助医生检查各种检查单和知情同意书是否齐全，如心电图、X 线片、血常规、合血单、手术同意书以及麻醉同意书等
	③更换清洁病员服，戴好手术腕带
	④术晨再次了解患者是否月经来潮、有无感冒症状、指甲是否有指甲油等
	⑤术晨建立静脉通道，并在术前 0.5 ～ 2 小时内预防性使用抗菌药物
	⑥护送患者进手术室，并与手术室护士交接患者、药物、腕带等核对无误后，签署手术记录交接单，病房护士方可离开

（四）术后护理措施

项目	护理内容
全麻术后护理常规	①了解麻醉和手术方式、术中情况、切口和引流情况
	②患者神志意识观察
	③持续低流量吸氧 1 ～ 2L/min
	④持续心电监护
	⑤严密监测生命体征
	⑥拉好床档，防坠床
体位	①全麻清醒前去枕平卧位，头偏向一侧
	②全麻清醒后半坐卧位
	③术后第一天卧床休息，第二、三天根据患者情况可以下床活动
	注意：活动能力应当根据患者个体化情况，循序渐进活动

续表

项目	护理内容
呼吸道护理及观察	①观察呼吸道是否通畅，观察呼吸的频率、动度等 ②观察口腔情况应观察患者口底、舌体肿胀度，舌体是否抬高、舌体的动度等 ③及时有效地抽吸呼吸道内分泌物，保持呼吸道通畅
伤口观察及护理	①观察伤口有无渗血、渗液及肿胀度 ②下颌骨手术应观察患者口底、舌体是否肿胀，伤口有无出血以及颏下区有无肿胀等 ③上颌骨手术应观察患者咽后壁有无出血和渗血等 ④一旦发现有出血迹象，应进行加压包扎，肌内注射或静脉输入止血药，必要时应打开伤口进行止血处理
管道观察及护理	①保持输液管道通畅，留置针妥善固定，注意观察穿刺部位，以防留置针脱落 ②每日更换一次性负压引流装置，并观察引流物的颜色、形状和量，做好相应的记录 ③引流条或引流管拔出时间根据伤口分泌物的颜色、形状和量决定，一般在术后 3～5 天拔除
面部冷敷	手术后当日立即开始冷敷，可减轻患者面部肿胀、疼痛和出血，冷敷时间一般不超过 3 天，但注意防止冻伤
口腔护理	每次进食后，用生理盐水 250ml 左右冲洗口腔（图 18-2），再用含氯漱口液漱口 Tid
基础护理	做好晨晚间护理、定时翻身、保持床单元整洁等

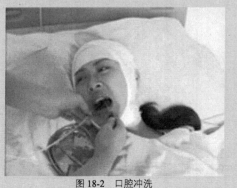

图 18-2 口腔冲洗

续表

项目	护理内容
健康指导	①饮食术后第一天晨，采用代金氏管进流质饮食（图18-3），如米汤、牛奶、豆浆等，里面最好加入白糖，以防患者发生低血糖；在术后2～4周内，忌辛辣食物和和血化瘀食物，如当归、枸杞、黄芪等炖品，以防加重伤口肿胀或出血，延缓伤口愈合，使用时应掌握代金管放置方法（图18-4）

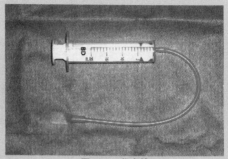

图 18-3　代金管

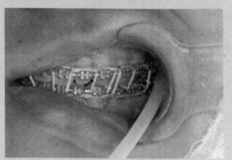

图 18-4　代金管

②活动根据体力，适当活动，增强机体抵抗力

③康复治疗术后拆除颌间牵引橡皮圈，进行张口训练和开始咀嚼

④复查术后4～8周拆除颌间牵引橡皮圈，术后1个月复查

⑤正颌手术3个月后开始接受正畸治疗

⑥术后应持续观察6～12个月以上

【并发症及处理】

常见并发症	临床表现	处理
呼吸道梗阻	①上颌窦及鼻腔黏膜水肿、出血 ②术后气道变小 ③咽旁肿胀、血肿等 ④未呼吸道内分泌物或气管导管被痰栓堵塞等 ⑤患者发生恶性、呕吐，分泌物未能及时抽吸等	①尽量减少术中创伤，细心止血 ②及时有效地抽吸呼吸道内分泌物 ③必要时肌内注射或静脉输入止血药物 ④术后输入 3 天减轻水肿药物等 ⑤必要时可以用呋可嘛滴鼻液滴鼻
出血	①引流条或引流管持续有新鲜血液流出，2h 内引出鲜红色血液 >100 ml 或 12h > 250 ml ②伤口敷料持续有新鲜血液渗出	①保守治疗肌内注射或静脉输入止血药物 ②保守治疗无效者，应及时打开伤口，进行止血处理，必要时可以上手术时进一步进行止血处理
伤口愈合不良或感染	①术后 4 ～ 6 天以后体温突然升高 ②术区出现红肿热痛等症状	①更换抗生素，保证抗生素有效地输入 ②增加营养 ③增加患者体质 ④保持口腔清洁 ⑤保守治疗无效后，切开引流，换药
骨愈合不良及错位愈合	咬合不良	①尽可能通过正畸治疗进行调整 ②无效时再次手术
神经损伤	受损伤的神经支配的区域皮肤麻木、无感觉等	①口服营养神经药物或肌内注射营养神经药物等 ②术区皮肤麻木、无感觉等症状一般在手术后 6 ～ 12 个月后慢慢消失，部分患者时间可能更长
张口困难	不能张口或张口过小	自主张口训练，必要时进行理疗等

【特别关注】

（1）术后呼吸道护理。

（2）术后伤口护理。

（3）术后营养指导。

（4）术后合理运动。

（5）术后并发症的早期观察及处理。

【前沿进展】

颌骨牵张成骨

牵张成骨（distraction osteogenesis，DO）是通过对骨切开后仍保留骨膜及软组织附着及血供的骨段，施加特定的牵张力，促使牵开间隙内新骨生成，以延长或扩宽骨骼达到矫治畸形和整复缺损的目的。DO 术最早由 Codivilla 报道（1905）用于延长股骨矫治短腿畸形。20 世纪 50 年代，俄罗斯学者 Ilizarov 通过一系列基础和临床研究，奠定了牵张成骨的理论基础和应用原则。1992 年，美国学者 McCarthy 首次报道采用口外牵引装置成功延长半侧颜面短小畸形患者的下颌骨。

DO 术的治疗程序分为骨切开术、间歇期、牵张期、固定期 4 个阶段。间歇期一般为 5～7 天，牵张期以 1mm/天的牵张速率较为理想，固定期一般为 12 周。DO 术有单焦点式、双焦点式和三焦点式三种模式。后两种模式先形成一个或两个骨输送盘，多用于有节段性骨缺损的整复。与常规手术相比，牵张成骨具有手术创伤小；新骨大小、形态与结构接近原骨，无需骨移植，可同期延长邻近软组织不易复发等优点。缺点为疗程较长、费用高、咬合关系不易控制等。目前 DO 在颌面部的适应证主要有：下颌骨及面中份骨骼发育不足；半侧颜面短小畸形；严重小颌畸形；上下颌牙弓重度狭窄；创伤或肿瘤切除术后颌骨缺损以及下颌髁突重建和牙槽嵴增高等。现临床上常采用内置型牵张器（图 18-5）和外置型牵张器（图 18-6）。

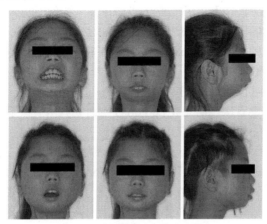

图 18-5　内置型牵张器牵张成骨法

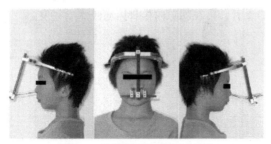

图 18-6　外置型牵张器牵张成骨法

【知识拓展】

Le Fort Ⅰ 型骨切开术

1901 年，法国人 Rene Le Fort 根据面中份骨骼的薄弱区域及容易发生骨折的部位,将上颌骨及面中份骨折分为 Le Fort Ⅰ、Ⅱ和Ⅲ型。以后,根据这三种类型骨折线的走行进行骨切开用以矫治面中份畸形的手术对应演绎为 Le Fort Ⅰ、Ⅱ和Ⅲ型骨切开术,其中以 Le Fort Ⅰ型骨切开术(Le Fort Ⅰ osteotomy)最为常用。

1927年 Wassmund 首次采用 Le Fort Ⅰ型骨切开术矫治开颌畸形,但未将上颌骨完全截断。1942年 Schuchardt 分二期行 Le Fort Ⅰ型骨切开术。1951年 Dingman 和 Harding 首次一期完成 Le Fort Ⅰ型骨切开术。该手术可以矫治单纯上颌骨三维方向的畸形,或者与其他手术配合矫治同时累及上下颌骨的复杂牙颌面畸形。Le Fort Ⅰ型骨切开术的骨切开线基本按 Le Fort Ⅰ型骨折线的走向与位置,在根尖上方将上颌骨各壁与鼻中隔横向切开,以腭侧黏骨膜为蒂将带牙列的上颌骨块向下折断并移动到一个新的位置固定来达到矫治目的。有时候需要将切开的上颌骨分成几块以满足手术要求,对于骨块移动量较大的患者,可在间隙内植骨,防止术后复发。

(邓立梅)

参 考 文 献

曹彩芳．临床牙周病学．2006.北京：北京大学医学出版社．

巢永烈．2006.口腔修复学．北京：人民卫生出版社．

陈扬熙主编．2012.口腔正畸学—基础．技术与临床．北京：人民
　　卫生出版社．

邓辉．2005.儿童口腔医学．北京：北京大学出版社．

傅民魁主编．2010.口腔正畸学．第 5 版．北京：人民卫生出版社．

高学军，岳林．2014.牙体牙髓病学．第 2 版．北京：北京大学医
　　学出版社．

高玉琴．2009.口腔临床护理操作流程.沈阳:辽宁科学技术出版社．

龚怡．2009.牙外伤．北京：人民卫生出版社．

胡静．2010.正颌外科学．北京：人民卫生出版社．

李小寒．2012.基础护理学．第 5 版．北京：人民卫生出版社．

李秀娥．2008.实用口腔颌面外科护理及技术.北京:科学出版社．

李秀娥．2008.实用口腔颌面外科护理及技术.北京:科学技术出
　　版社．

林红．口腔材料学．2013.第 2 版．北京：北京大学医学出版社．

邱蔚六．2008.口腔颌面外科学．第 6 版．北京：人民卫生出版社．

石四箴．2008.儿童口腔医学．北京：人民卫生出版社．

史宗道．口腔临床药物学．2012.第 4 版．北京：人民卫生出版社．

王美青．2012.口腔解剖生理学．第 7 版．北京：人民卫生出版社．

张志愿．2012.口腔颌面外科学．第 7 版．北京：人民卫生出版社

赵佛容．2006.口腔护理学．上海：复旦大学出版社．

赵士杰．皮昕．2013.口腔颌面部解剖学．第 2 版．北京：北京大
　　学医学出版社．

赵信义．2013.口腔材料学．第 5 版．北京：人民卫生出版社．

中华口腔医学会麻醉学专委会口腔镇静学组．2014.口腔门诊疼
　　痛控制与镇静技术专家共识．北京：人民卫生出版社．